**Irène Landau**

# La mise en scène de la maladie et des symptômes

Irène Landau

# La mise en scène de la maladie et des symptômes

## 118 HISTOIRES THÉRAPEUTIQUES pour favoriser les prises de conscience et la Guérison

Experts

**Impressum / Mentions légales**
Bibliografische Information der Deutschen Nationalbibliothek: Die Deutsche Nationalbibliothek verzeichnet diese Publikation in der Deutschen Nationalbibliografie; detaillierte bibliografische Daten sind im Internet über http://dnb.d-nb.de abrufbar.


Information bibliographique publiée par la Deutsche Nationalbibliothek: La Deutsche Nationalbibliothek inscrit cette publication à la Deutsche Nationalbibliografie; des données bibliographiques détaillées sont disponibles sur internet à l'adresse http://dnb.d-nb.de.


Coverbild / Photo de couverture: www.ingimage.com

Verlag / Editeur:
Éditions Vie
ist ein Imprint der / est une marque déposée de
ICS Morebooks! Marketing SRL
4, Industriala street, 3100 Balti, Republic of Moldova
Email: info@omniscriptum.com

Herstellung: siehe letzte Seite /
Impression: voir la dernière page
**ISBN: 978-3-330-72166-1**

# LA MISE EN SCENE DE LA MALADIE ET DES SYMPTOMES

## 118 HISTOIRES THERAPEUTIQUES FAVORISANT LES PRISES DE CONSCIENCE POUR COMPRENDRE LE SENS DE NOS TROUBLES

*Ce livre est dédié à mes parents, à ma famille et à tous mes patients.*

**IRENE LANDAU**

"*On peut guérir les maladies, mais pas le destin* " proverbe chinois

"*Nous vivons trop souvent sur la planète taire*" Françoise Dolto.

"*Derrière le symptôme, se dissimule toujours un secret. Le symptôme cède quand le secret apparait*" Elicheva B/ Psychiatre

"*Aucun mortel ne peut garder un secret, si les lèvres restent silencieuses, ce sont les doigts qui parlent .*" Sigmund Freud

"*La bouche est l'organe de la guérison, quand on accepte d'ouvrir la bouche, on soigne toutes les maladies* " Yoël Benharrouche, artiste-peintre et Kabaliste

" *Beaucoup d'entres nous souffrent de symptômes d'ordre physique, mental ou spirituel , qui, sauf cas exceptionnel, ne sont pas correctement diagnostiqués*". Frédéric Pochka ( Toute la Kinésiologie).

"*La maladie n'est liée qu'au ressenti, et il n'y a que les prises de conscience qui effacent les programmes de nos maladies*" Dr Claude Sabbah

" *Il faut aimer l'être que nous sommes, car c'est l'essence de toute guérison. Il est possible de survivre quelle que soit la maladie . Souvenez-vous que l'amour guérit et qu'il peut venir à bout de n'importe quelle maladie*" Dr Bernie S. Siegel, Cancérologue.(L'amour, la médecine et les miracles)

"*La paix intérieure diffuse dans le corps un message de vie, alors que la dépression, la peur et les conflits non résolus envoient des messages de mort.*"Dr Bernie S. Siegel, Cancérologue. (L'amour, la médecine et les miracles)

"*Je ne propose pas pas d'abandonner la médecine technologique occidentale pour revenir en arrière, j'aimerais seulement que nous prenions conscience du talent de guérisseur qui est en nous*" Dr Bernie S. Siegel, Cancérologue.
(L'amour, la médecine et les miracles)

*"Pour guérir d'une maladie, quelle qu'elle soit, il faut et il suffit de supprimer l'activité conflictuelle au fond de soi (le ressenti) en relation avec la situation conflictuelle qui nous est imposée ou que l'on s'est imposée soi-même (le vécu).*
*Ici, le réel (vécu) doit être traité de manière relative et le relatif ( le ressenti) doit être traité de manière absolue."* Dr Claude Sabbah ( La biologie totale des êtres vivants)

"*Les patients ne vivent pas toujours leur script personnel, parfois ils reproduisent celui d'un membre de leur famille. (Identification inconsciente à une personne aimée et importante.*"
Bert Hellinger (Les Constellations familiales)

"*Parfois nos maladies ne nous appartiennent pas, nous les faisons par procuration, elles ne sont que les programmes de nos parents.*"
Dr Claude Sabbah

*"Que fait la médecine conventionnelle ? Elle ordonne le silence au patient* " I.L

" *Nous sommes comme des cédrats, nous sommes des fruits précieux, mais la vie nous égratigne. Comme eux, nous avons des piquants, nous nous ridons peu à peu et malgré tout, il nous faut tenir le coup, pour survivre, nous devons nous battre.*" YL.

*"A mon avis, il vaut mieux une prise de conscience qu'une prise de sang*" I.L

*" Le corps est composé de parties et de membres particuliers avec des fonctions propres et limitées. Mais l'âme est une entité unique, à l'opposé de tous les aspects du corps, ses voies sont autres, foncièrement différentes de celles du corps, y compris dans le domaine des sensations.*
*Toutefois, parce que c'est elle qui accomplit les actions du corps, se trouvant en lui, c'est elle qui entend par les oreilles du corps, ou qui voit grâce aux yeux du corps et ainsi pour toutes les fonctions. On dit ainsi d'elle qu'elle voit et entend, pourtant ces voies ne sont absolument pas en elle.*
*Bien que ce soit l'âme qui voit et non le corps, qui est par nature inanimé,cependant, ......elle possède en fait une autre voie, totalement différente de celle des fonctions corporelles.*
*Or, cette voie, l'homme ne peut la discerner tant qu'il habite un corps."*
LES VOIES DE LA DIRECTION DIVINE Rabbi Haïm David Luzzato.

"*Nous avons acquis la conviction que la résolution des conflits, la réalisation du moi profond, la conscience spirituelle et l'amour dégagent une énergie formidable qui enclenche le processus biochimique de guérison...*
*L'amusement, le plaisir, doivent devenir les priorités de notre vie*." Dr Bernie S. Siegel Cancérologue.

*"Le thérapeute est un canal de lumière"* Françoise Ancelin Schutenberger (Aïe mes aieux!)

*"La santé, c'est l'union totale et profonde entre l'âme, l'esprit et le corps"* Dr Bach ( Le génial découvreur des fleurs de Bach)

*"La maladie est la réaction à l'ingérence. C'est un échec et un mal provisoires: cela se produit lorsque nous laissons autrui s'immiscer dans notre existence et introduire en nous le doute, la crainte ou l'indifférence.Notre santé dépend de l'harmonie qui existe entre nous et notre âme."* Dr Bach ( Les écrits originaux du Dr Bach)

"*Chacun de nous a une mission en ce monde et notre esprit et notre corps sont les instruments que notre âme emploie dans l'accomplissement de cette tâche, si bien que lorsque tous trois agissent en harmonie, une santé et un bonheur pafait en résultent.*" Dr Bach ( Les écrits originaux du Dr Bach)

"*Le médecin doit veiller tout particulièrement à ce que tous les gens, sains ou malades, soient toujours gais.Il doit chercher à les soulager des forces spirituelles et psychologiques qui causent leur angoisses. C'est là le premier principe de la guérison de tout patient.*" Le rabbin et médecin Moché ben Maimon ( Maïmonide) (1135-1204 ) dans "Conseils de santé "(3/13-14)

"*Si la maladie est plus forte que le patient, il n'y a pas d'espoir de le sauver et le médecin n'est d'aucune utilité. Si le patient est plus fort que la maladie, il n'a pas besoin de médecin. Ce n'est que lorsque la force du patient et celle de la maladie sont égales qu'on a recours à la médecine pour renforcer le patient.*"
Maïmonide (Conseils de santé)

"*La mort de la plupart des patients est dûe aux traitements qu'ils reçoivent de médecins qui ignorent les lois de la nature*" Aristote ( La perception et le perceptible).

***************

J'ai toujours sû que j'étais destinée à réaliser dans ma vie une mission extraordinaire, malheureusement, pendant de longues années, j'ignorais laquelle.
Lorsque j'étais jeune , je voulais devenir archéologue. Aujourd'hui, j'ai réalisé mon rêve, mais au lieu de creuser le sable ou la terre pour mettre à jour des trésors oubliés, je met à jour des centaines et des centaines d'émotions enfouies depuis des lustres, passées inaperçues, jamais identifiées, jamais détectées, jamais prises en compte, jamais comprises, ni arrivées au niveau de la conscience.
Mes patients sont surpris et moi aussi. Comment est-ce possible que toute cette immense richesse intérieure, à l'origine d'une grande partie des souffrances quelles qu'elles soient, soit restée celée depuis tant d'années ?
Comment est il possible que ce qui était connu des anciens ait disparu de nouveau depuis si longtemps ou ait été relégué exclusivement au niveau des problèmes psychiques ? Car nos émotions sont l'expresion de la partie la plus élevée en nous : notre âme. Ce n'est qu'en rétablissant l'harmonie dans ces émotions que nous pourrons guérir d'un trouble, quel qu'il soit.
D'ailleurs, le mot "trouble" veut tout dire: **Qu'est-ce donc qui nous trouble dans notre vie ?**

C'est cette recherche que j'effectue en compagnie de mes patients et tout le travail consiste en une mise à jour des conflits et en une réharmonisation de leurs ressentis.
Comme le dit si bien le Dr Bach :
*"Toute vraie connaissance ne vient que du tréfond de nous-même, dans la communication silencieuse avec notre âme."*

***************

Vers l'âge de huit ou neuf ans, j'accompagnais mon père chez le médecin, il avait des douleurs à l'estomac. Pendant que le médecin rédigeait l'ordonnance, mon père lui dit :"Ces douleurs à l'estomac viennent peut-être des contrariétes que j'ai éprouvées récemment".
Tout à son ordonnance, le médecin n'a pas daigné lever la tête, ni répondre à mon père qui avait fait une remarque somme toute,"saugrenue" sans doute à ses yeux. Je me souviens encore du choc et de l'humiliation que j'ai éprouvés à ce moment là. Je sentais le manque de considération du médecin, homme de condition supérieure, envers mon père, un homme simple.
Il semblait que la remarque de mon père était déplaçée, alors que moi, je la trouvais au contraire très pertinente. Pour le docteur, elle ne méritait même pas une réponse ! J'ai trouvé cela injuste et anormal.
Aujourd'hui, j'ai découvert la Nouvelle Médecine et le Décodage biologique des maladies et je sais que toutes les maladies ont pour origine un conflit spécifique. Il se trouve que les douleurs à l'estomac sont causées par le conflit de "**contrariétés dans le territoire**". Mon père avait mis dans le mille ! Il avait raison !
Je crois que ce jour là, bien que je n'étais qu'une petite fille, j'ai ressenti comme une faille dans la toute puissante médecine. Il me semblait que le médecin aurait dû prendre en considération cette remarque et y répondre.
Au lieu de cela, il lui prescrivit des examens douloureux à l'hôpital.
Peut-être que ma vocation date de ce jour précis et de cette scène, restée gravée dans ma mémoire.

************

.

*******************************

Les histoires thérapeutiques que je vais raconter ici sont toutes véridiques. Elles sont destinées à favoriser la prise de conscience des lecteurs afin de leur permettre une ouverture de conscience. En effet, durant les nombreuses ccnférences que j'ai données, je me suis rendu compte à quel point les cas que j'évoquais provoquaient des réactions dans mon auditoire. J'entendais de nombreuses exclamations, les gens m'interrompaient pour poser des questions pertinentes et pour évoquer leurs propres problèmes.
Ces histoires réveillaient leurs ressentis, leurs souvenirs et leurs expériences et leur permettaient de prendre conscience des causes de leurs blocages, malaises ou maladies. Après mes conférences, j'étais toujours entourée de nombreuses personnes qui voulaient prendre rendez-vous pour travailler sur leur cas ou qui désiraient confirmer mes dires en me contant leur histoire.

Les centaines de patients que j'ai reçu et que je reçois chaque année, ont tous un problème spécifique, original, qui n'appartient qu'à eux seuls.
Parfois il s'agit de blocages de vie, d'angoisses, de dépression, de problèmes psychologiques ou psychiatriques et parfois de maladies ou de symptomes très divers.

C'est un véritable travail archéologique qu'il faut entreprendre avec chacun afin de trouver le sens véritable du symptôme. Il est nécessaire de creuser, parfois superficiellement, parfois en profondeur, pour trouver des fragments de ressentis, des trésors psychologiques, des émotions fugaces ou durables, des choc et des conflits, des traumatismes.

On remarque que les symptômes du patient sont organisés comme au théâtre. Il y a une scène, lieu de l'action, des personnages,( famille, amis, relations, collègues de travail, etc) des dialogues, un décor, un thème précis autour duquel tourne l'action. Et surtout un message à décrypter. Quel est le véritable message? Quel est le sens de toute cette comédie ou de cette tragédie?

Le patient utilise son corps et ses symptômes pour s'exprimer et cela est mis- en- scène d'une façon très particulière, qui lui est propre.
Mais le véritable enjeu reste malheureusement trop souvent scellé.
Comme il n'a pas compris et exprimé son drame, celui qui le perturbe en profondeur, celui qui le trouble, alors c'est son corps, ou son psychisme qui prend le relai.
Alors sa pièce se joue en réalité sans lui, derrière le rideau de sa conscience..

Aujourd'hui que nous possédons enfin les données révolutionnaires de la guérison psychosomatique , du décodage des maladies, de la nouvelle médecine, de la thérapie transgénérationnelle et que nous avons la grande chance de pouvoir utiliser de nombreux outils thérapeutiques, il nous est beaucoup plus facile de plonger immédiatement au coeur du problème.
On peut passer des mois ou des années à faire parler le patient, pour tenter de comprendre le conflit qui le rend malade et cela est efficace, mais parfois aussi, on peut aller assez rapidement droit au but.
Il est impossible de renier pour autant la Psychanalyse ou la Psychothérapie qui sont des techniques très utiles et d'une grande finesse, des outils souvent chirurgicaux.

Bien que le décodage psychosomatique soit une thérapie brève, il est évident que pour obtenir de bons résultats durables, il y a un travail à réaliser en profondeur. Certains patients désirent avancer en conscience et faire ce travail, alors que d'autres se contentent d'une ou deux séances car dès qu'ils ont réalisé l'origine des leur malaise, le tour est joué, il sentent qu'ils peuvent avancer seuls, puisqu'ils ont compris l'enjeu de leur symptômes.

Pourtant, comme le dit si bien Jean -Jacques Crèvecoeur : "Il ne suffit pas de balancer le conflit au patient pour qu'il soit guéri." ( "Prenez soin de vous, n'attendez pas que les autres le fassent"...)

Mais en réalité, cela dépend beaucoup de l'état de la personne, de son problème et de son degré d'ouverture de conscience.

C'est à nous, les thérapeutes de tenter de reconstituer minutieusement en compagnie du patient le sens de ce qu'il tente maladroitement d'exprimer.

Car il ne possède qu'une petite partie du puzzle, une partie de la vérité.
Nous, thérapeutes, possédons la possibilité de l'aider à mettre en place des pièces essentielles qui lui permettront d'accéder à la pleine conscience, s'il le désire évidemment.

Il existe des gens qui ne veulent pas savoir, ne désirent surtout pas rentrer dans le labyrinthe de leurs ressentis. Ils ont peur et c'est trop douloureux.
Ils préfèrent agir en priorité sur leur corps, plutôt que de pénétrer dans le champs en friche de leurs émotions. C'est trop dangereux pour eux.

Le problème est que tant que le malade n'aura pas compris les liens signifiants de la pièce qu'il est en train de jouer, il aura du mal à guérir .
Le conflit toujours présent, les symptômes seront récurrents : l'infection va récidiver, alors même que le malade a été opéré, ou il rechutera, etc.

Même lorqu'il commence à réaliser que les conflits sous-jacents qui l'animent sont à l'origine de ses symptômes, la guérison n'est pas toujours au rendez-vous non plus. Mais le drame est que le malade ne perçoit qu'une petite parcelle du problème : la douleur qui affecte son corps.

Les ressentis, les chocs, les traumatismes, le surtress qui ont généré le trouble lui demeurent cachés. Quelquepart, c'est comme s'il se trouvait derrière le rideau de la scène. Il préfère souvent , inconsciemment cette place en deçà. D'une manière générale, il est plus simple de se focaliser sur le corps que sur les émotions ou sur la dimension spirituelle de la maladie. Le patient dit :" mon corps est malade, il a mal ici ou là". Cela s'arrête là.

Lorsqu'en compagnie du thérapeute le patient est obligé de passer de l'autre côté du rideau, il arrive fréquemment qu'il fasse la sourde oreille. Il revendique sa douleur, sa maladie, ses symptômes, un point c'est tout.

Il lui est difficile de comprendre que tout est bio-logique et que la "maladie est la solution parfaite du cerveau", que tout est parfaitement organisé et que tout a un sens.Tout symptôme a une logique parfaite et n'est jamais apparu par hasard.La maladie est un programme et on peut tenter de la déprogrammer.

Le Décodage des maladies est révolutionnaire puisqu'une véritable grille de lecture a été mise au point par des chercheurs géniaux.C'est une technique de pointe qui permet de mettre en lumière le sens réel des plaintes du patient.
Ce décryptage doit trouver un écho chez le patient qui donne alors son "accord émotionnel", c'est-à-dire qu'il reconnait la véracité de la découverte que le thérapeute a fait en sa compagnie.
Grâce au décodage, on comprend comment notre cerveau, ce fantastique ordinateur programmé avant tout pour nous aider à survivre, va s'organiser devant une situation hyper-stressante. Même si la personne semble alors "perdre la tête", le cerveau inconscient ou archaîque ,lui, ne la perd pas !

Il va tout faire pour tenter de sauver l'être humain et pour prolonger sa vie au maximum. Il va faire dériver le surtress dans un organe spécifique, en fonction du ressenti.
Cette prise de décision, à notre insu, de notre cerveau archaîque va s'exprimer sous forme de symptômes variés, physiques ou psychiques.

Le travail du thérapeute va donc consister à opérer une sorte de "retour en arrière" afin de retouver la source et la nature des émotions, du choc, qui ont déterminé le ou les symptôme.

Il faut explorer les symptômes et les ressentis qui les accompagnent afin de révéler la façon dont nos expérience de vie se sont encodées en nous et comment elles s'expriment dans la biologie et dans l'organisme en cas de surtress ingérable par le cerveau conscient.

La thérapie Transgénérationnelle est très souvent indispensable car il faut parfois rechercher le ou les conflits, dans les mémoires familiales du passé.
Chaque cas est bien entendu différent : vies bloquées, problèmes de couple, symptômes étranges, difficultés psychologiques, malaises...

Pour tenter de comprendre ce qui se joue , il faut travailler comme un détective.Une exploration du ou des prénoms du patient s'impose aussi. Il arrive qu'une seule séance suffise à comprendre la mise en scène complète à partir de cette seule relecture des prénoms qui sont le programme de vie de la personne.

Parfois, lorsque le cas l'exige, nous faisons un arbre généalogique qui va permettre au patient de se ressituer par rapport à sa famille et de comprendre les liens qui l'unissent à ses ascendants. Ces prises de conscience suffisent parfois à enclencher une guérison.

Il est évident que l'on chemine vers l'amélioration des ressentis du patient, vers son soulagement. Mais parfois, malgré la découverte et la connaissance des informations et les prises de conscience, le blocage reste entier et le symptôme ne disparait pas. Il existe de nombreux niveaux dans la psyché humaine. Parfois les avantages secondaires d'un problème sont si grands que le patient n'a aucun intérêt à le faire disparaître.

Les techniques de guérison psychosomatique permettent un soulagement de la tension psychique et donc parfois physique et donc s'avèrent toujours positives.
Mais elles ne garantissent en aucun cas le miracle de la guérison complète et immédiate.
La prise de conscience s'effectue toujours dans le temps et même si l'on sait qu'en cas de disparition du conflit, le corps peut prendre en charge son auto-guérison, cela n'est jamais certain. Il est donc nécessaire de s'adresser à un médecin, de prendre des médicaments en cas de besoin et de considérer ces techniques comme adjuvantes.Nous savons qu'il est impossible de remplacer la prise en charge médicale ou chirurgicale par des séances de psychothérapie ou de décodage, même si parfois on constate une amélioration des symptômes.

Lorsqu'il fait une prise de conscience, il arrive souvent que le patient équarquille les yeux, qu' il pleure, qu'il tremble, qu'il rit ou même qu'il attrapppe un véritable fou rire. C'est toujours le signe que l'on a touché juste. C'est ce que Freud appelle l'abréaction.

Il est évident que chaque cas est un monde en soi et que le hasard n'existe pas. Dans tous les cas, nous devons toujours reconstituer le puzzle de la vie de la personne en souffrance pour avoir accès au tableau dans son entier.

Il m'arrive, dans certains cas d'utiliser des petits animaux de plastique qui permettent au patient d'identifier très facilement les personnages de sa pièce personnelle. Parfois , je lui demande de les mettre en scène. C'est toujours très édifiant. On arrive à délier certains liens et à aider le patient à faire sa prise de conscience.
Il existe encore d'autres outils fantastiques comme les fleurs de Bach que j'utilise quotidiennement car elles agissent au niveau émotionnel. Elles réharmonisent les ressentis du patient et accélèrent sa guérison.

Les cas que je vais décrire sont tous authentiques. Ce sont ceux de patients souvent désemparés qui sont venus chez moi, en désespoir de cause, chercher une aide. Les prénoms ont tous été modifiés et parfois certains petits détails aussi afin de préserver leur anonymat .

### 1/ JENNY : ARTERITE

Jenny, soixante dix-neuf ans, aurait aimé comprendre ce qui lui est arrivé.
Elle a été littéralement " agressée" lors d'un mariage. Quand elle est rentrée dans la salle des fêtes, sa cousine, mère de la mariée, s'est littéralement "jetée sur elle comme un chien enragé " et lui a fait de violents reproches injustifiés pour un motif futile.
Surprise par cet accueil stupéfiant qui l'a prise au dépourvu et auquel elle ne s'attendait pas du tout, Jenny a eu un très grand choc. Brutalisée, prise de court, elle a répondu à sa cousine que l' histoire à laquelle elle faisait allusion lui faisait "*une belle jambe*".

Environ une quinzaine de jours après, en promenade, Jenny ressent une très violente douleur à la jambe droite. Immobilisée, elle est obligée de s'assoir sur un banc en attendant que cela passe. Mais ça ne passe pas et c'est avec beaucoup de mal qu'elle rejoint son domicile. Sa jambe ne "répond plus", elle est très faiblee et elle ne peut plus s'y appuyer.

Diagnostic des médecins consultés : artérite. Une artère est bouchée au niveau de la hanche . Jenny boitille et n'arrive plus à avancer. Les médecins lui conseillent une intervention chirurgicale qu'elle refuse avec la dernière énergie. Mais les examens médicaux montrent que Jenny est atteinte d'une malformation cardiaque, un rétrécissement mitral avec lequel elle a vécu sans doute depuis son enfance sans le savoir, car elle n'a jamais fait aucun examen, étant toujours en parfaite santé. Les chirurgiens préconisent une intervention cardiaque avant de s'aoccuper de sa jambe. Jenny et sa famille refusent l'intervention "à coeur ouvert" et elle se fait "par l'intérieur" grâce à un cathéter glissé dans l'artère. L'opération a réussi, le sang coule enfin à flots, normalement, dans l'artère élargie. Tout le monde crie au miracle.

Malheureusement, Jenny ne s'est pas réveillée après l'intervention, durant laquelle on ne lui a d'ailleurs pas administré d'anesthésique. Elle s'enfonce de plus en plus profondément dans le sommeil, un sommeil léthal.

Elle meurt le lendemain soir sans avoir repris connaissance. La modification brutale du volume de l'écoulement sanguin a été fatale à son coeur. C'était le "petit détail" auquel les médecins n'avaient pas pensé !

Jenny a refusé cette intervention avec la dernière énergie. Je l'ai soutenue de toutes mes forces dans ce refus. Mais, après un ou deux mois de "résistance" passive et de discussions avec les médecins, vaincue, Jenny a fini par dire oui, contrainte et forcée. A force de persuasion, ils ont fini par arriver à lui faire croire "que cela allait lui sauver la vie".
Mais Jenny n'était pas dupe. Avec la clairvoyance qui la caractérisait, elle racontait qu'une de ses amies avait été convaincue par son fils médecin de se faire opérer et qu'elle en était morte, à quatre -vingt ans. Malheureusement, nous n'avons pas été de taille, elle et moi, à résister au "pouvoir médical", à lutter "seules contre tous". Jenny aussi nous a quitté à quatre-vingt-ans moins trois mois. Jenny, c'était ma mère.

A l'époque, durant notre dure et longue bataille, je n'avais jamais entendu parler de la nouvelle médecine, du décodage biologique, ces fantastiques grilles de lecture des conflits qui sont à l'origine des maladies.
Il me manquait l'outil de la guérison psychosomatique, la compréhension profonde du choc initial, déclencheur des symptômes.

Cet outil lui aurait-il sauvé la vie? Je l'ignore, mais peut-être l'aurais-je aidée plus efficacement. Sans doute aurais-je compris beaucoup plus clairement le sens de ses symptômes, de ce conflit qu'elle tentait vainement de m'expliquer. Car elle savait qu'il y avait un rapport entre cette scène violente qu'elle avait vécu et sa maladie. Elle ne cessait de me l'affirmer.

Je l'écoutais avec une infinie patience, mais je sentais que je ne comprenais pas en profondeur le sens de ce qu'elle tentait de me dire. Ma seule écoute ne suffisait pas. J'étais impuissante à lui venir en aide.

Son choc, elle l'a disséqué dans les plus petits détails et répété des centaines de fois. Jenny, qui était une personne intelligente et intuitive savait que le choc qu'elle avait vécu, recelait quelquepart la "clé de sa guérison".
Mais à moi, il me manquait des outils . Le sens véritable, le décodage, la compréhension profonde de l'histoire, je ne la possédais pas encore.

C'est en "réparation", pour continuer encore et toujours à essayer de sauver Jenny, que je tente d'aider au mieux mes patients, de les écouter en profondeur, de soulager leur misère, leurs angoisses, leurs inquiétudes, de comprendre le sens de leurs symptômes, de leurs douleurs et de leur éviter le pire. Aujourd'hui, je possède enfin de meilleures clés, après de nombreuses années d'études, de réflexion, et d'expérience.

Après ce drame, j'ai rencontré un spécialiste en cardiologie intelligent auquel j'ai raconté cette histoire et il m'a dit de but en blanc :"Mais il ne faut jamais opérer un patient qui refuse l'opération !"
Je me souviens encore de ma longue discussion avec le directeur de l'unité cardiologique de ce grand hôpital parisien où nous avons passé des mois d'impuissnce et d'indécision. Il tentait de me convaincre qu'une opération à coeur ouvert était la seule solution. Quand je lui ai fait remarquer que cette patiente avait quatre-vingt ans, il a balayé mon objection d'un geste. "Et alors, m'a -t-il dit, on opère à n'importe quel âge !"

En réalité, Jenny est morte non seulement des suites de cette opération qu'elle refusait énergiquement, mais aussi et surtout de peur.La peur terrible qu'elle ressentait à l'idée de cette opération. Je n'ai pû empêcher cette intervention, je n'ai pû lutter contre le destin, mais je m'emploie au jour le jour à tenter d'aider au mieux et à soulager la misère des personnes en détresse, quel que soit leur problème, grâce aux nouveaux outils auquels j'ai aujourd'hui accès.

## 2/ ANNA : SCLEROSE LATERALE AMYOTROPHIQUE ( SLA )

Anna est une femme de soixante cinq ans. Assez effacée, trop gentille et dévouée, elle vit avec un mari plutôt autoritaire . Sa fille aînée, Béatrice, une forte personnalité, occupe en quelque sorte le devant de la scène. Dans la vie de la famille en général, Anna n'a plus

tellement sa place. Elle est assez timide et complexée. Après la ménopause, elle a peu à peu perdu confiance en elle. Elle s'est fanée et a attrapé des bouffées de chaleur très perturbantes. Elle se sent très dévalorisée. Ses enfants se sont mariés. Elle qui s'était uniquement consacrée à sa famille, erre sans but dans la maison désertée .Lors des repas familiaux, elle ne parle pas beaucoup et parfois, lorsqu'elle dit quelque chose, on se moque un peu d'elle, non pas méchamment, mais elle est rembarrée. Finalement, elle préfère se taire.
Elle a commencé avoir des symptômes bizarres: du mal à avaler et du mal à parler. Ses mains ne répondent plus . Son état se dégrade de jour en jour.
En réalité, Anna ne fait que mimer avec son corps le drame qui la torture. Elle n'arrive plus à avaler ce qui se passe dans sa vie où sa fille a pris sa place et décide de tout en compagnie de son père. Elle n'a plus son mot à dire. Elle ne tient plus la situation en mains. Ses mains se recroquevillent pour l'exprimer et le montrer au clan familial.
Elle sent qu'elle n'est plus vraiment l'épouse de son mari. Elle est à la troisième place dans son couple, quantité négligeable.
Lorsque je dis à Anna qu'elle doit parler, s'exprimer, dire ce qu'elle pense et ne plus tout garder pour elle, elle fait avec les mains un signe d'impuissance. Elle a renoncé, car elle se rend compte depuis longtemps que parler ne sert plus à rien. Elle se sent niée, reniée, effacée, désorientée, car elle ne s'était pas préparée à vivre ce qu'elle ressent aujourd'hui comme un rejet, alors qu'elle s'est toujours dévouée exclusivement à son mari, à ses enfants et à sa famille. Elle ressasse son conflit en permanence. Sa vie n'a plus de sens.Elle ne trouve plus sa place dans cette famille.Elle n'a plus "voix au chapitre". Pour ne pas déranger, parce qu'elle n'ose plus parler et parce qu'on se moque volontiers d'elle, elle se tait. Sa maladie empirant, Anna devient peu à peu muette, réduite au silence et ne s'exprimant plus que par gestes et par écrit..Elle a mis en scène le problème de sa vie. Elle mime parfaitement son drame.
Finalement, au bout de plusieurs mois de souffrances et de consultations les spécialistes ont détecté une maladie dégénérative : la sclérose latérale amyotrophique. Le conflit à l'origine de cette maladie correspond parfaitement au drame vécu par Anna "**Conflit : dévalorisation dans le déplacement latéral : elle s'appuie sur son mari (collatéral) qui la critique".** Malheureusement, la médecine actuelle ne sait pas encore soigner cette maladie qui sera fatale à Anna après quelques années.

### 3/ SARI : ANXIETE : "JE NE SAIS PLUS TRAVERSER "

Sari, une femme de soixante cinq ans semble en pleine forme et parait plus jeune que son âge. Pourtant, elle a un gros problème : Depuis la mort brutale de son mari, un ans plus tôt d'un infarctus, **elle n'arrive plus à traverser la rue** ! Cette femme très dynamique, est une "maitresse femme". Elle ne s'en laisse pas compter, elle est très débrouillarde, mais malheureusement, depuis ce choc brutal qui l'a prise au dépourvu , elle a changé.
Dès qu'elle arrive au bord d'un trottoir, elle panique littéralement. Le fait de traverser l'angoisse, surtout les grandes rues larges. Elle a peur des voitures, elles roulent vite et elle traverse assez lentement, car elle marche moins vite qu'autrefois.
Et avant ? "Avant la mort de mon mari, je n'avais aucun problème pour traverser. Aucun problème dans ma vie dit-elle. D'ailleurs j'ai toujours vu la vie en rose, c'est tout dire...J'ai toujours été d'un naturel très optimiste. Je n'ai jamais été malade! J'ai traversé ma vie sans voir un médecin bien que j'ai vécu des choses terribles pendant la guerre. "
Mais là, il s'est passé quelque chose d'encore plus terrible: Son mari est mort brutalement sous ses yeux. Le choc a été immense, elle n'en n'est jamais sortie. C'est un choc qui lui a littéralement "coupé les jambes". D'ailleurs ses jambes, montrent physiquement sa fragilité car elle a des jambes très fines par rapport à son corps.

Depuis ce choc, Sari "marche mal", sa démarche, autrefois sûre et déterminée, comme sa personnalité très affirmée, s'est modifiée. Depuis le choc, elle est plus hésitante, elle manque d'assurance. Elle a peur de tomber. Finalement, dans la vie, rien n'est sûr, "**tout peut basculer en un jour**" et elle aussi. Et quand tout bascule, on perd l'équilibre. Donc Sari n'a plus vraiment d'équilibre....Maintenant, elle a du mal à avancer seule dans la vie. Pourquoi a-t-elle spécialement "du mal à traverser"? Qu'exprime-t-elle grâce à ce symptôme choisi par son cerveau parmi tant d'autres possibles ?
Je lui suggère qu'elle a peut-être **du mal "à traverser la vie sans son mari"** et là , elle fond en larmes, signe que j'ai touché le point sensible de son histoire. Grâce à son symptôme et à son corps, elle montre à tous son ressenti profond, son désarroi dont elle ne peut pas parler ouvertement.L'intelligence du symptôme, lorsqu'on la comprend, ne comporte aucun hasard, le symptôme est toujours parfaitement logique et significatif. *Et quand on ne peut pas parler pas avec la bouche, on parle avec le corps.*
Seule l'expression claire du conflit et la thérapie qui lui a permis d'en parler a pû soulager Sari dont l'anxiété s'est peu à peu atténuée.

### 4/ GERARD ET ALEXANDRE : UNE REPARATION TRANSGENERATIONNELLE

Gérard est un patient torturé. Manifestement il n'a pas encore trouvé sa voie. A cinquante ans passé, il n'a pas construit sa vie. Malgré une grande intelligence et une solide culture, il semble complètement bloqué. Il n'a ni femme , ni enfants, ni travail fixe. Il a tout essayé, il a des contrats temporaires, il passe de "petit boulot en petit boulot", selon son expression. Son métier ? Il est maître-nageur. Cela me surprend. Je lui demande pourquoi il a choisi ce métier et il me répond qu'il l'ignore , car vraiment rien ne l'attire spécialement dans ce travail plutôt ingrat et instable .Je lui demande s'il est passionné de natation et il me répond par la négative.
A première vue, cela semble très étrange qu'un homme de son niveau ait choisi cette profession, en général réservée d'ailleurs à des personnes férues de natation.
Il évoque sa recherche d'une épouse, mais là aussi il semble incertain. Il n'arrive pas à se décider, il ignore si telle ou telle personne qu'il a rencontrée est susceptible de lui convenir ou non. Le moins que l'on puisse dire, c'est qu'il n'est pas très sûr de lui.
Nous recherchons ensemble plusieurs pistes, il raconte plusieurs évènements qui ne semblent pas significatifs : le divorce de ses parents, les années difficiles qu'il a passées à l'armée...
Après un rapide tour d'horizon, je me dirige vers le transgénérationnel.
Je lui pose donc *LA question clé* : "*Y-at-il eu un drame dans votre vie* ?"
Et là , il bondit littéralement et répond en un quart de seconde: "*Bien sûr qu'il y a eu un drame dans ma vie! Cela s'est passé lorsque j'avais douze ans. J'avais un oncle, le frère de ma mère, qui habitait en Algérie, il était médecin, c'était un homme très brillant, il avait fait la guerre d'Algérie, tout le monde l'admirait beaucoup , il dirigeait une clinique.*
*En été 1964, mon oncle et sa femme sont partis pour Marseille pour aller acheter un bateau. Ils sont partis en mer pour essayer le bateau et c'est là que le drame s'est produit. Pour une raison inconnue, le bateau a coulé. A bord, il y avait trois hommes d'équipage, mon oncle, ma tante et un maître -nageur. Les trois hommes d'équipage ont été sauvés mais mon oncle, ma tante et le maître-nageur ont disparu en mer. On n'a jamais retrouvé leurs corps. Imaginez le drame terrible que cela a été!Nous avons tous étés très violemment choqués. Mon oncle et ma tante étaient brillants, jeunes, en pleine santé, ils avaient tout juste dépassé la quarantaine, ils laissaient des orphelins.*

*Mon oncle s'appelait Alexandre et d'ailleurs, tous les gens de ma famille, répètent toujours en me voyant: "Gérard, c'est le sosie d'Alexandre! Il paraît que je lui ressemble comme un frère!"*
A présent je comprends parfaitement pourquoi Gérard, malgré son niveau de culture, a choisi à son insu, cette étrange profession, entre toutes les professions possibles: *maître-nageur.*
Il s'agit là, de ce que l'on nomme une "réparation transgénérationnelle". Pour tenter inconsciemment de "sauver" son oncle et sa tante qui n'ont pû être sauvés lors du naufrage, Gérard, quarante ans après, est devenu maître-nageur!
De plus, Gérard est sans aucun doute "relié" à son oncle Alexandre, auquel "il ressemble d'ailleurs comme un frère". Ce drame, ce décès "injustifié, injustifiable", d'un homme jeune, a créé l'apparition de ce que l'on nomme "un fantôme transgénérationnel", qui empêche Gérard de vivre vraiment sa vie. Il flotte littéralement depuis l'âge de 12 ans. Ou peut-être coule-t-il.
Ce "syndrôme du fantôme" signifie que la personne est inconsciemment reliée à quelqu'un mort de façon tragique et qu'à cause de ce lien hors norme elle n'arrive pas à se réaliser. Inconsciement, Gérard n'a pas pû résoudre le drame de sa famille et son cerveau, encore "sous le choc" est toujours branché dessus depuis tant d'années, ce qui l'empêche de fonctionner aujourd'hui normalement....En général, la prise de conscience de ce lien et de ce phénomène est propice à la guérison à plus ou moins long terme du patient...d'ailleurs, dernièrement, après ces séances de thérapie, Gérard vient de se marier!

## 5/ LUNA : CALCUL DANS LE CANAL SALIVAIRE

Luna est venue à tout hasard me consulter pour un calcul dans le canal salivaire, sur les conseils pressants d'une amie, mais sans conviction. Je lui dis que je vais essayer de l'aider., mais je lis dans ses yeux un complet scepticisme et une lueur d'amusement.
Elle ne sait pas vraiment dans quel domaine je travaille. Elle est venue en trainant les pieds.Elle arrive d'ailleurs en me précisant " qu'elle a déjà consulté tout le monde" et qu'en réalité personne ne sait vraiment par quel bout prendre la chose. Je lui dit que c'est bien alors le moment idéal pour arriver chez moi.
Après dix jours d'hospitalisation et un certain nombre de spécialistes qui se sont succédés à son chevet, comment pourrais-je bien l'aider ?
Elle s'exprime avec difficulté. Elle m'explique que c'est la troisième ou quatrième fois qu'elle présente le même symptôme. De plus, elle me précise qu'elle a déjà fait une longue psychanalyse et qu'elle imagine donc que tous ses problèmes psy sont réglés.
Elle a le cou très gonflé d'un côté, sous la mâchoire. Elle dit qu'elle a un calcul coincé dans le canal salivaire et que celui-ci étant obstrué, cela lui a provoqué une infection. Elle en est à son troisième antibiotique. Elle a passé dix jours à l'hôpital, sans beaucoup de résultats.
Un chirurgien veut lui enlever la glande salivaire, l'autre veut tenter d'extraire le calcul, mais les médecins attendent que la région ait dégonflé pour prendre une décision et finalement, elle a été relâchée de l'hôpital en attendant.
Le cou a légèrement dégonflé, grâce aux antibiotiques mais elle ne peut pratiquement ni parler ni s'alimenter. Elle n'a pas de salive et souffre le martyre. Elle me dit qu'elle ne sort pas de chez elle tant elle se sent mal.

La première question que je lui pose est de savoir comment elle a passé l'hiver. Elle semble un peu surprise et me dit qu'il s'est bien passé.

Luna commence par me décrire tous ses symptômes par le menu.Elle se perd dans tous les détails de sa maladie et finalement, voyant que l'heure entière va y passer, je l'interromp en lui disant qu'elle a un blocage d'énergie et en lui demandant brusquement : *"En réalité, ou est-ce que ça bloque"*?

Son discours change soudain complètement de direction et elle commence à me raconterl'histoire d'un drame qui n'a pas été réglé et qu'elle me narre en détails. Elle pleure abondament, signe que la psychanalyse n'a pas résolu le problème. Certaines poches émotionnelles sont encore présentes, bien remplies, gonflées et très douloureuses.

Le gonflement du cou ne fait que symboliser ces poches qui n'ont jamais été vidées. Il revient de temps à autre pour lui indiquer de les vider. Tant que le ménage ne sera pas totalement fait, qu'elle ne comprendra pas ce qui lui arrive, le symptôme se représentera à intervalles réguliers afin de lui faire prendre conscience que son problème n'est pas réglé.

En fait, c'est comme un signal qui se rallume sans cesse pour indiquer la panne d'un appareil. Et ce n'est certainement pas en extrayant le bouton rouge (la glande salivaire) qui s'allume pour indiquer la panne du four ou de la machine à laver qu'on va régler le problème !

Luna pleure toutes les larmes de son corps. Je sens qu'il s'agit d'une libération, une fuite de l'énergie qui circule à nouveau.
Comme l'heure de consultation tire à sa fin, je lui demande une nouvelle fois comment s'est passé son hiver. Elle me regarde avec étonnement car c'est la seconde fois que je lui pose cette question .

Elle me raconte que ses enfants ont tous été malades et qu'elle a du tout assumer seule. Je lui demande si cela n'a pas été trop fatigant. Après plusieurs dénégations, elle finit par avouer que si, finalement, ça a été très dur.
Sur ce, je lui demande si elle a des problèmes financiers. Elle me dit que sa vie n'est pas facile, son compte en banque est souvent à découvert, vu que son mari a un petit salaire.
Je lui explique alors qu'elle a sans doute passé un *sale hiver* et ce n'est pas la première fois, puisqu'elle a eu plusieurs fois des problèmes aux glandes *sale hiver* ( salivaires) (c'est ce qu'on nomme en décodage la "langue des oiseaux") et que de plus, son compte bancaire étant souvent vide, elle a dû s'inquiéter et faire beaucoup de calculs. Ses larmes se sont taries, un large sourire s'épanouit alors sur le visage de Luna. Je sens que j'ai visé juste. Quelque chose, là encore a été libéré.Je m'amuse de son amusement.
Je n'entends plus parler d'elle durant quelques jours. Je finis par appeler. Son mari me dit qu'elle est absente, mais il m'explique que contre toute attente, son état s'est très sensiblement et très rapidement amélioré, " sans qu'on sache pourquoi " ! dit-il.
Finalement, je parle à Luna au téléphone. Elle me raconte qu'elle va beaucoup mieux, que ces calculs ne sont pas son seul problème, mais qu'elle souffre aussi d' autres symptômes embarrassants.
Je lui explique que cette première séance n'est qu'un début de déblaiement et qu'il lui faudrait sans doute encore quelques rencontres afin de terminer ce travail. En effet, les outils du décodage sont très pointus et il est possible qu'ils iront droit au but rapidement. Elle me dit qu'elle va réfléchir. Je la rencontre par hasard quelques temps après. Son calcul a été évacué et elle me dit que pour guérir complètement, elle a décidé finalement de reprendre sans doute ...sa psychanalyse !!!

**6/ MARIA : CANCER DU SEIN**

Maria est âgée de 58 ans quand elle vient me consulter pour la première fois. C'est une femme d'une maigreur remarquable, émaciée. Elle a appris neuf mois auparavant qu'elle souffre d'un cancer du sein gauche. C'est une femme très attachante, d'un esprit très élevé au niveau religieux et spirituel. Par contre, elle éprouve certaines difficultés au niveau du concret. Elle est intelligente et cherche très activement une solution à sa maladie. Jusque là, malgré de nombreux avis, elle a refusé de se faire opérer.

Lors de notre première entrevue, je lui expose d'une manière aussi détaillée que possible toutes les découvertes révolutionnaires de la nouvelle médecine et du décodage des maladies à ce sujet. Elle semble très intéressée. Nous partons donc ensemble à la recherche de ses conflits, du ou des conflits programmants et du conflit déclenchant.

Maria avait 29 ans et était enceinte de huit mois lorsqu'une tumeur du cerveau a été décelée chez sa mère qui n'avait que 58 ans lorsqu'elle est décédée sur la table d'opération. "*J'aimais ma mère d'un amour extraordinaire, une partie de moi est partieavec elle, ma mère, c'était moi*".

A la suite de ce choc terrible, Maria explique qu'elle ne "pouvait pas accoucher", elle a subi une césarienne et que le bébé, un garçon, est né "avec un trou dans le coeur", selon son expression.

Ce trou est le "trou dans le coeur", c'est-à-dire la douleur qu'elle a ressenti au moment du décès de sa mère, un mois auparavant et qu'elle a transmise à son bébé, puisque l'enfant est toujours le symptôme des parents. Ensuite elle a vécu un terrible conflit durant cinq années : fallait-il oui ou non opérer l'enfant ? Au bout de cinq années d'angoisse , il est finalement opéré. Tout se passe bien.

Sa seconde grossesse a été encore plus terrible puisque le bébé a été étranglé par le cordon enroulé autour du cou à l'âge de 7 mois, in -utéro. On ne l'a pas faite accoucher de suite et elle est restée durant deux mois avec un bébé mort.

Après l'accouchement, elle raconte qu'elle avait les seins "pleins d'un lait inutile", "j'étais pleine de lait, sans bébé". Le choc de la perte de sa mère a été d'une violence inouie. Comment peut-elle donner la vie, alors que sa mère est morte ?

Lors de sa troisième grossesse, un an et demi après ce bébé mort-né, elle accouche d'une fille , Simone, dans des conditions très difficiles, elle doit être "droguée" au moment de l'accouchement.

D'ailleurs, depuis qu'elle est petite, Simone pose problème. Elle est très intelligente, mais le rapport est difficile avec sa mère.

A l'âge de l'apprentissage de la lecture, Simone est morcelée : "Elle lisait chaque mot séparément". Depuis toujours, entre la mère et la fille existe une sorte de conflit. "Elle est négative" selon l'expression de Maria".

Aujourd'hui, cette fille mariée aux USA a divorcé et s'est aperçue juste après le divorce qu'elle était enceinte ! Elle est revenue vivre chez sa mère avec l'enfant ! Cet enfant qui vit chez elle est pour elle une grande source de joie mais en même temps, c'est une souffrance permanente, un conflit : "Que va devenir cet enfant sans père ?" se demande Maria en permanence.

Actuellement, Maria recherche des solutions pour guérir. Elle me raconte qu'elle a suivi , chez un médecin connu pour "aider les personnes malades du cancer" un régime draconien : fruits, légumes et céréales, à l'exclusion de tout autre aliment. Elle qui est déjà très maigre a encore perdu des kilos à la suite de ce régime !! Elle a fini par arrêter finalement, voyant qu'elle s'affaiblissait de plus en plus. Je l'interroge plus avant et ce que je pressentais déjà se confirme: elle se prive de certains aliments et en particulier de sucre depuis de longues années, car selon ses dires : "le sucre est mauvais pour la santé."

Je lui explique qu'elle a peut-être raison, dans certains cas, mais que pour elle, le sucre est pourtant recommandé, qu'il peut l'aider à reprendre des forces. Elle se montre sceptique d'autant plus, m'explique -t-elle que " *le cancer se nourrit de sucre"*. Je lui demande d'où elle a tiré cette croyance, mais elle me répond que les naturopathes qu'elle a consulté le disent et qu'elle même en est sûre.

Je lui dit que dans son cas elle a besoin de forces et que le sucre lui en donnera, mais elle reste ferme sur ses positions. Je lui explique qu'elle ne donne pas à son corps ce dont il a besoin, qu'elle ne le nourrit pas suffisamment et qu'elle s'affaiblit.
Elle est d'accord, elle me dit que c'est vrai, mais elle a toujours été comme cela. Pour une raison particulière je lui explique qu'elle se punit .
Je précise qu'elle doit manger d'une manière équilibrée, mais elle m'explique qu'elle n'aime pas la viande, qu'elle ne digère pas certains aliments.Bref, elle se prive volontairement de toutes sortes de choses. Durant les deux années où je la suivrais, elle me répétera inlassablement que le *"cancer se nourrit de sucre"* et continuera à se refuser une alimentation "normale". Certaines croyances sont bien enracinées et des discussions en profondeur avec un thérapeute n'y changeront rien !
Ce cas est complexe, mais on remarque plusieurs points évidents : Maria est tombée malade peu avant ses 58 ans, âge du décès de sa mère, comme si elle calquait sa vie sur celle de sa mère tant aimée. Inconsciemment, elle ne s'autorise pas à vivre plus longtemps qu'elle. Selon le shéma de pensée inconsciente expliqué par Bert Hellinger, lors de la mise en place de ses "Constellations", Maria fonctionne selon l'ordre inconscient du :"Je te suis".
Elle suit sa mère et désire , sans le savoir, disparaître au même âge qu'elle.

Ensuite, Maria a ce que l'on nomme en décodage plusieurs "conflits de nid" : Elle vit un conflit avec sa fille aînée, Simone, avec laquelle elle a toujours eu des tensions, mais dont le cas était "réglé" puisqu'elle était partie vivre aux USA. Mais soudain sa fille divorce et revient vivre chez sa mère, dans le "nid familial". Cela signifie que le conflit est doublé. En effet, non seulement la fille "à problèmes "est revenue au nid, mais de plus, avec un enfant ! C'est la honte, tout le monde assiste à son "échec" !
Maria a eu un très grand choc (sans doute "le bio-choc" à l'orgine du cancer) au moment où sa fille lui a annonçé qu'elle divorçait. Maria a reçu la nouvelle en pleine nuit, sous la forme d'un appel téléphonique des USA !

Elle commente : "J'ai ressenti un grand boum, je n'ai jamais vu quelqu'un qui a divorcé si rapidement !" Simone a été littéralement "jetée par son mari", s'en est suivi un grand sentiment de dévalorisation pour Maria qui me dit : "Je ne suis pas assez bien". Elle se sent coupable et responsable de ce divorce, car elle n'a pas sû gérer les relations avec sa fille aînée.

Son second conflit se déclenche au moment où sa seconde fille , Tatiana, décidé de rompre juste après ses fiançailles, donc encore le même conflit de nid qui revient. Elle la voyait déjà mariée et c'est l'échec. De plus, c'est Maria s'était donné beaucoup de mal et s'était investie, pendant les fiançailles. Elle dit : "*C'est moi qui avait tout préparé"*.

Mais l'histoire ne s'arrête pas là, puisque Tatiana rencontre un autre jeune homme, se marie et téléphone à sa mère le lendemain de son mariage en disant :" Maman, je me suis encore trompée, ça ne va pas du tout avec mon mari !"
Et là, c'est l'écroulement des valeurs, la répétition du bio-choc, puisque là encore, la nouvelle de l'échec probable du second mariage est de nouveau annoncée au téléphone, répétition du premier choc, alors qu'enfin, Maria pensait avoir définitivement réglé la situation de sa seconde fille!
Finalement, ce mariage ne sera pas brisé, mais Maria a tout de même encaissé le choc.

Lorsqu'on a un rhume, on est à cent pour cent sûr de guérir, mais quand c'est le diagnostic de cancer qui est posé, c'est la dégradation physique, la souffrance et la mort que le patient imagine au bout du chemin. C'est ce que l'on nomme le "conflit de diagnostic". En effet, le seul diagnostic de cancer ne ne se contente pas d'être un simple diagnostic, c'est déjà un pronostic. La plupart des malades du cancer entrent alors dans une spirale infernale de stress intense, de souffrance morale, d'angoisse et de peur. De plus , les traitements proposés jusqu'à ce jour sont lourds, effrayants et handicapants. Ils détruisent en même temps qu'ils sont censés soigner.

Maria n'a pas échappé à la règle. Après avoir fait ses premiers examens, elle a été convoquée avec son mari au centre médical et là-bas on leur a assené le diagnostic : "cancer du sein". Ils sont sortis complètement atterrés, sonnés, épouvantés, comme tous ceux à qui on posé ce diagnostic.

Au moins autant que la maladie, c'est la peur qui tue les malades du cancer. Maria n'a pas échappé à la règle. Elle a dans un premier temps refusé toute intervention chirurgicale, ainsi que la chimiothérapie. Elle s'est tournée vers les médecines alternatives. A partir du moment où le diagnostic est tombée, elle s'est retrouvée comme un papillon affolé qui se heurte contre une vitre en recherchant la sortie, l'air frais.
Elle s'est mise à tourner de tous côtés afin de tenter de trouver une solution. Elle a trouvé un livre qui énumérait les nombreux "médicaments miracles" qui ont parfois réussi , soi-disant, à guérir certains malades. Elle a essayé un grand nombre d'entre eux. Elle a acheté des dizaines et des dizaines de flacons de soi-disants produits-miracles.

Durant les premiers mois de sa maladie, elle a préféré garder le silence, ne racontant son malheur à personne, en dehors de sa famille.
Finalement, elle a fini par m'avouer sa maladie et c'est alors que je lui ai dit que je connaissais bien le sujet et qu'il était probable que je puisse l'aider en lui expliquant la genèse de sa maladie et en recherchant avec elle comment tenter d'en sortir.
Elle est venue en consultation et nous avons commencé à étudier le problème ensemble. Je lui ai expliqué les théories du décodage des maladies de la nouvelle médecine et elle a été très interessée.Nous avons commencé à rechercher ensemble ses conflits et à tenter de comprendre comment elle était rentrée en maladie. Elle m'a avoué sa peur des traitements traditionnels.

Pour compléter ce tableau, j'ai téléphoné à madame Andrée Sixt, (spécialiste française de la nouvelle médecine) afin de lui décrire le cas de Maria et de lui demander des détails supplémentaires. Andrée Sixt m'a confirmé que Maria avait toutes les chances de s'en sortir. Tout d'abord, m'a-t-elle dit, "le sein n'est pas un organe vital, il faut donc tenter de calmer la peur de la patiente et lui expliquer le sens de sa maladie", ce que je faisais déjà.

Maria revint à la séance suivante en me disant que le médecin lui avait dit que ses analyses étaient très mauvaises, que les marqueurs tumoraux avaient sensiblement augmenté. Elle était terriblement angoissée par cette nouvelle.

Mme Sixt m'avait confirmé que cela en réalité ne signifie non pas un danger pour le patient, mais simplement que le processus de réparation est en marche !
Je le dis à Maria, mais dans ses yeux, je lisais un grand doute :" *Si c'est comme vous le dites, alors comment se fait -il que la médecine ne le sache pas et dise le contraire ?* "
Je lui expliquais patiemment que justement, le décodage et la nouvelle médecine n'étaient pas encore connus chez les médecins traditionnels, mais je sentais qu'elle n'était pas vraiment convaincue.
Comment moi, une thérapeute pouvais-je connaître des notions que même les médecins de la faculté ignoraient ? Pour elle, il y avait là quelque chose d'incompréhensible !
A chaque séance, elle me racontait qu'elle avait trouvé tel nouveau produit miracle, de l'huile de pépin d'abricot, des graines de ceci ou de cela, dont parlait untel ou untel, en disant qu'ils étaient susceptibles de guérir le cancer, ou qu'elle avait pris rendez-vous avec tel ou tel thérapeute qui semblait s'y connaitre ou qui avait écrit un livre.
Bien que je lui expliquais que la maladie prenait sa source dans les émotions, au niveau de son conscient et surtout au niveau de son inconscient, et que c'était là que le travail devait se faire et qu'elle semblait d'accord, elle ne pouvait pas s'empêcher de penser qu'il existait sans doute quelque part un produit miracle dont l'absorpsion la guérirait sans nul doute. Le problème était qu'elle n'avait pas encore mis vraiment la main dessus. Elle prenait successivement de chaque potion et ne constatait aucun résultat tangible.

D'après ce que décrivait Maria quand à la forme de son sein qui s'était complètement enkysté et rétracté, il me semblait qu'elle était entrée dans un processus de guérison ou même que celle-ci était déjà là. Mme Sixt me le confirma. J'affirmais à Maria qu'elle était en bonne voie, qu'elle allait vers la guérison, ou qu'elle était même déjà guérie, mais elle ne me crut pas. Elle me disait :"Mais la boule est toujours là !" Elle ne comprenait pas que cette boule enkystée avait fini de se développer et qu'elle était inoffensive à présent.

Elle se rendait régulièrement à l'hôpital où les médecins l'encourageaient à faire de la chimiothérapie, ce qu'elle avait toujours refusé jusque là avec la dernière énergie. Mais justement, après avoir tant attendu et alors qu'il semblait qu'elle était guérie, elle finit par être convaincue qu'elle devait commencer la chimio, ce qu'elle fit.
Elle me demanda mon opinion. Je lui confirmais que si elle sentait que cela pouvait améliorer son état et la rapprocher de la guérison, elle avait raison de le faire. Mais elle me dit que non, c'était le contraire. Elle pensait qu'on avait commencé à lui injecter un poison violent, elle avait donc un ressenti très négatif alors qu'elle commençais son traitement.
De plus la médecin responsable du service lui parla très durement, lui demandant pourquoi elle n'avait pas commencé avant, en lui disant que sa maladie était déjà très avancée et qu'elle n'avait pratiquement plus aucune chance de guérir à ce stade !
Ce fut de la chimio aux larmes. Maria revint effondrée. Elle s'affaiblissait de plus en plus, se nourrissant très peu. Elle était d'une maigreur effrayante. La peur la dévorait. Mes encouragements lui semblaient vains. Je ne faisais pas le poids par rapport au médecin qui lui avait provoqué un violent conflit de diagnostic. Je lisais dans ses yeux qu'elle se conformait au pronostic négatif du médecin.
Elle espaça ses visites chez moi, continuant à rechercher LA potion magique et finalement mit la main sur un médecin qui était réputé soigner les cancéreux en leur injectant un produit, dont Maria ignorait la composition exacte. Je lui posais des questions mais elle ne sut que me

dire qu'elle était contente des soins de ce médecin et que le produit qu'il lui injectait lui "donnait des forces", ce qui était très vague.
J'avais imaginé que j'étais capable de l'aider à comprendre que sa maladie était un processus biologique naturel et qu'il fallait qu'elle quitte sa peur pour croire à la guérison, mais je m'étais trompée. Elle n'était pas prête à cela. Il aurait fallu croire à fond à la guérison et ce n'était pas le cas. J'avais imaginé que si elle suivait un traitement intelligent se renforçant à chaque stade et comprenant et vidant la charge émotionnelle de ses conflits, elle allait guérir.

Je me souvins alors d'un guérisseur , Chmouel Chmouéli, que j'avais consulté de nombreuses fois depuis presque quinze annnées à Jérusalem, à l'époque où je ne connaissais pas encore le décodage psychosomatique,. Descendant de plusieurs générations de médecins perses, il soignait naturellement en fonction des enseignements du grand Sage et médecin Maïmonide (12 ème siècle) qui avait laissé de nombreux traités de médecine.

Ce qui frappait lorsqu'on rentrait chez lui, c'était sa profonde sérénité. Ici pas de blouse blanche, pas de table d'auscultation : un simple bureau et une loupe. Chmouel Chmouéli faisait simplement le diagnostic en étudiant les lignes de la main du patient. De très nombreuses fois, j'avais remarqué l'exactitude de ses remarques, de son diagnostic. Même en cas de maladie grave, il n'affolait jamais le patient,le calmant au contraire, lui disant toujours qu'il allait guérir. S'il jugeait que le cas était de son ressort, il prescrivait des plantes qu'il préparait lui-même, sinon, il envoyait le patient vers la médecine traditionnelle, mais seulement en cas d'urgence. Ce que j'avais observé chez ce guérisseur, c'est que l'on sortait de chez lui en général rasséréné, rassuré, heureux. Le conflit, l'angoisse, l'affolement étaient restés chez lui, dans son cabinet, il l'avait annulé, fait disparaître comme par magie. Je sentais que cette méthode, grâce à son aspect positif, s'apparentait au décodage.

Comme je constatais que mon pronostic positif ne l'avait pas convaincue, je parlais à Maria de ce guérisseur, lui conseillant d'aller le consulter, afin d'avoir son avis. Comme elle en avait déjà vu tellement, elle pouvait bien aller lui demander un conseil aussi. J'avais une grande confiance en lui.

Elle s'y rendit et me raconta ensuite que Chmouêl lui avait dit la même chose que moi (elle ne lui avait pas parlé de moi) : Il ne voyait plus rien, son cancer du sein était guéri. ( Il était toujours sincère et n'aurait pas affirmé cela si ce n'était pas le cas). Elle me dit qu'elle n'y croyait pas et que si les médecins avaient recommandé la chimio, c'est qu'elle n'était pas du tout en guérison, mais que sa maladie s'était au contraire aggravée..." Comment peut-il me dire que je suis guérie ? me dit-elle, la boule est toujours là !"

Je n'avais rien à répondre à cela. La croyance profonde du patient fait loi.
Le destin aussi fait loi. Il y a des gens qui ne peuvent ou ne veulent pas guérir, ou en sont empêchés, alors que d'autres y parviennent.

Lors d'une de mes conférences, j'avais rencontré des personnes qui avaient guéri du cancer. L'une d'elle m'affirma qu'elle s'était elle-même guérie non pas d'un mais de deux cancers ! Etonnée, je lui demandais comment elle avait fait. Elle me répondit :"C'est très simple, je n'y ai pas prêté attention, j'ai continué à vivre sans peur, exactement comme d'habitude, sans m'affoler, sans rien faire de spécial et j'ai guéri".

Cette femme d'un certain âge , d'apparence très soignée semblait très sérieuse, équilibrée et en bonne santé. Je voulais l'interroger plus avant sur son cas, mais après que les personnes présentes finissent de me parler, elle avait disparu.

Lors de cette même conférence, je fis la connaissance d'un homme d'âge moyen atteind de leucémie , Jean. Enthousiasmé par tout ce qu'il avait entendu, il m'affirma, ainsi que son épouse, qu'il allait venir me consulter. Je sentais qu'il était possible de l'aider. Malheureusement, il fut découragé par une personne de l'assemblée, amie intime du couple , très forte personnalité, qui "ne croyait pas au décodage" et qui passa des heures à le convaincre de ne pas venir me voir. Elle même avait guéri seule d'un cancer des intestins, comme elle le raconta pendant ma conférence, m'interrompant sans cesse, en faisant appel à de nombreuses amies et connaissances qu'elle appelait chaque jour au secours et qui venaient lui "soutenir le moral". A aucun moment elle ne resta isolée avec sa maladie. C'est un procédé qui semble intéressant, à condition d'avoir autour de soi suffisamment de personnes dévouées, prêtes à fournir ce soutien. D'ailleurs, elle ne leur laissa pas le choix...

Finalement, l' épouse de Jean m'expliqua au téléphone qu'ils n'avaient pas les moyens de payer la consultation (Je leur avais proposé des honoraires très très modestes) et que finalement, elle avait une belle- soeur qui travaillait aussi dans "ce domaine" ( je n'ai jamais sû lequel) et qui allait l'aider, gratuitement. Je ne pus expliquer à cette femme que sa belle soeur ne possédait pas mes outils et de plus, au cas où, que son mari n'allait sans doute pas raconter sa vie intime à une personne de sa famille proche.
J'appris par hasard le décès de cet homme exactement un an après la conférence . Ce fut un choc pour moi. Je me souvins de l'espoir que j'avais lu dans ses yeux, de sa volonté de guérir. Mais déjà affaibli par sa maladie, il n'avait pas pû, ou pas sû imposer sa volonté. J'ignore d'ailleurs si j'aurais pu l'aider à ce stade, mais au moins, j'aurais pu lui rendre son moral ou le mettre sur le rail de l'espoir.

Pour revenir au cas de Maria, je la revis par hasard et son visage squelettique me fit peur. Elle avait toujours un air souriant et sympathique mais il me sembla qu'elle se trouvait à présent au fond du gouffre. Elle continuait sa quête incessante de la solution miracle, passant inlassablement de l'un à l'autre. A quelques temps de là, elle se rendit chez un grand Sage très connu en Israël qui lui donna des bénédictions, des encouragements et lui fit une "prescription de tâches" , elle me raconta qu'il lui avait conseillé de recevoir chez elle (elle avait un studio indépendant de son appartement) un service de location de robes de mariées, comme cela est fréquent ici. Cela me fit penser à la méthode de Milton Erickson. Elle était enthousiaste et me dit qu'elle allait le faire. Depuis ce jour, son visage changea. Elle retrouva quelques couleurs , mais ce qui me surprit, c'est que je ne l'entendis plus jamais évoquer sa maladie. Peut-être le Sage lui avait-il conseillé de ne plus en parler. Je ne lui posais pas la question.
Elle sembla aller mieux et tout ceux qui la connaissaient ressentirent un certain soulagement. Elle me dit qu'elle continuait sa chimio, et que cela n'avait rien d'évident. Quelques mois après, à la fin de l'hiver, j'appris brutalement son décès.
Sa fille me raconta qu'étant très affablie, elle avait attrapé une pneumonie, ou bien étaient-ce des métastases au poumon, (ce qu'elle avait déjà depuis un an environ), qu'elle avait été hospitalisée et qu'à l'hôpital des médecins lui avaient annoncé que son cancer s'était propagé jusque dans le cerveau !!!
Sa fille me précisa qu'elle avait une peur panique de cela, qu'elle avait toujours eu peur de cette éventualité ! Sa famille se réunit autour d'elle.

Sa fille me raconta que ce dernier choc, assené avec brutalité lui avait été fatal. Après cette annonce, elle perdit son dernier espoir, tomba bruquement dans le coma et mourut à quelques jours de là.

Maria ne s'accordait aucune douceur, elle se privait de sucre, le sucre en décodage représente la mère, sa mère qu'elle avait perdue si jeune...et qu'elle a suivie pratiquement au même âge. Son conflit était aussi : "Je te suis", je fais comme toi, calquant son destin sur celui de cette mère tant aimée qui l'a abandonnée trop tôt.
Maria est toujours présente en moi, je lui portais une grande affection. Son souvenir m'accompagne.
Elle symbolise mon échec à faire comprendre la vérité à un patient, à lui faire intégrer des données nouvelles et révolutionnaires et à l'aider comme je l'aurais voulu.

### 7/ VICTOR : LA LOI DU PLUS FORT EST TOUJOURS LA MEILLEURE

exerce la profession de juge à un très haut niveau . Je me rends à son luxueux cabinet de Tel-Aviv pour une signature formelle sur un document et en passant, en quelques mots, je lui raconte mon activité de "thérapeute -détective".
Victor sursaute et de la grande salle de conférence où il m'avait reçue très officiellement, il m'emmène alors vers son bureau, plus intime. C'est là que va commencer sa thérapie. Il m'avoue alors qu'il est gravement perturbé par un problème qui lui gâche littéralement la vie : il est devenu insomniaque depuis plusieurs années. Il ne dort, très difficilement, que quelques rares heures par nuit et passe ses journées comme un zombi, dans un état d'hébétude, alors qu'il doit résoudre dans son travail des problèmes très épineux et doit être au meilleur de sa forme. Effectivement, Victor a le visage torturé des insomniaques. Un masque douloureux.
Il a bien entendu consulté de nombreux médecins, pris nombre de médicaments, mais le problème n'est toujours pas résolu.

Victor qui affiche dans son travail un calme imperturbable est soudain survolté. A partir du moment où il entre en thérapie, il devient volubile. Il parle, parle et son discours est comme un torrent impétueux qu'on ne peut arrêter. Il commence par m'expliquer qu'il suit depuis plusieurs années une psychothérapie qui ne l'a pas vraiment aidé ! La preuve : il est toujours insomniaque !

Victor est le fils d'un survivant de l'holaucauste nazi. Son père est le seul rescapé de sa famille de Russie ! Victor porte le nom de son grand-père, le père de son père, disparu durant la guerre.
Très religieux, son père a tenté de transmettre ses valeurs à son fils unique, mais , peut-être a-t-il été malhabile, en tous cas, le message n'est pas passé. Cela au grand désespoir du père de Victor, qui n'a survécu aux camps de concentration qu'avec l'espoir de transmettre un jour non seulement son expérience, mais aussi et surtout ses valeurs. Malheureusement pour son père, Victor qui a vécu une enfance dans un milieu très orthodoxe s'est violemment rebellé à l'adolescence. Il a tout refusé en bloc : la religion, les valeurs traditionnelles, le costume...

Il s'est alors lancé dans des études de droit , qui lui ont permis d'accéder au poste prestigieux de juge. Après des rapports très conflictuels et même violents avec son père durant de longues années, les deux hommes ont finalement trouvé un statu-quo. Chacun vit dans son territoire, ils se rendent visite de temps à autre, dans la paix et le calme apparement retrouvés.

Pourtant, Victor est insomniaque, torturé. Il ne trouve aucune raison à ses insomnies. Il a un niveau de vie très élevé, un appartement splendide et luxueux, une femme et des enfants, une vie équilibrée . Apparemment, tout va bien, sauf que tout va mal.

Je lui explique qu'entre son conscient où "tout va bien" et son inconscient où il existe un grand bouleversement, il va falloir faire de l'ordre.
Il viendra de nombreuses fois en thérapie, car il a un grand besoin de parler et durant nos séances, je prendrais patience car il parle durant pratiquement tout le temps, j'ai du mal à lui faire part de mes découvertes et de mes conclusions. Pour établir le dialogue, il faut du temps. Finalement, le tableau commence à se dessiner en filigrane. A force de réflexions, je reçois de plus en plus d'informations sur son cas. Il me fait penser depuis le début à la fameuse nouvelle intitulée: "le portrait de Dorian Gray". Sur son visage et son conscient, il travaille à donner une image parfaitement équilibrée et impassible de juge, mais si l'on regarde l'autre visage, c'est une apparence torturée et terrible que l'on découvre.Entre les deux, l'insomnie infernale , comme un signe.
Finalement, je finis par lui livrer mes conclusions. En choisissant une vie laïque et en coupant la chaîne des générations et la transmission des valeurs millénaires de sa famille, Victor a pris une grande responsabilité.
Au niveau conscient, tout semble aller bien mais au niveau inconscient, il porte sur lui un poids terrible , il se sent coupable et est rongé par cette culpabilité. De plus, inconsciemment, il a opéré un "tour de passe -passe".
Il a rejeté violemment" la Loi "juive stricte , ses directives et ses interdits, pour choisir la Loi laïque, celle du droit, grâce à laquelle il a atteind le plus haut niveau : celui de juge, qui lui vaut la reconnaissance sociale et des honneurs.
Mais dans le souterrain de son inconscient, son esprit ne peut se satisfaire de ce tour qui ne trompe que lui-même. "La Loi", la Loi véritable revendique ses droits. Sa responsabilité d'avoir cassé la chaîne de la transmission de génération en génération est immense et la preuve est que depuis une décennie, il n'en dort plus la nuit !
Victor est extrêmement intelligent, comprend et admet les conclusions auxquelles je suis arrivée. Cela éveille en lui un écho, un accord émotionnel. Il a opéré une habile transmutation qui pourtant, au niveau inconscient ne le satisfait pas, ne le satisfera jamais. Il se trouve dans une situation difficile car il lui est impossible de revenir en arrière, car comme Attila, il a tout brûlé sur son passage, effaçant de sa maison toute trace de religion. Il ne désire d'ailleurs pas ce retour, mais il porte en lui une souffrance indicible qui ne lui laisse aucune paix, aucun répit.
A son sujet me vient à l'esprit un vers du célèbre poème de Victor Hugo:
" Cain et Abel " : **"l'oeil était dans la tombe et regardait Caïn"**, c'est le remord qui poursuit Caïn qui a tué son frère, jusque dans sa tombe. Et le plus extraordinaire, comme cela arrive parfois en thérapie lorsqu'on communique de cerveau à cerveau, ou que l'on possède la même culture, c'est la phrase qu'il prononcera juste à la fin de sa dernière séance de thérapie, alors que je ne l'avais pas prononçée moi-même ! Il a parfaitement compris son problème et ses insomnies se sont beaucoup améliorées depuis.....
Je l'ai rencontré plusieurs années après et il m'a affirmé que ce problème était pratiquement résolu depuis nos entretiens.

## 8/ GISELE : LA PRISONNIERE

Gisèle arrive chez moi par un beau jour d'été. Le motif de sa consultation : A cinquante cinq ans, elle n'est toujours pas mariée et se sent incapable d'envisager une quelconque relation avec un homme. Elle n'en a d'ailleurs jamais fréquenté. Sa seule famille proche sont sa mère,

très âgée, elle a dépassé les quatre -vingt dix ans et son frère, qui a deux ans de différence avec elle et qui est aussi célibataire.
Gisèle est brune, de taille moyenne, un visage mince et petit qui commence à se parcheminer. Ses épaules et le haut de son corps sont frèles, alors que le bas est beaucoup plus large. Ses vêtements sont démodés, de couleurs ternes, il flotte autour d'elle ce que je nommerais "une vieille énergie". En fait, il est difficile de lui donner un âge en la voyant. Elle a l'air d'une" vieille jeune fille", étrange.
Dès les premières minutes de conversation, j'ai une sorte de vision. Je la vois prisonnière d'un oeuf craquelé dont elle ne peut pas sortir. Je vois juste son visage apeuré qui dépasse en haut d'une ouverture. Je lui fait part de cette vision, et elle reçoit un choc : elle me dit que c'est exactement celà ! Elle se sent prisonnière d'un oeuf, en fait, elle n'arrive pas à en sortir, ni à naître.
Nous repartons ensemble dans le passé, afin de savoir comment elle en est arrivée là. Et Gisèle me livre sa triste histoire : Lorsqu'elle avait cinq ans, son père a eu un accident dans le magasin où il travaillait : il est tombé d'une haute échelle où il avait grimpé et il est mort peu après.

Elle se rappelle encore le moment précis où elle a appris l'accident : elle se trouvait avec sa mère et son frère près d'un escalier dans leur maison.
Elle est restée seule, avec sa mère et son frère.

Sa mère, une femme très dure et très critique l'a empêchée de se développer et d'avancer dans la vie. Gisèle est restée comme figée. Chaque chose qu'elle faisait était critiquée, elle ne se sentait nulle part à sa place. Son ressenti le plus profond est qu'elle n'était pas désirée. Selon son expression : "elle est née un peu trop vite " après son frère, elle n'était pas attendue. Sa naissance était une surprise, mais pas si bonne que cela.
Sa mère ne lui a manifesté aucune affection, c'est une femme froide . "Quand je veux l'embrasser, dit Gisèle, elle a un mouvement de recul ".
Alors au lieu de grandir normalement et de s'épanouir, Gisèle est restée bloquée. Depuis cinquante ans, bien que le temps ait passé, une partie d'elle continue à avoir cinq ans, l'âge qu'elle avait lorsque sa vie affective véritable s'est arrêtée à la mort de son père.
Son père, elle s'en souvient à peine : Un homme auquel elle ressemble physiquement.
Elle a des mimiques de petite fille dans un visage déjà marqué par l'âge. Sa peau commence à se flétrir, elle est déjà "ratatinée" alors qu'elle n'a pas encore commençé à vivre. Gisèle n'a pas de "chez elle". Elle a loué une petite chambre dans l'appartement d'une dame âgée, dans laquelle elle a entassé toutes ses possessions. Comme une petite fille, elle vit "chez les autres".
Elle peint des enluminures, mais elle se plaint de peindre "très lentement, trop lentement". Elle fait tout à fond, jusqu'au bout, elle fignole, jusqu'à la perfection. Elle n'est jamais satisfaite de son travail, elle se plaint d'être trop perfectionniste. Mais elle continue où qu'elle se trouve à être suivie par l'oeil maternel critique qu'elle a intégré en elle : "Pourrait toujours mieux faire !", telle est sa devise.
Elle a peint un très beau portrait où elle s'est représentée au premier plan, avec son père derrière elle, auquel elle ressemble et qui semble la protéger. C'est le symbole de toute sa vie. Elle dit " **comme je n'ai pas eu de père, je n'ai pas de mari"**. C'est pour elle une sorte de conséquence, la constatation d'une fatalité.C'est la croyance avec laquelle elle vit.

## 9/ AMALIA : UNE FAIM DEVORANTE

Amalia est une jeune femme qui a tout juste dépassé la quarantaine, comme elle me l'explique au téléphone. Elle vient pour un problème concernant sa fille, mais lorsqu'elle pénètre dans mon bureau, je la regarde avec surprise.

En effet, Amalia est obèse. De taille moyenne, elle a un embonpoint vraiment impressionnant ! Pourtant, son visage est très beau et elle est habillée avec recherche. Je garde ma surprise pour moi et nous évoquons les problèmes de sa fille. Je lui pose quelques questions concernant sa famille. Originaire d'Europe centrale, Amalia me raconte que sa famille paternelle a été entièrement décimée par les nazis durant la guerre. Son père est le seul survivant. D'ailleurs, elle me précise qu'elle -même porte le prénom de sa grand-mère, la mère de son père. Symboliquement, elle est donc la "mère de son père". Je lui demande si son père a souffert pendant la guerre et surtout s'il a eu faim. C'est une question qui me semble évidente lorsque je regarde Amalia.
Et là, c'est un cri du coeur qui lui échappe : "S'il a eu faim ? Mais il mourrait littéralement de faim, au point qu'il s'est trouvé contraint de manger la paille de sa paillasse dans le camp de concentration !! "
L'embonpoint extraordinaire d'Amalia est donc une "réparation". Elle mange sans doute pour elle, pour son père et peut-être pour tous ceux qui sont morts de faim pendant la guerre. De plus, elle assume une sorte de rôle maternel et familial transgénérationnel. Son père est restée seul survivant de toute sa famille et elle semble être au moins deux personnes à la fois !! Elle "remplit le vide " de sa famille décimée.Nous n'évoquons pas son embonpoint durant cette séance. Mais lors de notre seconde rencontre, nous glissons légèrement sur ce sujet et là elle m'affirme avec force qu'elle "n'a pas les moyens de s'occuper d'elle" et que seul le problème de sa fille est important. Nous en resterons donc là avec Amalia...

### 10/ Monsieur Horace

La première fois que je parle au téléphone avec monsieur Horace, je sens la distinction extrême et les bonnes manières qui transparaissent à travers sa manière de s'exprimer. Mais je ressens aussi son grand coeur et son extrême gentillesse. Monsieur Horace, bien qu'ayant dépassé les soixante quinze ans, est d'un naturel enjoué et agréable. Il a une conversation légère et agréable, bien que le sujet qu'il évoque soit très douloureux: Il me raconte la triste histoire de son petit-fils de seize ans qui a eu une bouffée délirante et qui a été interné dans un hôpital psychiatrique. Il me demande si je pense pouvoir faire quelque chose pour lui. Il a lu en effet un long article dans un journal où j'expliquais ce qu'était le décodage psychosomatique.
Je lui dis que dans ce cas précis, qu'il faudrait travailler à une sorte de thérapie familiale afin de comprendre comment ce jeune homme en est arrivé là. Monsieur Horace est tout-à fait d'accord. Nous convenons de travailler au téléphone, car les différents membres de la famille sont éparpillés.

Nous commençons donc la thérapie avec Monsieur Horace qui me raconte sa triste histoire familiale : Il a rencontré une femme, Bella, dont il est tombé fou amoureux dès le premier regard et l'a épousé malgré les avis contraires de son entourage.
En effet, Bella avait, malgré son jeune âge, un passé à la fois douloureux et mystérieux. Elle avait perdu sa mère, Carmela, à sa naissance et son père s'était remarié avec la soeur de sa femme. Elle avait donc été élevée par sa tante.
Elle avait été envoyée à l'étranger et mariée très jeune, contre son gré, avec un homme qui l'avait quitté après un mois de mariage ! La -bas, elle avait dû subir des électrochocs. Le problème, c'est que Monsieur Horace, avec son tact, sa discrétion et sa douceur, me dit qu'il n'a jamais posé de questions à son épouse concernant son passé ! Il ne sait absolument rien !!

Il n'a fait que tenter de deviner. Y a-t-il eu viol ? Séduction? Une histoire d'amour cachée ? La très jolie Bella a vécu des évènements difficiles, a eu sans doute un choc dont elle n'a jamais parlé.
De plus, Monsieur Horace me dit que Bella était "subjuguée par son oncle". A -t-elle été séduite par cet oncle ? Ses parents l'ont-ils mariée contre son gré pour" étouffer l'affaire" ? On se perd en suppositions, mais comme le répète Monsieur Horace : "Je ne sais rien". Toujours est-il que selon lui "ce silence absolu a étouffé Bella".
Depuis le début, Monsieur Horace a remarqué chez sa femme des troubles du comportements : De violentes colères déclenchées pour un rien, des crises répétées, elle l'a même frappé, lui arrachant sa chemise, lui cassant ses lunettes ! Bref, Bella lui fera mener une vie infernale. Elle agit mystérieusement et a des réactions bizarres.
Finalement, elle sombre dans la psychose, a des crises de délire et se retrouve sous médicaments.
Elle devient boulimique, commence a grossir de plus en plus et c'est ainsi que la superbe Bella filiforme que Monsieur Horace avait épousé, se transforme peu à peu en mastodonte , un monstre fou de 150 kilos !!! Elle n'a plus sa tête à elle, insulte tout le monde , mais Monsieur Horace ne se résout pas à l'interner. Elle reste à la maison et Monsieur Horace, une grande âme, la soigne avec dévouement, malgré sa folie.
Bella finit par décéder vers l'âge de 60 ans, non sans avoir traumatisé toute sa famille. Malheureusement, l'histoire ne s'arrête pas là.
Monsieur Horace et Bella ont eu trois enfants, un garçon et deux filles .
La fille aînée, Hortense, semble avoir hérité des troubles de sa mère. Elle se marie, met deux garçons au monde, mais ses troubles deviennent de plus en plus graves. Six mois après la naissance de son second bébé, elle sombre à son tour dans le délire. Elle est hospitalisée durant deux jours, mais dès qu'elle semble aller mieux, Elie, son mari signe une décharge et la fait libérer. C'est alors qu'elle a une rechute et se jette par la fenêtre, dans un état second, devant les yeux de son mari qui tente de la retenir, mais sans succès ! C'est ainsi qu'Hortense disparaît, à peine âgée de 28 ans, laissant deux orphelins.

Au bout de trois ans, Elie rencontre une jeune femme , Marianne et l'épouse. Elle prend en charge les deux enfants, Paul et Daniel et les élève comme une mère, sauf qu'elle n'est pas leur mère. Elle donne naissance à son tour à quatre enfants.
C'est avec Marianne que je travaille après avoir entendu Monsieur Horace. Elle est donc la mère adoptive des deux enfants, dont le second, Daniel, à présent âgé de 16 ans, vient de faire une bouffée délirante a été hospitalisé et diagnostiqué psychotique. En l'interrogeant sur les dates, j'apprends que la mère de Daniel est décédée le 15 Juin et que sa crise de délire a comme par hasard débuté aussi le 15 Juin!
De plus, comme sa mère, il est aussi monté sur la fenêtre, il se prenait pour un oiseau ! Comme dit Marianne :"il y a deux personnes en lui" : lui et sa mère. C'est comme s'il avait intégré en lui la personnalité de sa mère auquel il s'identifie, à moins que cela soit la grand-mère, car à cause des médicaments, Daniel est devenu obsédé par la nourriture et a pris vingt kilos. D'un enfant normal , il est soudain devenu obèse, tellement gros qu'il en est devenu repoussant. Exactement comme sa grand-mère !
J' explique à Marianne que la psychose, selon le décodage biologique, se déclenche à la suite de deux chocs violents, concomitants que le cerveau n'arrive plus à gérer. Elle me raconte alors que Daniel, à cause de sa lenteur et de son travail insuffisant a été jeté de l'école, alors qu'au même moment son frère aîné,Paul, très brillant a été reçu à l'Université. La famille a fêté l'évènement et Daniel a dit : "Je suis zéro, je suis un raté". La même semaine, la guerre du Liban était déclarée. Cela lui a fait un choc : "Il courait complètement

affolé dans toute la maison", dit Marianne. C'est à partir de ce moment là qu'il a commençé à avoir un comportement complètement illogique. Il était sur une autre planète".

J'apprend aussi que Daniel a pris de la Rétaline , suite à une réunion à l'école, où les professeurs ayant jugé qu'il "n'était pas au niveau" ont fait du chantage aux parents : " Soit Daniel prend de la Rétaline, soit il est renvoyé de l'école".
Les parents ont cédé et Daniel, pensant que la Rétaline allait le rendre plus capable à l'école, a pris en cachette une double dose pendant un mois !!!
On ne voit pas le rapport entre le fait que Daniel avait du mal à suivre le niveau de la classe et la prise de Rétaline, des amphétamines, que l'on prescrit en général, à contre-sens d'ailleurs, aux enfants soi-disant
" hyperactifs" pour les" calmer". La Rétaline est en effet aujourd'hui une sorte de panaçée que l'on donne à tous propos aux enfants, quels que soient les troubles qu'ils présentent, convertissant en drogués toute une génération d'enfants ! Toujours est-il que la prise d'amphétamines a vraiment agi , selon Marianne comme une sorte de "détonateur, induisant la psychose de Daniel." A la suite de ces prises de Rétaline, il est devenu très agressif et a déclenché une insomnie grave. Il tournait toute la journée en rond dans la maison, les nerfs à fleur de peau, car il ne voulait plus sortir.
Le pire, c'est que Daniel a pris de la Rétaline, comme cela a été imposé par l'école et qu'il a quand même été renvoyé !

Ce qui frappe chez Marianne, c'est son dévouement exceptionnel. Elle a "tout pris sur elle", selon son expression, elle s'est chargée de famille et a élevé les deux enfants de son mari comme les siens. Je m'étonne un peu que Marianne, qui était une jeune fille de vingt-quatre ans lors de son mariage, ait recueilli avec dévouement les deux enfants de son mari. Elle me raconte alors que sa grand-mère maternelle a perdu 7 enfants en bas âge ! Son dévouement est donc aussi une sorte de "réparation" transgénérationnelle. Sa grand-mère a perdu sept enfants et Marianne en a , si l'on peut dire, "récupéré " deux.
Daniel, elle le ressent véritablement comme son fils: "Je l'ai en moi ce gosse", , il est en moi, dans mes entrailles "dit-elle.

Quand à Elie, le père de Daniel, c'est un personnage assez étrange. Lorsque je l'interroge sur "l'accident" de sa femme", il reste très froid, comme émotionnellement absent, il évoque "le cas" qui s'est produit. Ce mot "cas" est stupéfiant dans la bouche d'un homme qui a vu sa femme se jeter par la fenêtre , qui a tenté de la retenir et qui n'a pas réussi ! Peut-être est-il toujours sous le choc et est-il lui aussi resté figé à ce moment. En tous cas, c'est le cas de le dire, quand je tente de l'interroger sur l'histoire de sa femme disparue et de son fils, il me parle exclusivement de lui même, de ses aspirations et de ses sentations, faisant l'impasse complète sur le sujet qui nous préoccupe : le fait que son fils soit devenu psychotique !
De plus, comme me l'explique Marianne, son épouse, Elie ne semble pas être présent. Il s'est réfugié une fois pour toutes dans son monde fermé. Quand je lui dis qu'il est dans sa bulle, elle approuve avec enthousiasme, :"oui, c'est exactement cela !" dit-elle.

## 11/ MURIEL : REPARATION TRANSGENERATIONNELLE

Muriel a 58 ans, elle est paraplégique, clouée sur un fauteuil roulant depuis 28 ans, à la suite d'un accident de voiture. Partie en vacances avec un couple d'amis, ils roulaient sur une route de montagne quand la voiture a dérapé. Tout le monde s'en est sorti légèrement blessé, mais Muriel , qui était assise à l'avant, à la place que l'on nomme généralement la "place du mort" a eu un traumatisme à la colonne vertébrale et sa moêlle épinière a été irrémédiablement atteinte. Après une rééducation longue et pénible, elle a récupéré certaines fonctions, mais elle est paralysée à partir de la ceinture. Elle n'a aucune sensation dans le bas de son corps. Après une très grave dépression, elle a fini par acepter son état. Pourtant, sa vie est brisée. Très rapidement , après un interrogatoire général, nous nous orientons vers une recherche transgénérationnelle.
Et c'est ainsi que nous arrivons à une terrible histoire, un drame qui a marqué Muriel et sa famille d'une façon indélébile. Les deux tantes de Muriel, soeurs de sa mère, ont été déportées dans un camp de concentration pendant la guerrre, mais comme c'étaient des jeunes filles d'une très grande beauté, elles ont été enfermées dans une "maison close" du camp où elles ont été obligées de se prostituer. Ces jeunes filles juives de bonne famille ont été réduites à supporter la bestialité des gradés nazis.
Ce drame est au centre de la vie de Muriel. Il lui a été raconté depuis sa jeunesse et sa mère ainsi que toute la famille en est restée choquée. Que s'est-il passé dans l'inconscient de Muriel ? Quelle meilleure solution pour son cerveau que de sortir d'un accident avec le bas du corps entièrement paralysé et insensible, afin de soustraire ses tantes à leur terrible souffrance physique et à leur dégradation morale ? C'est peut-être la seule solution imaginée par son cerveau pour "réparer " symboliquement le traumatisme irréversible subi par ses tantes et par sa famille. N'est-ce pas la un cas de "fidélité familiale inconsciente " ? Car ce drame a souillé toute la famille et alors , comment l'effacer sinon en effaçant à tout jamais tout ressenti dans la moitié inférieure de son corps et en "annulant " , en niant , en paralysant le lieu de la sexualité ? L'un des principes fondamentaux du décodage biologique est le suivant : "Quand je ne peux pas agir sur l'autre, j'agis sur moi !" C'est le seul et ultime moyen imaginé par l'inconscient de Muriel pour réparer le traumatisme familial !

### 12/ ANNA ou l'EXPLOSION :

Anna, , lors de notre première séance a l'air tout -à-fait normale. Cette jeune femme agréable d'une quarantaine d'années parle de tout et de rien, passant sans cesse d'un sujet à l'autre, son histoire semble décousue. Anna n'est pas mariée, elle n'a pas pû fonder de foyer. Elle est instable, inquiète pour son avenir, déstabilisée. Elle a du mal à faire des choix dans sa vie. Elle voudrait trouver un "travail stable", se sentir "encadrée". Presque par hasard, je lui demande si elle prend des médicaments et elle m'explique qu'elle a pris un anti-psychotique , non pas pour du délire, mais pour de "fortes angoisses". Je ne ressens rien d'anormal dans son comportement, elle semble détendue, elle sourit..

Finalement, elle me raconte l'histoire de sa vie : Un père représentant de commerce toujours absent, une mère très dynamique qui s'ennuyait.
Un beau jour, alors qu' Anna avait treize ans, ses parents invitent un couple d'amis et là, avec une brutalité stupéfiante, la mère d'Anna a le coup de foudre pour l'ami de son mari ! Coup de foudre partagé, puisque bientôt tous deux divorcent pour se remarier ensemble ! Je comprend qu'elle a ressenti un grand choc à cette période, ce choc semble à l'origine de son manque de stabilité.
La première séance s'achève et Anna repart contente .
Quelques jours après, elle m'appelle sur mon portable. Elle m'explique affolée qu'elle ne sait pas où dormir,( elle est en vacances, de passage dans la ville), elle me dit qu'elle a besoin d'être "rassurée ", qu'elle a des "émotions" , je la sens complètement décontenançée. Je tente

de la calmer, mais elle fond en larmes et se met à hurler avec violence que "je ne l'aide pas, je ne la comprend pas.." puis elle raccroche.
Quelques minutes plus tard, elle rappelle, avec une voix très calme, elle s'excuse, me dit qu'elle était "émotionnée", mais qu'elle va mieux et continue à converser comme si de rien n'était.
Le même scénario se reproduit plusieurs fois. Un moment plus tard, elle me rappelle en pleurant , me dit qu'elle est "égarée", en pleine ville, qu'elle a échoué dans un bureau, qu'elle ne sait plus où aller, que faire...
Durant les deux semaines de son séjour, le même manège continue. Elle revient pour une séance durant laquelle elle s'avoue "désorientée". Elle voudrait trouver du travail, et surtout un "cadre" pour se sécuriser. Il lui faudrait un "encadrement". Finalement, elle s'inscrit pour un stage de chant d'une semaine à l'université, et là elle se dit enfin contente car elle est "encadrée". Anna adore le chant. Comme elle n'a pas pû vraiment exprimer ce qui s'est passé quand sa famille a explosé, elle passe son temps à le chanter. Elle est comme un rossignol. Elle chante et seuls les oiseaux la comprennent vraiment , c'est "la langue des oiseaux.;"

En un mot, depuis ce fâcheux" incident " durant lequel sa mère a littéralement "explosé" son couple, Anna a perdu tous ses repères ( lorsqu'on prononce la phrase : "J'ai perdu tous mes repères ", il faut entendre en fait : "j'ai perdu tout :" mère et père "). Durant tout son séjour, elle continuera à m'appeler au téléphone à tous moment pour m'avouer qu'elle ne sait pas où aller. Doit-elle prendre un bus, se rendre dans telle ou telle ville ? Ou bien doit-elle aller dans tel bureau pour trouver du travail ? Elle ne cesse de demander conseil. Finalement, elle reprendra l'avion pour rentrer chez elle.

## 13/ SABINE ET BEBE

Sabine vient consulter pour tenter de résoudre un problème qui la préoccupe. Dans ses bras elle tient un bébé, une adorable petite fille de 2 mois. Elle se plaint du fait que sa petite fille a le canal lacrymal bouché et qu'elle pleure depuis sa naissance, des larmes , mais aussi du pus... Elle a déjà vu trois médecins qui n'ont pas donné de traitement, étant donné l'âge du bébé.
Je fais le rapport immédiat entre le problème de la maman et les larmes du bébé, et je lui explique pourquoi son bébé pleure. Sabine est choquée et surprise par mon interprétation et le bébé aussi a bien entendu.
La même après-midi, Sabine m'appelle : "Vous savez, c'est incroyable, mais depuis que je suis sortie de chez vous, mon bébé a arrêté de pleurer ! C'est la première fois que cela arrive depuis qu'elle est née ! "
Je lui demande de me donner de ses nouvelles, mais D' merci, la guérison est complète. Un mois après, l'oeil du bébé est toujours guéri. Sabine crie au miracle. Elle ne comprend pas comment cette guérison est intervenue. En fait, c'est très simple : Ce bébé qui ne pouvait pas parler a exprimé son chagrin et sa détresse grâce à son corps : en pleurant. En formulant à voix haute ce que le bébé ne pouvait dire, cela a tout simplement désamorcé le symptôme. Bébé savait que sa maman avait compris ce qu'elle voulait exprimer, elle n'avait plus besoin de pleurer !

## 14/ DJAMILLA : UNE THERAPIE DE COUPLE ECLAIR

Djamilla téléphone de Paris, en fureur. C'est une amie qui l'a adressée chez moi. Entre elle et son mari, rien ne va plus . Elle trouve son mari "faible et immature" , "elle ne peut pas compter sur lui" !
Elle est très déprimée et surexitée. Entre eux, ce ne sont que disputes et prises de bec. Elle veut l'obliger à "prendre ses responsabilités", mais il ne peut pas, il se "repose toujours sur elle" et, bien que forte, elle se sent "à bout"..
Elle crie, elle pleure au téléphone, elle n'arrive plus à se dominer.Elle est fatiguée de " tout porter sur ses épaules", donc elle veut divorcer.Ils ont déjà consulté de nombreux thérapeutes de couple et aussi des Rabanim. Mais rien n'a aidé.
Je lui pose des questions sur son passé et en réponse, elle me raconte longuement sa vie et m'explique, entre autres, détail noyé dans un flot de paroles, que sa belle -mère portait le même prénom qu'elle, un prénom original : Djamilla. Or cette femme est décédée lorsque son fils était encore très jeune : il n'avait que 8 ans. Ce détail fait tilt dans ma tête et je comprends aussitôt le fin mot de l'histoire.
Lorsque le flot de ses paroles s'est enfin tari, j'explique à Djamilla ce qui se joue dans son couple : Inconciemment, en l'épousant, son mari a recherché sa mère morte trop tôt (Car elle porte le même prénom qu'elle).
Quelquepart, en un lieu obscur de son cerveau il la considère comme sa mère. Il a donc avec elle, la plupart du temps des relations de mère à enfant. Cela explique pourquoi elle ressent toujours ce phénomène comme une constante. D'après elle, son mari "n'assume pas", il est "immature", il ne "fait pas le poids"," il se comporte comme un enfant", elle "doit tout assumer" , "il est irresponsable" etc.
Dès que je lui explique ce qui se passe réellement entre elle et lui, que cet orphelin de 8 ans qui se trouve quelquepart à l'intérieur de son mari a besoin d'elle, car il a été trop tôt privé de sa mère, sa fureur se métamorphose comme par enchantement en compréhension, en pitié et surtout en amour. Soudain, c'est le silence total.J'entend presque les rouages de son cerveau qui tournent à toute vitesse pour assimiler cette information stupéfiante et nouvelle pour elle.La fureur et la violence de Djamilla se sont apaisées d'un coup. Enfin elle comprend l'enjeu qui se joue dans son couple. Elle porte une grande responsabilité. Elle doit être à la fois une mère et une épouse pour son mari. c'est ce que je lui explique. Sa fibre maternelle a tressailli, et tout s'est instantanément remis en place, comme par miracle. En une seconde, son amour est revenu , elle comprend qu'elle doit assumer deux rôles avec lui, et quelle est sa vraie place auprès de lui.
Après cette prise de conscience, leur réconciliation est totale , le dialogue a repris entre eux tout comme au début de leur mariage. Le spectre du divorce a disparu...

## 15/ GRETA : LE DEVOUEMENT

Gréta arrive pour un symptôme atypique : Elle est remplie de "courbatures", elle se sent presque immobilisée, chaque geste lui demande un effort. Cela dure depuis deux mois. Elle a fait des examens médicaux qui n'ont rien donné...
" C'est incompréhensible" dit-elle. Je me sens comme grippée, comme si tous mes muscles étaient contractés, j'ai un mal fou à bouger, je ne rêve que de rester au lit sans rien faire. Je n'ai plus d'énergie. Tout mon corps est douloureux, endolori."
Que s'est-il passé avant que ces symptômes apparaissent ? "Rien de spécial" dit Gréta. "Avez-vous eu un autre trouble, un choc ? " "Non, je ne me rappelle de rien."
Que c'est -il passé dans votre famille ? Soudain Gréta dit avec un grand sourire : "En fait, c'est mon mari qui a été malade. Ca a duré trois mois, il a dû être hospitalisé. "
"Et vous vous êtes fait beaucoup de soucis pour lui ? " "Oui, c'était très dur, j'avais tout sur le dos, mes enfants, mon mari malade, la maison..."

“Et vous avez fait beaucoup d’efforts à ce moment là ?” “Je n’ai pas arrêté, je faisais des journées de 18 heures, je visitais mon mari à l’hôpital, je me suis occupée de tout, de ses papiers et du reste..” “
“Et quand il a été mieux ?” Je me suis sentie soulagée.”
“Et ensuite ?”” Rien de spécial”.
“Votre mari a dû vous remercier pour tout votre travail et votre dévouement !“A ce moment-là, Greta rougit soudain. Elle a l’air très confuse.Elle met son visage dans ses mains et se met à pleurer. J’ai touché là un point très douloureux.
Au bout de quelques minutes, elle se calme et me répond : “En fait quelques jours après, il m’a dit quelque chose...et elle recommence à sangloter. ...”Il m’a dit que j’étais trop possessive, que je ne le laissais pas respirer, que je le
” retenais prisonnier “ grâce à mes attentions et mes petits soins permanents, il m’a dit qu’il étouffait et qu’ à cause de moi, il n’avait aucune liberté” !
Alors que je me suis dévouée pour lui durant trois mois jusqu’à l’épuisement !”
“Qu’avez-vous ressenti quand il vous a dit cela ? “
“ J’étais interloquée, je m’attendais à tout, mais pas à cela ! Ca m’a fait un choc épouvantable ! Je ne pouvais plus bouger, **j’étais comme pétrifiée.** Je n’ai même pas répondu. J’ai eu l’impression d’avoir reçu un pavé sur la tête, d’être assommée, vidée de mon énergie. “Quand vos symptômes ont-il commencé? “ “Deux ou trois jours après “ dit Greta.Greta a compris le sens de son symptôme. Il a disparu quelques jours après grâce à cette prise de conscience ...”

## 16/ NISSIM : PARTI EN FUMEE

Nissim est un homme d’une cinquantaine d’années, un très grand fumeur depuis son plus jeune âge. Il fume plusieurs paquets par jour et enchaîne les cigarettes l’une après l’autre. De temps à autres, il a tenté d’arrêter de fumer, mais il a recommençé peu de temps après. Est-il possible de faire quelque chose pour l’aider à arrêter de fumer ?
Je lui pose quelques questions concernant sa famille.
Ses parents, un veuf et une veuve dont les conjoints ont été déportés et emportés par la tourmente. Rescapés de la Choa, son père et sa mère se sont mariés après la guerre.
Il précise même avec un certain cynisme : “Si six millions de Juifs sont morts à cause d'Hitler, moi je dois ma naissance à Hitler !”
Il est donc né sur une “zone de faille” et sur son berceau, en plus de ses parents, se sont penchés deux fantômes : Celui du premier mari de sa mère et celui de la première femme de son père, tous deux assassinés par les nazis. En tous cas, le deuil de ces deux personnes a dû être difficile à faire, s’il a jamais été fait. Nissim est donc né pour “réparer”, pour panser les plaies de ces rescapés. Il symbolise la renaissance de la vie après la mort.
Je lui demande s’il a un second prénom et il me dit qu’il se nomme “Morénou“ : (“Notre maître” en hébreu). Je désire savoir d’où vient ce prénom. Ce prénom était celui d’un jeune frère de sa mère, une autre victime des camps de concentration.
Je lui demande s’il connait des détails de la vie de cet oncle et il me dit que non, il ne sait rien. Je lui demande s’il sait à quel âge il est mort et il me dit qu’il l’ignore. Je lui demande s’il connait les circonstances de sa mort, il ne sait rien. J’insiste lourdement pour afin de tenter d’éveiller en lui un petit éclair de mémoire, une toute petite information, mais en vain. Nous nous trouvons comme devant un mur.Pourtant, il me semble que je dois insister pour trouver une piste. Je le mitraille de questions diverses auxquelles il répond invariablement :”je ne sais pas!”. Je sens que sa tension monte et qu’il devient nerveux. Enfin je lui demande en désespoir de cause : “mais enfin, comment est-il mort ?” Et c’est alors qu’il a cette réponse époustouflante qui lui échappe malgré lui : ” *Il est parti en fumée!* “

Suit un grand silence. Nissim reste interloqué et moi aussi. Il est comme sonné. Il reste silencieux pendant une longue minute.Il est stupéfait par ce cri échappé directement de son inconscient. Je lui demande s'il a entendu ce qu'il a dit et il me dit que oui. Je lui demande ce qu'il a resssenti en prononçant cette phrase. Il me répond qu'il a ressenti une étrange sensation, qu'il s'est senti bizarre en la prononçant.

Je comprend alors le sens du comportement de Nissim : Il mime sans le vouloir, sans le savoir même, les circonstances du drame de celui dont il porte le prénom et auquel il est relié, ce Morénou qui est "parti en fumée". Fumer est pour lui une manière inconsciente de témoigner en permanence.
C'est ce que je lui explique. Il semble impressionné mais ne peut s'empêcher de lancer en sortant : "Ce n'est tout de même pas pour cela que je vais arrêter de fumer !" Cerise sur le gâteau, son prénom résume l'histoire tragique de ses parents : (nos conjoinst sont) "Morts et nous ?"

**17/ ALICE : ANGOISSE GYNECOLOGIQUE**

Alice arrive en coup de vent. Elle est délicieuse, jolie, dynamique et dégage une énergie magnifique. Elle a presque quarante ans et s'est mariée il y a juste quelques années. Elle vient d'accoucher et était déjà venue une fois avant l'accouchement . Motif : appréhension de l'intimité avec son mari, angoisse des examens gynécologiques, peur de l'accouchement. Cette partie de son corps elle la ressent comme inquiétante, douloureuse, défendue, fermée...
Alice a déjà suivi de nombreux traitement visant à calmer son appréhension; à se réconcilier avec ce lieu hyper sensible. Mais la peur est toujours présente. Elle ne comprend pas pourquoi elle ressent ce malaise perpétuel.

Avant l'accouchement, elle disait :"*Je ne comprends pas comment la tête d'un bébé qui est grosse peut passer par cet orifice qui est petit, même s'il s'élargit.* "
Et finalement d'ailleurs, cette tête n'est pas passée, Après de nombreuses heures d'accouchement, la tête du bébé se présentait "sur le côté", de travers et il a finalement fallu lui faire une césarienne.
Elle voudrait un second bébé, mais malgré sa bravoure et ses nombreux efforts, comment sortir de cette appréhension qui la hante ?
Elle raconte :"Après mon accouchement, ma mère est venue me rendre visite, elle m'a raconté que son propre accouchement a été un véritable cauchemar. En naissant, je l'ai complètement déchirée, à tel point que pendant cinq ans, il lui a été impossible de s'assoir normalement !"
Je lui fais remarquer qu'il est normal qu'elle aussi ressente donc aussi cette partie de son corps comme douloureuse, car l'expérience de sa mère a dû la traumatiser. C'est alors qu'elle s'insurge :"Mais j'ignorais tout cela, puisque ma mère ne m'en a parlé pour la première fois qu'après mon accouchement !". Je lui dit qu'il y a une transmission inconsciente des traumatismes de cerveau à cerveau, mais elle ne semble pas vraiment convaincue.
Finalement, je lui dis: "Mais en réalité, vous avez assisté à tout cela, vous avez vu et entendu tout ce qui s'est passé, vous avez vu l'horrible souffrance de votre mère, même si n'étiez qu'un nouveau-né, vous étiez présente à cet accouchement!".
Et là Alice fond en larmes, bouleversée. C'est comme si j'ai touché ici le nerf sensible de sa douleur. Elle mettra un certain temps à "digérer" cette prise de conscience et peu à peu ses symptômes s'atténueront grâce à un accompagnement thérapeutique.

**18/ MIRA : L'ETOUFFEMENT**

Mira , une femme d'une cinquante d'années, vient pour parler d'un épisode très violent de broncho-pneumonie qui a duré une quinzaine de jours. Elle "étouffait", n'arrivait plus à respirer. Sa convalescence a encore duré deux semaines... De plus, chaque année, elle "retombe dedans" et pour elle , il n'y a pas d'année sans bronchite. C'est à chaque fois l'histoire d'un mois entier.
Je lui demande si dans son entourage, il y a quelqu'un qui lui "pompe l'air" littéralement, quelqu'un qui l'étouffe, l'empêche de respirer, empiète sur son territoire...etc. Elle ne voit pas. Son mari est gentil et la laisse vivre, ses grands enfants aussi. A première vue, il n'y a personne de négatif à l'horizon.
Nous nous concentrons donc sur sa dernière maladie.
Je lui pose des questions pour savoir comment tout cela a commencé. "Rien de spécial, dit-elle, à son avis, c'est un rhume banal qui est "descendu sur les bronches". Nous recherchons ensemble si il s'est passé quelque chose avant le début de ce rhume. "Non, rien de spécial " affirme Mira.
Je lui demande si elle a une allergie : "Non, aucune allergie " dit Mira. "Bien que j'ai dit à mon mari que j'étais allergique, mais il ne m'écoute pas !"
"Allergique à quoi ? "Aux insecticides !" " Et pourquoi ?"
"Eh bien mon mari fait une véritable crise quand il voit des fourmis, il a horreur de ça et il vide la moitié d'une bombe insecticide sur notre terrasse pour les éliminer. Cela laisse une odeur épouvantable dans l'air et cela pénètre aussi dans la maison. Je suis obligée de fermer toutes les fenêtres ! Quand à moi, je suis partisante d'une méthode plus radicale : l'eau bouillante. Au moins, il n'y a pas d'odeur, et cela n'empoisonne pas l'atmosphère . C'est pourquoi j'ai affirmé à mon mari que je suis allergique aux insecticides, mais cela ne l'arrête pas pour autant, il ne m'écoute jamais!"
"Vous trouvez que l'insecticide empoisonne l'atmosphère ?"
"Ah oui alors ! crie Mira, cela m'étouffe littéralement, je ne supporte pas cette odeur !" Et tout à coup, elle reste interloquée. "Mais oui, c'est ça ! Une semaine avant ma bronchite, c'est exactement ça qui s'est passé ! J'ai encore dû supporter cet insecticide. J'ai dit à mon mari que cela m'empêchait de respirer, que j'étais allergique, mais rien n'y a fait ! Il ne m'a pas écoutée, il a encore utilisé cet horrible insecticide ! "
Et de **l'utilisation imposée** de l'insecticide qui "pompe l'air" et qui"étouffe" à la broncho-pneumonie, il n'y a qu'un pas !

## 19/ AURORE : FOYER IMPOSSIBLE

Quand Aurore pénètre dans mon cabinet, c'est comme si le soleil y pénétrait d'un seul coup. C'est l'une des plus jolies femme que j'aie jamais vue. De plus, un grand sourire illumine son visage. Grande, mince , blonde, impeccable, en un mot, adorable. Elle ressemble aux manequins qui font la une des magazines. je reste bouche bée devant sa beauté. En l'admirant, je me dis que c'est le genre de femme à qui tout doit réussir dans la vie !
Eh bien, cher lecteur, sachez qu'il n'en est rien, en fait, c'est tout le contraire !
Elle parait tout juste vingt ans mais en avoue 38 ans ! Et à son âge, Aurore n'est pas encore mariée . En fait celui qu'elle aimait vient d'en épouser une autre ! Depuis, elle ne fait que pleurer. Elle me décrit longuement son ami. Il avait dix ans de moins qu'elle, et toutes les qualités qu'elle recherche chez un homme. Alors que s'est -il passé ? En fait, elle ne sait pas vraiment. Il avait déjà rompu avec elle bien avant de se marier, mais elle ne sait pas exactement pourquoi. Il ressort de mon interrogatoire serré qu'elle "n'est pas à la hauteur". Son ami a épousé une femme "pleine de sagesse".
Aurore est pourtant médecin et elle a étudié sans cesse, passant certificat sur certificat. Elle semble intelligente, mais en elle, elle avoue "comme un vide". Elle sent que sa vie est

bloquée. Bloquée où ? Le mariage, dit Aurore, "je n'y crois plus". Tous les hommes qu'elle a rencontré et qu'elle rencontre ne lui plaisent pas.
Durant neuf séances consécutives, Aurore me décrit sa relation avec son ami, le désespoir de sa famille impatiente de la la voir mariée et le mur du mariage impossible qui se dresse devant elle.
A la dixième séance, Aurore prononce ces mots au détour d'une phrase :"Je suis la plus grande, mais je ne suis pas l'aînée". Aparemment banale, cette phrase me fait sursauter. Jusqu'ici, elle n'avait jamais évoqué ce fait.
"Comment cela ?" "Eh bien , dit Aurore, avant moi, il y avait un garçon, mais il est est mort-né. Cela se passait en Algérie, quand ma mère est arrivée à la clinique, il n'y avait pas de médecin, l'accouchement s'est très mal passé et le bébé est mort.
Ses parents semble-t-til n'ont jamais surmonté ce drame."Je lui explique alors en détail ce qui se passe lorsqu'un enfant arrive "en remplacement" après un bébé mort. En résumé, cela crée des blocages .
De plus, Aurore (dont le prénom a été changé ici) porte un prénom assez courant dont je recherche la signification et à ma grande surprise, ce prénom signifie "en bonne santé "!!! Quand je le lui dit , à la séance suivante, Aurore est surprise, elle ne savait pas, je lui demande si ses parents connaissent le sens de ce prénom , elle me dit qu'elle n'en n'a jamais entendu parler. Inconsciemment, ils sont souhaité la bonne santé pour leur second enfant, après le drame terrible qu'ils ont vécu. Elle me dit que ses parents lui ont dit que c'était le prénom d'une martyre, et c'est cette explication était accrochée au dessus de son lit durant toute son enfance ! En fait, d'une certaine façon, Aurore est vraiment une martyre car elle souffre énormément. Elle est dans l'incapacité de satisfaire ses parents qui "lui ont tout donné" et qui espèrent vainement son mariage, à tel point que son trousseau est prêt de puis longtemps.
A la fin de la séance, en conclusion, elle prononce cette phrase saisissante qui résume toute l'histoire: "En fait, si je n'arrive pas à me marier, c'est parce que j'ai peur d'accoucher !".

## 20/ VICTOR : LA VIE EST AILLEURS

Victor est chirurgien. Il arrive dans mon cabinet pour dépression. Comme il le dit lui-même : "sa vie n'est plus une vie". Il ne fonctionne plus dans sa vie ordinaire. "C'est l'angoisse totale", il est stressé, paniqué. Il se sent "paralysé par la peur".
Le seul domaine où il arrive encore à fonctionner, c'est son travail. Lorsqu'il se trouve au dessus d'un patient, en train d'opérer, là il ne pense plus à rien d'autre. Il est entièrement concentré dans la minutie et la précision de ses gestes. Pour le reste, rien ne l'intéresse plus . Il est indifférent à sa femme et à ses enfants, il traverse la vie comme un zombi.
Je l'interroge sur ses prénoms et il me dit : Victor,(Vie-ctor) I'hya (il vivra), mais habituellement, on l'appelle "Haïm" (la vie, qui est d'ailleurs un pluriel : "les vies"). Quand il y a tant de programmes de vie, dans la vie de Victor, car chaque nom est un programme, il faut évidemment chercher le mort, c'est ce que je fais immédiatement.
Et là , je ne suis pas déçue : "Il y en a pas un, mais il y en a trois, dit Victor. En effet, ma grand -mère maternelle a perdu ses trois enfants lors d'une épidémie; au Maroc. Seule ma mère a survécu. Elle a toujours été couturière (c'est une "réparation ", elle devait "recoudre symboliquement la vie déchirée de sa mère", tout comme Victor "recoud les organes).
Mais la mère de Victor a très bien compris le message en lui donnant deux prénoms qui "programment la vie". Sa mère, après lui, a eu encore deux filles, et six fausses-couches ! Selon toute vraissemblance, Victor souffre de ce que Salomon Sellam nomme le "syndrôme du gisant".L'esprit de Victor n'est pas présent ici et maintenant, selon ses dires :"Il est

ailleurs" dans un no-man's land qu'il a du mal à décrire lui-même. Son esprit est "toujours préoccupé". Dailleurs, avant qu'il arrive, sa femme me prévient au téléphone "faites attention, il n'est pas lui-même". Il affirme d'ailleurs qu'il "joue un rôle" dans sa vie.
En réalité, son esprit est préoccupé par le deuil "injustifié, injustifiable" d'enfants morts qui n'a pas été fait par sa grand-mère après la perte cruelle de ses enfants et par sa mère, leur soeur. Ces deux femmes sont restées "sous le choc" et Victor n'a jamais réussi à vivre "sa vraie vie", sa vie à lui, car inconsciemment, son esprit est là-bas, bloqué, choqué. Il tente en permanence de résoudre ce conflit qui pourrait se résumer ainsi "Comment cela est-il possible( cette mort terrible et brutale d'enfants ) ?"

### 21/ IRIS : AU TRAVAIL !

Iris, une patiente d'une quarantaine d'année me dit qu'elle ressent des malaises souvent inexpliqués. En ce moment, elle est grippée en plus, ce qui n'arrange pas son état. Elle a pris froid très brutalement. Elle a le nez bouché et pleure en même temps.Elle a de la fièvre. En général, le conflit qui déclenche un rhume ou une grippe est un conflit qui remonte à quelques jours, une semaine tout au plus. Nous recherchons ensemble ce qui s'est passé. "Avez-vous eu une dispute ?" "Non aucune dispute"." Avez-vous eu une contrariété quelconque ? " "Je ne vois pas "dit Iris." "Quelque chose vous a perturbé cette semaine ?" " Un de mes enfants a été grippé, mais, bon, rien de grave."
Comme elle ne trouve pas, nous recherchons jour par jour ce qui s'est passé dans la semaine. "Mercredi, rien, mardi, rien, lundi, j'étais déjà très fatiguée, dimanche, je me sentais littéralement épuisée, (je sens que nous approchons), samedi, c'était calme, vendredi :Vendredi ! C'est ça ! Iris pouse un cri : "J'ai trouvé, ça s'est passé vendredi ! C'est mon mari !
" Ces derniers temps, je le sentais très lointain, très froid , fermé dans sa coquille et vendredi, finalement , avant de s'approcher de moi pour des relations intimes, il m'a dit :"Bon, au travail ! comme s'il s'agissait là pour lui d'une véritable corvée" !
Cela m'a profondément choquée.Je suis restée figée par cette réflexion qui m'a blessée. C'était légèrement humoristique, mais en réalité, ,je sentais qu'il révélait là le fond de sa pensée ! Depuis ce moment -là, j'ai senti une grande fatigue qui s'est amplifiée peu à peu jusqu'à devenir cet énorme rhume et ce "coup de froid". Maintenant que j'y pense dit Iris, c'était vraiment pour moi "un coup de froid". J'étais réfrigérée par sa réflexion !"
Le lendemain, Iris a appelé pour dire qu'elle allait beaucoup mieux , "comme par miracle", elle avait trouvé , identifié et résolu son conflit. Le symptôme n'avait donc plus lieu d'être !

### 22/ LEVANA : UNE VIE BANCALE

Levana (en hébreu signifie "blanche" mais c'est aussi le nom de la lune )
Levana arrive pour résoudre le problème de son fils de dix-sept ans, qu'elle voulait amener, mais je lui ai dit que pour l'instant elle devait venir seule.
Comme elle me l'explique en arrivant, le motif de la consultation est le suivant : son fils "**prend le jour pour la nuit**". Il inverse tout ! Et cela la perturbe énormément.
Il travaille très tard la nuit dans un restaurant et en rentrant, vers deux heures du matin, il reste encore une heure ou deux devant son ordinateur.
Il dort donc jusque tard le matin. Ses études en souffrent, mais c'est lui qui a choisi ce travail pour avoir de l'argent de poche.
Comme je le lui fait remarquer avec humour, le fait d'être réveillé la nuit est une façon pour lui d'être en contact avec sa mère, puisqu'elle s'appelle "lune", qui par définition ne se montre que la nuit ! Elle sourit.

Elle me raconte au fil des rencontres le fontionnement de sa famille, mais il faudra plusieurs séances pour que le problème se précise. On peut dire que chez eux, la vie est bancale. Lorsqu'elle s'est mariée, Levana et son mari étaient sur la même longueur d'onde. Mais au bout de queslques années, elle a commençé à devenir religieuse, à respecter le repos du samedi, à se couvrir la tête...et son mari n' a pas approuvé cette démarche. Au contraire. En un mot, depuis , il boude.
De plus, il est tombé gravement malade et il a fallu lui greffer un rein et un pancréas. Depuis cette intervention qui a eu lieu il y a déjà 5 ans, il dort énormément. "Il est très fatigué. Dès qu'il rentre du travail, il va se coucher.
Il est au lit en permanence, le soir et le samedi toute la journée.Il ne fait que dormir, je ne le vois pratiquement plus." dit Levana
Ils n'ont plus aucune activité en commun. Quand à elle, elle se couche assez tôt le soir et se lève au milieu de la nuit " pour faire les travaux ménagers". Elle reste donc debout quelques heures qu'elle" vole au milieu de la nuit", c'est ainsi qu'elle voit ce que fait son fils.
De plus, il faudra quatre séances de thérapie pour que Levana dise incidemment : "la mère de mon mari ne dort jamais ! Elle est réveillée tout le temps ! Elle dort parfois deux ou trois heures au milieu de la nuit, mais c'est tout. Je ne sais pas comment elle fait ! Elle reste debout presque toute la nuit, toujours sur le qui-vive !".
résumons la situation :
1)La mère s'appelle lune 2) Le fils a inversé la nuit et le jour 3 ) Le père dort tout le temps 4) Levana "vole des heures la nuit" 5) La mère du père "ne dort jamais ".
Le père est-il en train de "réparer" inconsciemment le sommeil de sa mère qui "ne dort jamais" en dormant quant-à lui "tout le temps ?"
Le fils, imite-t-il sa grand-mère en ne dormant pas la nuit, ou bien fait-il comme sa mère qui "vole des heures la nuit ?" ou imite-t-il son père "qui dort toute la journée" lorsqu'il ne travaille pas ?
Il faut avouer qu'il existe dans cette famille une véritable problématique du sommeil. Levana n'avait pas consciemment remarqué tout cela.Pour elle, ce n'étaient que des faits, par-ci, par-là. Je l'ai aidée à reconstituer le puzzle et à y voir plus clair dans cet imbroglio du sommeil. Cela montre à quel point personne ne vit ensemble ici. Ils ne font tous que se croiser . C'est la solution idéale pour une famille qui vit dans la distorsion complète au niveau des idées, et où les membres ne veulent plus se fréquenter vraiment.

### 23/ HARRY : MARIAGE IMPOSSIBLE

Harry est un homme d'une quarantaine d'années. Il vient car "il n'arrive pas à se décider à se marier". Sur ce, il me raconte la triste histoire de sa famille : son frère et sa soeur ont été atteind l'un après l'autre à l'adolescence d'une maladie très grave et très rare, dont ils ont fini par décéder tous les deux vers l'âge de vingt ans. La maison familiale était transformée en un véritable hôpital. Cela a duré de longues années durant lesquelles Harry a assisté **impuissant** à la lente descente aux enfers de son frère et de sa soeur.
Ses parents se sont dévoués au maximum, consacrant toute leur vie aux malades. Son père est aussi décédé à présent. Harry l'a soigné et assisté autant qu'il a pu. Il est une sorte de survivant, très perturbé.
D'autant plus que sa mère , encore vivante, est atteinte de la maladie d'Alzeimer, ce qui lui a permis d'oublier le cauchemar qu'elle a vécu durant de longues années. Aujourd'hui, elle a une vie assez tranquille, sans mémoire.
Autant dire qu'Harry se sent isolé, personne de sa proche famille ne peut le conseiller.
Je lui demande s'il a quelqu'un en vue, il me dit que oui, cela fait assez longtemps qu'ils se fréquentent, mais il n'arrive pas à se décider.

Cette jeune femme lui est-elle destinée ? Il aimerait bien prendre conseil auprès de sa mère, mais malheureusement, elle le reconnaît à peine....
Je lui demande alors de me parler de sa mère.
Et là, il me décrit avec émotion toutes ses qualités : sa gentillesse, son dévouement, son grand coeur, etc...Il ne tarit pas déloges sur sa chère maman, pour lequel aujourd'hui il est un étranger....Sa description dure longtemps.
Je lui demande ensuite de me décrire Daniella, ,la jeune fille qu'il a rencontrée. Et là aussi, il se met à vanter ses qualités : la beauté, la bonté, son grand coeur, son dévouement, son dynamisme...
Je souris pendant qu'il parle. Car toutes les qualités qu'il me décrit sont celles qu'il a décrites chez sa mère. Après dix minutes durant lesquelles il ne tarit pas déloges sur Daniella, il s'arrête enfin.
Je lui fait alors remarquer la similitude des deux descriptions. Et la, c'est le "grand switch" !
" Ca alors, dit-il , interloqué, je n'avais pas remarqué ! Mais alors, c'est génial, je peux me marier ! Sa décision est prise en une seconde ! "Connaissez-vous des salles de fêtes ? demande-t-il avant de partir ?
Harry s'est marié deux mois après cette consultation. Il est aujourd'hui l'heureux père d'un petit garçon.

### 24/ HARRY : "A LA RECHERCHE DU TEMPS PERDU

Environ un an après, Harry reprend rendez-vous. Il m'explique qu'il n'arrive pas à avoir son dipôme de médecin. Il a déjà raté plusieurs fois en France, il a continué en Israêl, mais il semblerait, après de très nombreuses années d'études, que le diplôme lui échappe sans cesse pour une raison ou une autre.
A quarante ans, il a honte. Il aurait voulu réussir comme ses oncles ou ses cousins qui ont une excellente situation, mais lui passe de petits boulots en petits boulots, il sent qu'il rate sa vie professionnelle. Il voudrait avoir enfin son diplôme, le prestige qui l'accompagne et un salaire décent. Il se sent comme impuissant à gravir cette montagne.

Nous explorons ensemble tous les sentiers de cette histoire. Finalement, le sens de ces échecs successifs devient clair : Dans la famille d'Harry, personne n'a " profité de la vie". Ni ses parents transformés en infirmiers, de garde jour et nuit, ni ses frères et soeurs handicapés par la maladie.
Harry est un "survivant" et quelque part dans son inconscient se passe la chose suivante : Si Harry réussit son diplôme, finie la "belle vie" qu'il mène depuis de longues années en toute liberté. Car pour l'instant, même s'il vit d'expédients, il est relativement libre. S'il devient médecin, il lui faudra trouver du travail et il deviendra l'esclave de ce travail. Donc, la solution inconsciente est de rater dans cesse ses examens !

Lorsque je lui propose cette solution, Harry éclate de rire puis sourit de toutes ses dents et m'avoue que oui, maintenant qu'il y réfléchit, il y a beaucoup de vrai là-dedans. Il est d'accord avec moi.
Officiellement, consciemment, il veut réssir comme les autres, mais inconsciemment, il pense qu'il ne doit pas s'embrigader, perdre son temps, un temps dont sa famille n'a pas profité.
D'ailleurs Harry a aussi un problème de temps , qui symbolise cela. Il est en permanence en retard à tous ces rendez-vous, car inconsiemment, il veut "prendre son temps", il ne veut pas se presser, jamais.
Car son frère et sa soeur n'ont pas eu le temps de vivre, leur temps a été raccourci., gâché, détruit.

Finalement, après cette prise de conscience, Harry décrohera finalement son diplôme, mais il reviendra quelques mois après en thérapie, car malgré sa réussite aux examens, malgré le titre de médecin si chèrement acquis, Harry n'arrive pourtant pas à trouver de travail ! Personne ne veut l'engager. Selon lui, ce médecin qui vient d'avoir son diplôme si tard, après tant d'échecs n'inspire pas vraiment confiance. Et comme il n'a pas d'expérience et ne peut pas s'établir en privé. Comme il me l'explique, en attendant, il est libre et peut aller s'occuper de sa mère autant qu'il le veut, car elle s'est tellement dévouée pour ses enfants, qu'il est normal qu'il lui donne son temps à lui...
Bref, l'histoire continue...

## 25/ DANIELLE : LA PURETE A TOUT PRIX

Danielle est une femme d'une soixantaine d'années. Ce qui frappe en elle de prime abord, c'est son extrême minceur et l'impression de propreté extrême qui se dégage d'elle. On ressent en elle une grande tension, on sent que Danielle place la barre très haut, qu'elle exige énormément aussi bien d'elle que des autres. En sa compagnie, il est facile de ne pas se sentir "à la hauteur", tant elle semble incarner la perfection.
D'une apparence impeccable, elle parle avec une certaine retenue, choisissant soigneusement ses mots et elle semble faire un effort pour sembler spontanée. Mais on la sent coinçée comme dans une sorte de cage...

Danielle m'avoue qu'elle a toujours été habitée par un sentiment étrange : un immense désir de pureté, de propreté et des aspirations à la perfection qui la dépassent, la perturbent et dont elle ignore l'origine. Sa maison est rutilante, chez elle, tout est parfait, astiqué, brillant, impeccable.
Choisissant immédiatement d'utiliser le décodage transgénérationnel, je lui demande s'il y a eu un drame dans sa famille. Après deux secondes de réflexion, Danielle me raconte qu'en effet, l'une de ses tantes est décédée dans des conditions bizarres. Elle-même ne connait pas les circonstances exactes de cette étrange histoire. Elle doit en éclaircir les détails auprès d'une tante maintenant très âgée.
Je lui demande le prénom de sa tante décédée et elle se trouble : "C'est drôle, elle se nommait Marianne Danielle, alors que moi je porte les mêmes prénoms, mais inversés : Danielle Marianne." En fait, elle m'avoue qu'elle n'a jamais fait aucun rapprochement entre elle-même et cette tante dont elle porte pourtant les prénoms. Je lui affirme qu'il existe un rapport certain entre ses problèmes et ce drame. Elle ouvre de grands yeux étonnés et effrayés.
Je lui explique alors ce qu'est un "fantôme transgénérationnel" et qu'un lien existe entre un mort décédé dans des conditions dramatiques et injustifiables et un vivant en général très sensible et intelligent. Je lui explique qu'il se forme une sorte de pont entre les deux et que le vivant effectue parfois une sorte de "réparation " par fidélité familiale inconsciente.
Danielle est alors prise d'un léger tremblement et je la sens très perturbée.
Je constate que dans sa tête, les nombreuses pièces d'un puzzle éparpillé commencent à se remettre en place. Il me semble même entendre le bruit des rouages qui tournent à toute allure.

Danielle accepte alors de se livrer un peu plus : Sa tante, selon la légende familiale, se serait suicidée, mais en fait, on n'en a jamais parlé, c'était un secret de famille. Pourant, Danielle vient d'apprendre récemment qu'en réalité, cette jeune fille était enceinte et qu'elle serait en réalité décédée des suites d'un avortement clandestin. Je lui laisse le temps de reprendre ses esprits et je déroule avec Danielle le fil de l'histoire.

Sa tante, Marianne Danielle, jeune fille de bonne famille, a souillé l'honneur familial et son image de pure jeune fille en tombant enceinte. Le drame qui a suivi a été terrible, elle a été chassée de la maison familiale. Or, Danielle, ma patiente, était "déjà en route" au moment du drame. Elle l'a donc vécu dans le ventre de sa mère. On peut imaginer les émotions terribles et le traumatisme de sa mère, cette jeune femme qui assiste impuissante à la déchéance et à la mort de sa soeur dans des conditions dramatiques, alors qu'elle même est enceinte !
Sa fille, qui nait quelques mois plus tard est évidemment nommée d'après le prénom de sa soeur disparue, mais inversé. Cela avec pour mission inconsciente de "laver la souillure familiale" afin de retouver la pureté initiale. C'est ce à quoi Danielle Marianne va aspirer toute sa vie. Elle m'avoue que dans sa famille, on la surnommait même "la bonne soeur" tant elle était prude et elle se souvient que lorsqu'elle était jeune fille, elle avait même songé un moment à rester célibataire, à cause de ce grand désir de pureté qui la dépassait. Finalement elle s'est mariée, mais elle est restée sous l'emprise du "désir de pureté."
Maintenant que Danielle a tout compris, elle se sent "soulagée", selon ses dires. Sa tension s'est beaucoup atténuée, elle est moins angoissée, elle peut reprendre le fil de ses occupations habituelles, mais en "toute conscience".

Je la rencontre de temps en temps. Après cette thérapie, Danielle est redevenue elle-même, elle me raconte qu'elle a pris dix kilos, sans rien faire, alors qu'avant elle était toujours en sous-poids, et qu'elle se sent vraiment beaucoup mieux !

## 26/ MARCELLE OU MARCEL ?

Marcelle, mais peut-être devrais-je dire Marcel, est très grande, bien charpentée, cheveux courts, d'allure très masculine. Elle a la cinquantaine.
Elle est atteinte de "vertiges de Ménière".
Elle souffre de donc vertiges, mais aussi de maux de tête, d'accouphènes, de nausées et de vomissements.
Marcelle travaillait dans un grand hôpital, elle était infirmière-chef du service.Selon ses dires : " Elle dirigeait tout ", elle était "la vitrine du service", pourtant , elle était sous-payée. "Un salaire de misère".Marcelle était la plus dévouée de l'hôpital, d'ailleurs, en tant que célibataire, elle consacrait toute sa vie à son service, à ses malades. Son travail ? "Un sacerdoce, jour et nuit, du dévouement"
Chaque année, elle demandait une augmentation, "mais rien n'y faisait." Marcelle a travaillé durant vingt-cinq ans , dans des conditions difficiles, mais elle aimait son travail. " J'ai souffert, mais je ne pouvais pas quitter, dit Marcelle, j'étais coinçée. je n'avais pas le choix, ça me démangeait de partir, mais à mon âge, aller chercher du travail ailleurs, alors que là, j'avais ma place, j'étais considérée, ce n'était pas évident !"
"Jai vécu une injustice depuis vingt-cinq ans !" Le directeur me disait :" Vous êtes la meilleure du service", j'étais perfectionniste, je savais commander, tout diriger, je suis excellente, mais je n'ai pas été reconnue à ma juste valeur ! La preuve ? Quand je demandais mon augmentation, elle était toujours refusée ! Le problème, c'est que tout cela se faisait d'une **manière** détournée "
"Comment cela ? "
Eh bien figurez-vous que chaque année, chacun se renvoyait la balle, toujours d'une manière détournée : Le directeur disait :"demandez-au comptable s'il y a des budgets", le comptable disait :"cela dépend du service administratif" , au service administratif, on me faisait remplir des formulaires et on me disait : "On vous appellera, on vous téléphonera pour vous prévenir de l'augmentation " et moi j'attendais....

C'était chaque fois la même chose, à la fin, j'étais fatiguée de demander et je laissais tomber. J'en veux à tout le monde ! Je déteste qu'on me dise "On vous appelle et on ne vous appelle pas "! Je n'en pouvais plus d'être honteusement exploitée ! Je rêvais du jour où je donnerais ma démission, toutes ces histoires m'ont mise dans un strss incroyable, alors j'ai cherché une solution pour les quitter !"
Et Marcelle a fini par trouver sa solution : elle se nomme "Vertiges de Ménière". Marcelle est en arrêt de travail depuis quatre ans.
En effet, comme elle le dit elle-même, elle attendait vainement "la bonne nouvelle" au téléphone, mais elle ne venait jamais. Or l'un des conflits des vertiges de Ménière (accouphènes) est :" le silence est insupportable" !
Elle dit "je n'en pouvais plus, je ne veux plus qu'on me parle de personne, je ne veux plus rien entendre " ( A présent, grâce aux accouphènes, elle n'entend plus rien!)

Marcelle dit : "Tout a commencé par des maux de tête","Ma tête avait du mal à se lever" ensuite elle dit au fil de la séance :"le vertige, c'est dans la tête"," il me semble que ma tête est séparée de mon corps"" "elle tourne à l'intérieur, ma tête", "ma tête ne m'appartient plus", "Toutes mes contrariétés, j'ai tout refoulé dans ma tête", "Tout ça me serre le cerveau", "j'ai la tête lourde, comme séparée du corps","Il s'en passe des choses dans ma tête" et aussi : "partir ou rester, c'était le dilemne, mon cerveau ne savait plus à qui faire plaisir ", alors "imaginez ce que ça fait dans ma tête!" "Ma tête était comprimé", mais aujourd'hui que je ne travaille plus à l'hôpital, je peux enfin sortir "la tête tranquille" !
En fait, il semble que Marcelle qui elle est très capable et très intelligente soit vraiment "une tête " d'ailleurs, elle était "à la tête du service" ! Rien d'étonnant donc que son symptôme soit "dans la tête" !

## 27/ CORINNE : LA VISITE AUX MALADES

Corinne se sent mal dans sa vie, elle est "dépassée" par les évènements. Mère de quatre enfants, elle travaille à mi-temps et me dit être débordée. Elle a toutes sortes de problèmes psychologiques et m'avoue elle-même qu'il lui est très difficile de s'occuper au jour le jour de sa famille et de ses enfants encore jeunes. C'est pour elle une corvée épuisante. Elle n'attend qu'une seule chose : que le soir arrive et qu'ils se couchent. Elle a beaucoup de mal à gérer leur quotidien.
D'ailleurs, elle vient de passer la moitié de la journée aux urgences avec sa fille de huit ans qui s'est coinçé le doigt dans la porte d'entrée métallique. La dernière phalange a été presque broyée, il a fallu l'emmener à l'hôpital et la recoudre... Nous recherchons ensemble la raison de cet "accident".
Je pose la question de savoir ce qui s'est passé la veille.La veille, c'était la fête à l'école et la petite fille s'est déguisée. Mais Corinne ne voit rien de particulier à ajouter. D'après elle, tout s'est bien passé.
Et dans la soirée ? "Rien de spécial "dit Corinne, "ma fille s'est couchée comme d'habitude". "Et elle a bien dormi ? "Oui, enfin, moi je suis rentrée très tard, elle a bien dormi la seconde partie de la nuit." "Ah, vous êtes sortie hier soir ?" "Oui dit Corinne, j'ai commençé hier mes soirées de bénévolat à l'hôpital"." Que faites-vous là- bas ?" "Je visite des malades, " dit Corinne.
"Comment, débordée comme vous l'êtes, vous vous plaignez beaucoup des corvées familiales et vous trouvez encore du temps pour visiter des malades ?" Corinne se trouble : "Oui, vous comprenez, ça me fait sortir, l'impression de faire quelque chose de différent de l'habitude".

“Ils doivent être contents d’avoir de la visite” dis-je. “Oui, enfin, j’ai demandé à visiter des enfants, c’est plus facile”. “Des enfants ?” “Oui, des enfants malades”. “Et votre fille était au courant ?” “Oui, j’ai raconté à mes enfants avant de partir que j’allais visiter des enfants malades”. “Et comme par hasard, le lendemain, votre fille a un accident , il faut l’emmener à l’hôpital, la recoudre et elle fait désormais elle aussi partie des enfants malades !

Peut-être est-ce la solution inconsciente qu’a éléboré son cerveau pour que sa mère lui prête à elle aussi enfin de l’attention !” Seul un grand silence éloquent me répond....qui me montre que j’ai touché juste....Corinne a compris. Elle va réviser ses positions et accorder peut-être plus d’attention à SES enfants....

## 28/ ANNA : LA PRISE DE TETE

Anna a été accompagnée jusque dans mon cabinet de consultation par sa fille qui est une de mes patientes et qui désire aider sa mère. Anna a souffert voilà deux ans d’un méningiome et a été opérée. Anna est une charmante femme blonde et menue d’une soixantaine d’années. Son visage est très triste.
Nous commençons par passer rapidement sa vie en revue et elle me conte d’elle-même tous les évènements difficiles qu’elle a vécus : un premier bébé mort-né en Algérie et un choc si grand qu’elle ne veut plus avoir d’enfants, puis la naissance deux ans après de sa première fille, qu’elle appellera “Valérie”. C’est son inconscient qui a parlé car “Valérie” vient du latin “Valère” qui s’ignifie “en bonne santé”, mais Anna l’ignorait. Après le bébé mort-né, il est normal qu’elle désire ce programme pour sa fille. Cette naissance est aussi difficile , Anna est sous le choc, elle tremble de froid et de peur, au bord de la crise de nerfs.
Puis trois jours après la naissance, contre l’avis d’Anna, son mari part pour la France , où sa belle-famille lui propose un travail, ils font pression sur lui et Anna est impuissante à le retenir, c’est un second traumatisme et le choc est si grand qu’Anna veut divorcer. Elle s’occupe de sa fille , mais elle est “en pleurs”. Elle se sent “abandonnée” et mettra trois mois à rejoindre son mari, encouragée par ses parents. Puis Anna vivra encore de nombreux chocs justement avec cette belle-famille omniprésente . Elle aura encore plusieurs enfants par la suite , en tout, trois filles et un garcon.

Dix ans en arrière, Anna me raconte un choc énorme qui l’a “brisée “. Au moment du mariage de l’une de ses filles, elle vit un “triple choc”: Son mari se brise le col du fémur à 50 ans, il doit subir une opération difficile, elle doit organiser le mariage de sa fille au même moment et avoir l’air “en forme” à cette occasion, alors qu’elle est “en pleurs” son fils se fait “vider “ de l’école de haut niveau qu’elle avait choisie pour lui et après le mariage, sa belle-famille l’insulte sans raison à tel point qu’elle est” en pleurs”. Ils l’ont “cassée”.
Il y a aussi il y a huit ans la naissance de sa première petite fille qui n’a pas pleuré au moment de l’accouchement, elle était bleue, et Anna a revécu quelque part le traumatisme de son bébé mort-né. Elle a eu très peur.

Je lui explique en quelques phrases que sa maladie ne s’est pas déclarée par hasard, mais est sans aucun doute le résultat d’un choc qu’elle aurait reçu plus récemment environ un ou deux ans avant son apparition.
Et là, Anna n’a aucune hésitation :” Oui, c’était deux ans avant le méningiome, **j’ai vécu le choc de ma vie** ! C’était un choc et une bataille !
Ma seconde fille Paula a rencontré un garçon qui n’avait aucun rapport avec elle et elle voulait l’épouser! Je me suis alors battue “comme une lionne”, vous comprenez, ma fille, c’est une **“bonne tête”** elle est très brillante, elle a fait des études très poussées et le garçon

n'était pas du tout à son niveau ! Moi, je ne voulais pas de lui. Il l'a demandée en mariage, elle était littéralement folle de lui, il lui a **"tourné la tête"**. Moi il me semblait que je vivais un cauchemar, **"je voulais faire exploser quelque chose"**, ça a été "une grosse bataille, **un gros morceau"**, j'**ai cru que je devenais folle**, vous comprenez, **"c'est moi la tête de la famille"**, car mon mari est trop gentil, il ne sait pas dire non, c'est moi qui dirige tout Finalement, j'ai parlé à la mère du garçon et le mariage n'a pas eu lieu, ma fille a compris qu'il n'était pas pour elle, mais j'ai eu très peur.

Lors de ces évènements, Anna a littéralement pris, comme je le lui explique "un coup sur la tête". Après tous ses efforts pour éduquer ses enfants et leur faire suivre les études les plus poussées, elle a vécu là un choc et une déception énorme.De plus, dans les tumeurs du cerveau, il y a toujours une tonalité d'écroulement. **Le coup énorme sur la tête s'est soldé par une bosse énorme, mais à l'intérieur de la tête : le méningiome**. Les méninges sont là pour protéger le cerveau, et l'un des conflits du méningiome est "**Mon cerveau est menaçé par une agression, il faut que je protège ma tête d'un coup de bâton", c'est aussi "j'ai peur pour ma tête, pour ce qu'il y a à l'intérieur", c'est aussi "j'ai peur de la folie", mais c'est aussi symboliquement :"Je protège le chef de famille, la tête de la maison".** Bref, cette véritable "prise de tête" selon l'expression triviale, s'est soldée par l'apparition de l'énorme méningiome d'Anna! Sa fille a objecté que les médecins lui ont expliqué qu'un méningiome se développe très lentement, au cours d'une dizaine d'années peut-être. Mais effectivement, à ce moment , il y a dix ans, Anna a subi son "triple choc" qui a peut-être déclenché le début du développement de la tumeur.
Anna conclue :"Aujourd'hui, c'est comme si tout tourne à l'intérieur dans ma tête, j'ai comme un bouillonnement dans la tête", tout me fait du soucis."

Sa fille me téléphone en pleurs quelques temps après cette séance pour me dire qu'après les examens, les médecins ont vu que le méningiome repousse. Cette fois, ce n'est pas opérable. Anna m'a dit à la fin de sa séance : "Figurez-vous qu'il y a trois mois, quelqu'un a appelé ma fille pour lui proposer de rencontrer le même garçon, son ex-fiancé. A ce moment, **j'ai eu peur qu'elle rechute**, qu'elle réaccepte ce garçon, ça m'a travaillé, j'ai eu peur de retomber dans le même conflit, tout d'un coup, tout est remonté à la surface, mais heureusement, elle a refusé."
Il est possible que ce nouveau choc ait réactualisé le conflit, comme Anna l'explique et ait provoqué cette "rechute", d'autant plus qu'Anna emploie elle-même le mot "rechute".... alors qu'elle ignore encore qu'elle a rechuté !

## 29/ MICHELLE: LE DRAME DE MA VIE

Michelle est une femme agréable de soixante cinq. Elle a, selon ses dires, des enfants qui ont "des problèmes divers", dont un fils "bloqué " et nous recherchons ensemble ce qui s'est passé. Je lui demande s'il y a eu un drame dans sa vie.
Michelle me raconte sans hésiter une histoire dont elle n'a jamsis parlé à personne : elle a subi un énorme traumatisme lors de son premier accouchement, il y a quarante cinq ans : "J'étais enceinte de mon premier enfant et avec mon mari, nous sommes partis en voyage, en vacances en Belgique. Bien que je n'étais pas encore au terme de ma grossesse, soudain mon accouchement s'est déclenché là-bas. Je suis entrée en clinique et j'ai accouché, mais après que le premier bébé soit sorti, une fille minuscule, on m'a annonçé à ma grande stupeur qu'il y en avait encore un autre, une seconde fille, toute petite et très fragile ! Je croyais être enceinte d'un enfant et il y en avait deux ! A l'époque, ce n'était pas comme aujourd'hui, il n'y avait pas encore d'ultra-sons ! J'étais sous le choc.J'étais seule avec mon mari, nous étions jeunes, loin de toute famille, dans un pays étranger...

Mais ce n'est pas fini ! Les deux bébés étaient minuscules et les médecins m'ont prévenue que leurs chances de survie étaient faibles. L'aînée, Eve, pesait 1kg 400 et la seconde, Bella , seulement 1kg 200. Les médecins m'ont dit que l'aînée avait 40 % de chances de survivre, alors que la seconde seulement 20 % ! C'était terrible pour moi, j'étais dans un stress immense.
Au bout de trois jours, la plus grande est morte ! J'étais effondrée. On l'a enterrée et seul mon mari y a assisté.Contrairement aux prévisions, la seconde a survécu ! Un miracle ! Mais je ne pouvais pas m'en occuper car elle était trop petite. Je suis rentrée en France avec mon mari et le bébé est resté hospitalisé durant plusieurs mois. Quant elle a été tirée d'affaire, je suis allée la chercher.
C'est une histoire dont je n'ai jamais parlé. Elle est restée en moi scellée comme dans un coffre-fort. Mon leitmotiv était : "surtout ne pas en parler". Ensuite, j'ai élevée la petite et D' merci , j'ai eu d'autres enfants après. Mais ma vie a changé à partir de là, je n'étais plus la même. J'avais eu un choc. C'était un véritable drame que je vivais au fond de moi. Et il y avait le secret. Même mes enfants n'ont jamais rien sû de cela. Depuis quarante- cinq ans, je n'en ai jamais parlé à personne ".
Je lui explique que le deuil de ce bébé n'a jamais été fait et qu'il est possible que le blocage qu'elle observe chez ses enfants à des niveaux divers , soit dû à ce traumatisme. Je lui explique qu'il va falloir en parler, en douceur, à ses enfants qui sont adultes aujourd'hui et raconter cette histoire. Cela va l'aider et aussi sans doute aider ses enfants.
C'est ce que Michelle a fait. Elle-même a ressenti un grand soulagement à révéler ce "secret de famille", elle a senti un déblocage et ses enfants, s'ils ont été assez étonnés d'entendre cette histoire, ont eux ausssi ressenti un mieux. En fait, c'est comme si une pièce manquante du puzzle familial se remettait soudain en place et rééquilibrait la famille. A la suite de cela, Michelle m'a expliqué qu'elle constatait effectivement que ses enfants "allaient mieux".
Je lui ai aussi conseillé , lors d'un voyage en Belgique, de se rendre sur la tombe de sa fille, de lui parler, de lui dire adieu et de faire ce deuil , mais finalement, après réflexion, Michelle n'a pû aller jusque là. Sans doute était-ce inutile, le fait d'en parler avait été suffisamment thérapeuthique...

## 30/ LOUIS : JE TE SUIS

Louis a une cinquantaine d'années. Il est veuf. Sa femme est décédée depuis trois ans d'un cancer. Louis est un homme d'une très grande sensibilité, et comme il adorait sa femme, il a lui aussi mis en place, inconsciemment bien sûr, un "programme cancer. " Son shéma, comme je le lui explique est **"je te suis"**. Inconsciemment et même consciemment, il désire vivre les mêmes souffrances qu'elle a vécu, par amour pour elle. Il dit lui-même : "Ma femme était tellement merveilleuse, j'ai fait cela ( la maladie) pour la mériter".
D'un naturel original, Louis, de nature, est un grand pessimiste, mais il le cache bien sous une intelligence hors du commun et un humour décapant. C'est un amuseur public. Chacun de ses mots est une boutade, un jeu de mot, une plaisanterie. C'est un grand bavard, une sorte d'artiste. Il rit de lui-même et des autres. Pour l'instant, malgré ses malaises fréquents et son opération des instestins, il vivote en équilibre. Il se maintient, tant bien que mal. Je lui demande s'il veut vivre ou mourir et il résume bien la situation :**"Cela dépend des jours, il y a des jours où je veux vivre et d'autres où je veux mourir"**. Il a ce que l'on appelle un "conflit en balance". Il occupe son temps en étudiant en lisant, il a un côté naïf et enfantin qui lui permet de se réfugier dans un monde de rêves. Il dit "Je vais crever de toutes façons" et l'instant d'après il lance une plaisanterie et rit de bon coeur. Il dit : "Depuis que je suis malade, je suis devenu bien calme, bien gentil, je distribue des bonbons aux enfants ".Son oeil brille et il rit. Il rit malgré ses dents qui sont tombées à cause des traitements et de ses

cheveux qui se sont raréfiés. Il dit "De toutes façons, c'est perdu d'avance!"Et il sourit .Jusque-là, c'est ce rire qui l'a sauvé.

## 31/ BRIGITTE : RESISTANCE PLUS REPUGNANCE

Brigitte est diabétique. Elle me raconte comment tout a commençé :" Tout a commençé pour moi durant ces journées où les habitants du Gouch Katif (petit territoire rendu aux arabes par gouvernement ) ont été explulsés de force de leurs maison et de leur vie. Durant ces jours-là , ma colère était à son comble. Je me sentais à la fois inutile, impuissante et dans une colère terrible. Malheureusement, je ne pouvais rien faire pour contrer la décision irrévocable du gouvernement, je ne pouvais rien faire pour que ces terribles évènements n'aient pas lieu".
Je lui explique alors l'une des formules- clé du décodage psychosomatique : **"Quand je vis des évènements trop difficiles à supporter et que je me sens totalement impuissante à les transformer, alors tout simplement , "j'agis sur moi", c'est-à-dire sur ma propre physiologie , sur mon corps".**
"Oui, c'est exactement cela, affirme Brigitte, figurez-vous que que pendant l'expulsion des habitants du Gouch, je me suis retrouvée à l'hôpital avec un taux de sucre à 3,50 ! Jamais je n'avais eu cela et j'ignorais même que j'étais diabétique ! Durant ces jours difficiles, Brigitte a littéralement "explosé", ou plutôt, elle a fait exploser son taux de sucre. Pourquoi ? Parce qu'elle avait ce ressenti bien précis :**"résistance plus répugnance", c'est-à dire que je fais quelque chose à contre coeur.** J'en parle à Brigitte et elle m'explique :"C'est cela, **je voulais résister de toutes mes forces**, comme les gens du Gouch qui refusaient de quitter leurs maisons et qui devaient le faire malgré leur volonté et en même temps, toute cette histoire me dégoûtait et me répugnait. Je me disais : "Comment un gouvernement digne de ce nom peut-il ainsi expulser ses habitants de leurs maisons, de leur ville, ? Comment cela est-ce possible, c'était pour moi comme une seconde Choa et en Israêl même!
Il y a encore plusieurs conflits qui mènenet au diabète: l'un d'entre eux est
**"La vie est amère**" et dans ce cas-là, le corps et surtout le cerveau ne connait qu'une seule solution, très simple et très logique pour lui d'ailleurs,une solution à son niveau : Si la vie est amère, alors je rajoute de la douceur, donc du sucre!" Et comme Brigitte sentait que la vie était vraiment très amère, car elle s'est identifiée totalement aux habitants du Gouch Katif , son taux de sucre a monté d'une manière vertigineuse.

## 32/ SIMON : UN HOMME ALERTE

Simon est un monsieur d'une soixantaine d'années, très calme, mesuré. Ses yeux bleus s'allument par moment quand il sourit. Il est enseignant. Il vient consulter car il se sent fatigué dans sa vie quotidienne. Il est las. Je lui pose quelques questions et je lui demande ce qu'il désire exactement. Il me dit :"oui, je veux être plus "alerte". Je lui demande s'il veut -être plus dynamique, avoir plus de forces , ou se sentir plus concentré, ce à quoi il me répond "oui, plus alerte". Employé plusieurs fois systématiquement par Simon au cours de la conversation, ce mot pas très courant aujourd'hui en français utilisé dans ce sens, finit par m'alerter, c'est le cas de le dire.
Je finis par l'interroger sur les circonstances de sa naissance." Oh, figurez-vous que je suis né pendant la guerre, dit-il, dans un moment vraiment difficile, pensez donc, c'était pendant une alerte "!!!

## 33/ L'HOMME QUI MARCHAIT A RECULONS

Je n'ai pas traité ce cas, mais je trouve intéressant de le rapporter ici. Il m'a été donné d'observer un homme qui marchait dans la rue à reculons. En fait, je n'en croyais pas mes yeux et comme c'était déjà le soir, je clignais pour m'assurer que je n'étais pas la proie d'une erreur. J'observais l'homme qui faisait six ou sept pas, puis s'arrêtait et regardait derrière lui afin de s'assurer qu'il n'y avait pas d'obstacle. Puis il refaisait encore six ou sept pas et ainsi de suite. J'étais figée sur place tant j'étais interloquée par ce comportement étrange. Je me disais qu'il était possible que j'interprète mal, pour une raison ou une autre ce que mes yeux voyaient , lorsqu'un enfant qui passait avec sa mère dans la rue s'écria tout fort :"maman, voici encore l'homme qui marche à reculons!!". Aucun doute ne fut plus possible pour moi en entendant cet enfant. Finalement, je vis l'homme s'arrêter devant une porte, la déverrouiller et rentrer chez lui de face, non sans avoir jeté un dernier regard inquiet derrière lui. Je réfléchis au sens de cet étrange symptôme, mais il me semble que cet homme craint un "danger par derrière" et donc, marche à l'envers de tout le monde !

## 34/ JOSEPH : UN ETRANGE APPEL

Joseph est un homme jeune qui vient pour élucider un phénomène "bizarre". Depuis très longtemps, il lui semble que " sa mère l'appelle". Bien entendu c'est une sorte d'appel "subliminal".

Pourquoi, vers quel but, pour quelle raison, quel est le sens de cet appel ? Joseph l'ignore. C'est une sorte d'appel mystérieux qui l'interroge et le perturbe. Dès qu'il se trouve avec sa mère ou qu'elle lui parle, il sent ce mystérieux "appel". Pourtant, dans ses rapports avec sa mère, tout est normal. Il est vrai que sa mère , qui ne s'entend pas avec son mari a reporté sur Joseph toute son affection. Mais bien qu'ayant retourné cette histoire dans tous les sens, pour tenter de comprendre, Joseph reste avec son interrogation. Il ne peut identifier ce ressenti, sur lequel nous travaillons. Finalement, je parle à Joseph de l'histoire biblique de son homonyme.

Joseph était tenté et "appelé" par la femme de Putiphar. Il n'y avait pas pensé et je vois son intérêt s'éveiller. Ce sera pour lui une base de réflexion. Pourtant, Joseph ne trouvera pas de réponse à sa question et continuera à ressentir cet étrange appel maternel.

## 35/ ABRAHAM : UNE FATIGUE CHRONIQUE

Abraham est un homme d'une soixantaine d'années. Physiquement il est mal. Atteind de fatigue chronique, de Fibromyalgie, il semble très malheureux. Il m'explique que ses jambes sont lourdes, raides, il a du mal à avancer dans la vie.Il se sent comme "paralysé". Il lui semble qu'il "porte un poids sur le dos".

Ses yeux sont tristes, sa bouche tombante fait ressembler son visage à un masque. D'ailleurs, outre sa fatigue chronique, Abraham évoque de nombreux symptômes qui le perturbent . Abraham dévide l'histoire de sa vie. Il évoque longuement sa maladie invalidante. Lui qui était champion de Karaté dans sa jeunesse , avoue avoir du mal à faire bouger son corps aujourd'hui. Pourtant, il marche deux heures par jour, "pour se détendre".

Pour répondre à mes questions concernant sa famille, il raconte l'histoire de son grand-père maternel. Ayant fui la Pologne vers l'âge de dix-neuf ans, il s'est retrouvé dans le nord de la France pendant la guerre et est devenu mineur de fond. Il lui est arrivé de rester durant une ou deux semaines d'affilée enfermé dans la mine, pratiquement sans nourriture quand les nazis cherchaient les Juifs. Remonter de la mine, c'était mettre sa vie en danger, tomber dans la gueule du loup. Il devait alors compter sur la générosité des mineurs qui lui apportaient de

quoi ne pas mourir de faim et il devait partager ce peu de nourriture avec les rats, dit Abraham.
Le grand-père a travaillé si dur pendant des années, à tirer les sacs de charbons et les wagonnets qu'il en a gardé une empreinte physique : des marque bleue gravées sur la peau de son dos. Il devait soulever seul les lourds charriots de charbon qui avaient déraillé, pour les remettre sur les rails.
Un travail de titan.
Je sens qu' Abraham aussi est aussi venu en consultation pour cela : pour se remettre sur ses rails.
Abraham pleure en racontant les souffrances de son grand-père. Il l'aimait.
Il dit : " Je suis rentré dans un tunnel et je suis toujours dans le noir", inconsciemment, il évoque la vie du grand-père en décrivant sa situation.

Abraham a une soeur et un frère aîné, qui est venu en Israêl et a fait la guerre du Liban. Quel était son rôle dans l'armée ? Il était démineur !
Peut-être en réparation pour "déminer" la vie du grand-père dans sa mine. Ce frère a été gravement traumatisé durant la guerre, il a vu mourir tous ses amis.
J'explique à Abraham qu'il continue à porter sur son dos le poids du charbon du grand-père. Il semble d'accord. Mais il porte encore bien d'autres choses très lourdes.
J'apprends que son second prénom, Eliézer lui a été donné pour perpétuer la mémoire de son oncle déporté à Auschwitz, c'était un résistant qui a fait partie de " l'orchestre rouge". Une partie de la famille d'Abraham était dans la Résistance. Nombreux ont étés déportés, assassinés. Abraham a entendu trop d'histoire tristes durant sa vie. Un de ses oncles survivant n'a pas cessé de raconter en famille les histoires de sa déportation.Des histoires terribles. Abraham était jeune, il écoutait tout et s'en imprégnait.
Aujourd'hui, par fidélité familiale, Abraham continue toujours à "faire de la résistance". Il dit qu'il "doit être fort comme un lion", pour résister à tout, il doit se battre, car pour lui " la vie est un combat", "ma vie c'est le parcours du combattant" explique-t-il. Quand il était jeune, il a été rossé à plusieurs reprises par des jeunes antisémites. Il s'est battu, seul contre tous. Ce n'est pas par hasard qu'Abraham est devenu ceinture noire de Karaté , "pour pouvoir se défendre".

D'ailleurs, pour Abraham, tout a mal commencé, puisqu'il a eu un problème à la naissance, il a manqué d'oxygène, il est "né bleu" et il n'a pas pleuré.Il dit qu'il était "mal placé dans le ventre de sa mère" .Tout cela lui a provoqué un certain retard dans le développement. Comment cela est-il arrivé ? Abraham raconte que sa mère était terrorisée par son père et sa famille. Chez eux, il fallait avoir des garçons pour "perpétuer le nom". C'est ainsi que la malheureuse femme a passé toute sa grossesse sous l'emprise de la peur. Si elle donnait naissance à une fille, le châtiment serait sans doute terrible. Voilà pourquoi Abraham est né bleu, ce que je lui explique : "bleu de peur", car il a métabolisé dans son corps la terreur de sa mère. Elle avait si peur pour son enfant et voulait tant qu'il vive....
Dès avant sa naissance, la tension dans la famille était énorme.
Ce n'est qu'après plusieurs longues séances qu'Abraham avouera enfin soudain que son père "était fou". Il l'avait "presque oublié" dit-il.

"Vous comprenez, il est mort depuis quinze ans, on l'a enterré et on a mis une pierre tombale dessus. J'ai voulu tout oublier".
Le père battait violemment et quotidiennement sa femme et ses enfants. "Quand je partais travailler, vers l'âge de 21 ans, dit Abraham, je ne savais jamais si en rentrant j'allais trouver

ma mère à la maison ou à l'hôpital...."Nous vivions sous la dictature. Vous savez comment on appelait mon père, ma mère et moi ? On l'appelait "le Diable".

Je ne sais pas pourquoi on n'est pas partis. On a subi. On était coinçés. Mon père avait une force incroyable.Il nous a détruits, ma ma mère, mon frère, ma soeur et moi.Il nous terrorisait. Notre vie a été un enfer. On ne parlait presque pas dit Abraham, avec ma mère, on se comprenait à demi-mots, on se parlait avec les yeux en sa présence.
Le pire, c'est que quand il est tombé malade, je me suis occupé de lui jour et nuit pendant cinq ans ! Ses reins ne fonctionnaient plus et il avait Alzeimer....Pourquoi alors ne l'avons-nous pas mis dans un asile à ce moment là ? Il ne sait pas. Abraham est une grande âme, la générosité même. Il a rendu le bien pour le mal.
Abraham dit encore :"je ne me détends jamais, je ne me laisse jamais aller". Il continue, après toutes ses années à vivre sous l'emprise de la peur et du stress instaurés sous le règne du père. Je tente de lui faire comprendre que enfin "la guerre est finie". "Oui, dit Abraham, la guerre est finie, mais moi, je ne suis jamais en état de paix. Je vis toujours sous l'emprise du passé.

Le stress contrôle ma vie, je sens comme une défense de me détendre.
En plus, je dors très mal et le matin, je me réveille avec la même tension."
C'est le stress qui est omniprésent dans la vie d'Abraham. Un stress qui l'a environné de toutes parts. Depuis le ventre de sa mère et durant toute sa vie, il est demeuré en sympathicotonie depuis toujours.
Ce stress constant l'a finalement épuisé, il est en "fatigue chronique". Tout le travail avec lui va consister essentiellement après avoir "parlé tous les traumatismes", à trouver les moyens de lui permettre cette détente qu'il refuse de toutes ses forces. "Moi, je ne me détends jamais, je ne prends jamais de vacances, je suis dans le travail", dit-il.
Grâce aux fleurs de Bach, il va commencer à "lâcher prise". Mais un travail sur le corps va s'avérer indispensable. La relaxation, la natation et d'autres thérapies viendront aider Abraham à comprendre peu à peu que la lutte qu'il mène contre un ennemi mort depuis longtemps est finie.

## 36/ ANGE L'ANOREXIQUE

Ange a vingt ans. Il est anorexique. Lorsqu'il pénètre dans mon bureau, je sens un frisson me traverser.J'avoue qu'il fait peur à voir, pourtant, sa mère m'avait "prévenue". Ange est squelettique, pourtant, il ne semble pas se rendre compte de son état. Il est souriant, bien que très tendu. Son tee -shirt rouge vif et son jean semblent tout à fait déplacés sur ce corps osseux d'une maigreur angoissante. Ce ne sont que des os en mouvement . Il a déjà été hospitalisé plusieurs fois, mais cela ne la"pas tellement aidé"selon ses dires. Il m'explique qu'il a les mains et les pieds glaçés, blancs et violets.
Ensemble, nous commençons à établir "un état des lieux". Comment Ange en est-il arrivé là ? Il déroule son histoire, petit à petit. A un moment, Ange sort de son portefeuille une photo : Je vois unjeune homme obèse, souriant malgré ses énormes bourrelets, entouré d'un groupe d'amis. C'est lui il y a cinq ans. Depuis, il a du perdre quarante kilos : "A l'époque, dit Ange, j'étais trop gros, je mangeais des gâteaux toute la journée, je suis mieux maintenant".

On dirait aussi qu'il a perdu une dizaine d'années en même temps que ses kilos. J'ai du mal à faire le rapport entre ces deux personnages : le squelette en tee-shirt rouge qui s'agite sur sa chaise devant moi et l'obèse joufflu énorme et apparemment heureux de la photo. Selon lui, Ange est resté un "bon vivant". Il est "entouré d'amis". Je n'ose pas lui dire qu'il a pour l'instant plûtôt l'air d'un "bon mort", plutôt que d'un "bon vivant.

Il me dit :"Vous comprenez, j'étais obligé de maigrir, j'étais trop gros!" Je lui dit que le problème, aujourd'hui, c'est qu'il a trop maigri, mais je sens qu'il n'en est pas persuadé. Il a un doute. Je lui demande s'il se regarde parfois dans la glace. Il me répond par l'affirmative et me dit q'il est vrai qu'il est "un peu mince", mais que c'est mieux que d'être obèse. Il s'est mis au régime et n'a pas pû s'arrêter. Aujourd'hui même, il continue à mesurer , à peser , à compter les aliments et les calories. Il connait toute la diététique sur le bout des doigts. Ange est très brillant et très intelligent.

D'ailleurs, chez eux, comme je l'apprends ensuite en poursuivant mon enquête, l'anorexie,c'est une "histoire de famille". Ange me raconte qu'il a trois tantes qui ont eu les mêmes problèmes. Il y a beaucoup de "trop gros" et aussi des "très maigres"dans cette famille.
D'ailleurs, selon ses dires, lui même est passé durant sa vie par plusieurs périodes où il était ainsi, trop gros ou trop maigre.Je lui demande comment sont ses rapports avec ses parents. "Très bons, dit-il, bien que tout de même très difficiles avec mon père".
Nous cherchons un peu dans sa vie. Je lui demande s'il y a eu un drame dans sa famille et il sursaute : " Oui dit-il, un grand drame ! J'adorais mon oncle Michel, le jeune frère de ma mère, j'étais très lié à lui. Il était gentil, il me soutenait. Il m'aidait pour tout. Je l'aimais beaucoup. Quand j'avais dix ans, il est tombé malade : un cancer. Sa maladie a duré pendant trois ans. Il a disparu juste avant ma Bar-Mitzva ( majorité religieuse ).
J'ai été profondément bouleversé. Il avait vingt-cinq ans. D'ailleurs, pour la fête, j'ai porté une de ses vestes que ma grand-mère m'avait donné, j'avais la même taille que lui !"
Toute la famille a été ébranlée et remise en question.
Mon enquête s'oriente dans ce sens. En fait, Ange a eu un très grand choc au moment de la mort de son oncle, sa sensibilité et son intelligence ont fait le reste. Là aussi, son cerveau s'est "branché " sur ce drame, occasionnant l'apparition d'un "fantôme", car Ange n'est pas vraiment lui-même .
Depuis l'âge de 13 ans, il recherche son identité, passant du très gros au trop maigre.
A-t-il mangé autant qu'il le pouvait pour contrer la mort ? Car manger, c'est vivre...Quand au sucre, il représente l'énergie et comment mieux faire "ressusciter le mort", sinon en mangeant des gateaux toute la journée?

En tous cas, il est fasciné par la mort (celle de son jeune oncle qui a en quelque sorte brisé sa vie à un âge charnière). En maigrissant ainsi et en risquant sa vie, il cherche à le "rejoindre" inconsciemment.
C'est le conflit : "Je te suis" identifié par Bert Hellinger.

Il semble atteind de ce que l'on nomme aujourd'hui un "syndrome du gisant", selon l'appellation de Salomon. Sellam. C'est ce que je lui explique peu à peu et il semble d'accord avec moi. Il est touché par mon explication. Outre sa maigreur , ses extrémités glaçées, confirment ce diagnostic.

En réalité, "Ange", au prénom prédestiné , ne fait que mimer le drame de son oncle. Son corps décharné montre à tout le monde qu'il est arrivé quelque chose de dramatique dans cette famille. Ange ne le raconte pas forcément avec sa bouche et son corps parle alors pour lui.Il le montre à tous en se transformant en squelette.

Il comprend et approuve mon interprétation et peu à peu il réalise ce qui lui est arrivé. A la suite de notre thérapie, il a tout compris et aujourd'hui il va mieux.
Une rencontre ultérieure avec sa mère confirme son mieux-être. Il a tout compris et réalisé et il a "lâché le conflit". C'est un soulagement général.Il a recommençé à s'alimenter et son poids, cette fois, est redevenu normal, ni trop maigre, ni trop gros. Exprimer et conscientiser des conflits lui évite à présent de s'exprimer grâce à son corps.

## 37/ SOPHIA : LES RESERVES

Sophia, une femme sympathique d'une soixantaine d'années vient car elle se sent "assez déprimée", elle sent "qu'elle ne vit pas la vie qu'elle mérite" elle se sent "coinçée et étouffée" et elle m'explique qu'elle est handicapée par le fait qu'elle "n'arrive pas à se séparer des objets", sans évidemment parler des personnes, car là, c'est "carrément impossible."
Même si elle sent que des personnes la rejettent, elle "souffre énormément, mais continue dans sa tête à penser à eux, à poursuivre la relation". "Impossible de couper le lien " dit-elle et je termine sa phrase ..."et le cordon ombilical". Elle sourit, en signe d'assentiment.
Comment cela se passe-t-il concrètement ?

"Eh bien, ma maison est un véritable grenier, je n'arrive pas à jeter, je n'arrive pas à me séparer des objets, j'y suis attachée, je les aime. J'adore les objets, de toutes sortes, j'entasse, je crois que j'ai peur de manquer. Mes parents avaient aussi tendance à garder les choses usagées, tout pouvait servir. C'est un souvenir de la guerre. Ils ont manqué de tout !

Par exemple, mes vêtements, même si j'en achète des nouveaux, je garde encore les anciens, certains sont dans mon armoire depuis plus que trente ans. Je me dis qu'ils peuvent encore servir ! Dans mon armoire, tout est serré, je n'ai plus de place. Mais j'ai beau me convaincre de jeter, c'est difficile. Chaque vêtement est un souvenir.
Ma mère, c'était pareil que moi, pour les vêtements en tous cas. Son armoire, était bourrée à craquer, elle gardait tout ! Ma soeur aussi, c'est la même chose, elle ne jette rien, elle entasse et ma petite fille adore les vêtements ! Ca reste dans la famille."

Je me dirige vers le trangénérationnel et lui pose quelques questions sur sa famille.
"Mes parents ont vécu la guerre, ma mère avait entre treize et dix sept-ans à cette époque, elle a dû se sauver d'Allemagne, lors de la montée d'Hitler au pouvoir, sans rien pratiquement. D'ailleurs même avant, sa famille était très pauvre, ils ne possédaient rien.
Elle est arrivée à Nice avec sa mère et ses frères rejoindre le grand-père parti avant. Ils vivaient à cinq dans une minuscule chambre d'hôtel, dans des conditions précaires. Tout ce que chacun possédait était serré dans une petite valise qui était sous le lit. Ma mère a souffert énormément de cette pauvreté. Elle m'a souvent raconté qu'elle avait en tout et pout tour une jupe et un chemisier. Elle le lavait le soir et le remettait le matin, après l'avoir repassé.Elle m'a souvent dit que malgré cela, elle était toujours élégante et impeccable.
Quand elle était petite, à Berlin, ses vêtements étaient taillés tant bien que mal dans de vieilles frusques, envoyées par la famille. A cette époque, le prêt à porter n'existait pas ! Il fallait faire appel aux couturières et les tarifs étaient élevés.
Après la guerre, ma mère a épousé mon père qui travaillait sur les marchés et qui vendait des vêtements. Alors, vous comprenez, c'était facile, elle achetait tout en gros !"
Elle sourit et reste silencieuse. Elle réfléchit à ce qu'elle vient de dire.

J'explique à Sophia qu'il s'agit-là d'une "réparation inconsciente". Sa mère a tant souffert de la pénurie de vêtements, qu'après la guerre, elle a "rattrapé son retard" au point d'épouser un

marchand de vêtements et de les thésauriser et ce symptôme a été transmis également à ses filles qui "continuent à réparer pour maman".
Je sens que Sophia est très touchée par cette explication. Je lui dit que pour sa mère, les vêtements représentent quelquepart ses racines, car elle a dû fuir sans rien emporter, donc ils représentent aujourd'hui ses souvenirs, son passé".
"Oui, c'est exactement cela dit Sophia, je sens que ce sont mes racines".
Quand aux objets de toutes sortes qui s'accumulent chez elle, Sophia m'explique qu'elle peut ainsi "parer à toute éventualité", elle "prévoit tout". Ses placard sont pleins de conserves, de bouteilles. "Elle ne sera jamais prise au dépourvu, au cas où il se passe quelque chose".

"Que peut-il se passer ?"dis-je . "Je ne sais pas dit Sophia, la guerre par exemple. Vous comprenez, pendant la guerre, mon père et sa famille ont énormément souffert de la faim. Souvent, ils ne mangeaient qu'un minuscule morceau de pain dans la journée. Il n'y avait rien à Paris, c'était très dur, il nous a souvent raconté que parfois, le soir, il cachait son pain pour manger une double ration le lendemain et être enfin rassasié. Mais il est arrivé que ses frères lui volaient ce pain pendant la nuit..."

Je lui explique qu'elle doit aujourdhui travailler sur le fait que "la guerre est finie" et à ces mots, Sophia pousse un cri " Oui, c'est exactement cela! je sens que pour moi, la guerre n'est pas finie du tout, il faut toujourstout prévoir, se préparer...envisager toutes les situations."
Après cette séance , Sophia a commençé à trier entre le passé et le présent. Elle a ausssi commençé à trier ses vêtements et ses objets et elle avoue "se sentir mieux, "moins étouffée..." N'être plus obligée de vivre au passé, c'est se donner la possibilité de vivre au présent et au futur...

### 38/ ELSA : LA NAUSEE

Elsa , une jeune femme de vingt-quatre ans se plaint de fortes nausées depuis un mois. Elle n'en comprend pas la raison. Elle a fait tous les examens médicaux et son généraliste ne sait plus quoi penser. Elle vient donc pour tenter de trouver une solution différente.
Nous explorons ensemble sa vie de jeune mère de famille , elle a deux enfants en bas âge, ses rapports avec son mari,sa famille, mais nous ne trouvons rien de spécial qui poserait problème.

Je lui demande s'il y a quelque chose qui la dégoûte dans sa vie, quelque chose qui l'écoeure au point de lui donner des nausées ? "Non, vraiment rien dit Elsa, tout va bien, je suis heureuse."

En plus de ses charges familiales, Elsa travaille à mi-temps. Elle gagne difficilement sa vie, car une bonne partie de son salaire est consacrée à la garde de ses enfants. Elle se dit tout de même satisfaite de son sort.
Parfois, elle arrive même à s'offrir "quelques extras". Soudain, je la vois se rembrunir. Elle me dit : " Parfois, ce sont des extras non réussis". je lui demande des précisions.
Elle me raconte alors qu'elle avait décidé de se faire coudre un très bel ensemble car elle avait un mariage dans la famille.
Elle en a parlé à une collègue de bureau qui lui a raconté qu'elle venait de commencer un cours de couture et qu'elle pouvait lui réaliser cet ensemble elle-même en compagnie de son professeur de couture, une femme très douée. Evidemment, a précisé la collègue, cela te coûtera moins cher !
Elsa dit :"Ma collègue était très convaincante et elle m'a assuré qu'elle va me coudre le tailleur de mes rêves. De plus, c'est une jeune divorcée, elle cherche à raliser de petits

travaux pour arrondir ses fins de mois, elle m'a fait de la peine et je n'ai pas sû lui dire non".

" Nous avons décidé ensemble du modèle et du tissu, un satin noir gansé de rose. Je le voyais déjà ! Je m'imaginais comme j'allais être élégante dans ce beau tailleur auquel j'avais rêvé depuis longtemps. Vous comprenez, j'avais réussi à mettre de l'argent de côté chaque mois, en prévision de ce qui pour moi est une petite folie. J'ai acheté le tissu, ma collègue a pris mes mesures et l'attente a commencé. Vous imaginez comme j'étais impatiente de l'avoir.

Chaque jour, au bureau, elle me disait qu'elle allait s'y mettre, mais que son prof de couture n'était pas disponible. Je voyais le temps passer, mon mariage approchait et toujours rien ! Je n'osais même plus demander quoi que ce soit.

Enfin, elle m'a dit qu'elle avait commencé. Au bout d'un temps assez long, elle m'a apporté la veste, pour un premier essayage.

Elle ne ressemblait en rien à ce que nous avions décidé ensemble et de plus, elle était trop petite !

Ma collègue a alors affirmé que j'avais dû grossir entre temps, alors qu'elle avait dû se tromper en prenant ses mesures. De plus, les coutures étaient complètement de travers, car elle avait cousu seule, n'ayant pû le faire en compagnie de son professeur !

Bref, figurez-vous que cette histoire s'est transformée en cauchemar ! Je n'osais rien dire, tous les matins au bureau, je faisais semblant de rien. Je ravalais ma rancoeur.

Il faut préciser que la somme qu'elle m'a demandée était rondelette et que je n'avais pas osé discuter.

Elle se plaignait tous les jours du temps qu'elle passait à ce travail.

Au second essayage, j'ai compris que c'était importable, car elle a tout décousu et recousu, on voyait la trace de la couture défaite, enfin bref, c'était une sorte de chiffon pour la poubelle ! J'ai été obligée de la payer car je ne voulais pas faire d'histoires, surtout que ma collègue était en admiration devant son propre travail qu'elle trouvait magnifique. La veille du mariage, j'ai dû courir les magasins pour trouver une autre tenue !

A chaque fois que je voyais ce soi-disant tailleur dans mon armoire, mon coeur se soulevait, en un mot, j'étais dégoûtée. Oui, complètement dégoûtée"dit Elsa.

"Dégoûtée ?" Dis-je .

"Oui, vraiment dégoûtée, toute cette histoire m'a donné la nausée, vous comprenez, c'était écoeurant ! Tout ce temps à attendre, tout ce rêve qui s'est écroulé et mes économies à la poubelle avec ce tailleur que j'ai jeté !

En plus, je suis en froid avec ma collègue maintenant"

Elsa a soudain compris la cause de ses nausées. Elle a éclaté d'un grand rire qui l'a soulagée et quelques jours après, elle m'a appelé pour me dire que ses nausées avaient complètement disparu après la séance...

### 39/ ARIEL : EX AIMA

Ariel est un enfant de quinze mois qui vient avec sa maman qui est une de mes patientes. Maman voudrait comprendre le sens de la récente crise d'eczéma de son fils. Cet eczéma est surtout localisé des deux côtés du cou, comme en bandes. Il est rouge et ne cesse de se gratter. Je lui explique qu'il s'agit d'un conflit de séparation et l'interroge sur ce qui s'est passé dans sa vie récemment. Maman me dit qu'elle vient tout juste d'accoucher. Effectivement, Ariel a été séparé de sa mère durant les trois jours qu'elle a passé à l'hôpital, puis durant les trois jours où elle était en maison de repos. Il a été gardé par sa grand-mère. Ariel a donc bien vécu un conflit de séparation. Mais pourquoi cette localisation? interroge sa mère. Nous recherchons ensemble le sens de ce symptôme. Durant la séance, j'ai du mal à apporter une réponse à cette question.

Ce n'est que le lendemain que j'aurais soudain un "flash", comme cela arrive souvent après les séances et que je trouverais soudain le réponse à la question. Je téléphone à maman. "Dites-moi, comment Ariel a-t-il été emmené chez sa grand-mère ? " "Ma mère l'a pris en voiture." "Le tenait-elle sur ses genoux ? " "Non, comme elle conduisait, elle l'a attaché derrière sur un siège auto, d'ailleurs, elle m'a dit qu'il n'a pas arrêté de hurler durant tout le trajet. Il n'avait pas l'habitude, car j'étais toujours avec lui en voiture en général et là, il était seul".
J'avais la réponse à la question. L'eczéma d'Ariel était localisé de chaque côté de son cou, en bandes, sur le trajet de la ceinture de sécurité qui le maintenait dans le siège auto, après la séparation d'avec sa maman!!
Maman était contente de comprendre et stupéfaite qu'un si petit bonhomme ait manifesté ainsi la tristesse de la séparation. Ariel est rentré chez lui, et au bout de quelques jours, l'eczéma n'a plus été qu'un mauvais souvenir.

## 40/ JANINA : LA TORNADE

Janina arrive chez moi comme une tornade, elle est dans une colère noire. Jeanina est ravissante, habillée avec recherche et très dynamique .Motif de la consultation : Elle s'est mariée il y a deux ans, mais son mari n'est pas "à la hauteur de ses rêves et de ses espoirs". Selon elle, il est faible, trop gentil, il se "fait avoir par tout le monde", il a mis dix ans à décrocher son diplome et à présent, il n'arrive pas à s'affirmer dans son travail. Janina passe son temps à houspiller son mari, à tenter de "l'éduquer", à le critiquer, à le conseiller, souvent à l'aide de cris et ce ne sont que disputes et chamailleries. Elle n'en peut plus. Sa vie est un enfer. Son mari, à cause de sa faiblesse, n'arrive pas à gagner sa vie et le couple ne vit que grâce à son salaire à elle. Bref, rien ne va plus. Nous évoquons ensemble les deux façons de fonctionner diamétralement opposées des partenaires de ce couple. Janina, la tornade, à qui "rien ne résiste", est hyperperformante, et Henri, son mari est tout le contraire. Il est lent, n'arrive pas à se décider, n'arrive pas à affronter les autres, ne supporte aucune confrontation, bref, Janina est branchée sur le côté masculin de son cerveau et Henri sur son cerveau féminin. C'est le monde à l'envers. *"J'en ai assez dit Janina, je n'ai jamais imaginé mon couple comme cela"*. Elle est si furieuse et déçue et elle se sent tellement "à bout", qu'elle se met à pleurer.
Je lui explique alors qu'elle est une sorte de guide, qu'elle est fantastique et que comme elle est si bien , on lui a envoyé un "ange" comme mari. Voilà pourquoi Henri ne resssemble pas au soi disant " homme idéal" qu'elle imaginait. Comme un ange, il agit avec douceur et gentillesse, il semble faible, mais il n'est qu'angélique, il ne réagit pas du tout comme le commun des mortels, avec colère, violence et agressivité. Non, Henri est différent, il faut donc en conséquence que Janina respecte chez lui ces qualités. Je lui explique qu'elle peut l'aider, le conseiller, mais jamais avec des cris des hurlements et de la nervosité et qu'il est inutile de tenter de "le faire bouger à tout prix", car jamais il ne réagira comme elle, ce qu'elle désirait jusqu'à présent. Elle voulait qu'Henri calque son fonctionnement sur le sien, ce qui est impossible.
La colère et la rage de Janina se sont muées en silence absolu. Ses yeux en mouvements me montrent qu'elle réfléchit et que dans sa tête, tout est en train de s'ordonner différemment. Le puzzle de ses ressentis se remet en place. Sa colère a complètement disparu. Elle me confirme alors que tout cela est vrai et qu'une amie lui lui a dit que son mari était vraiment spécial et très gentil. Son regard sur lui a maintenant changé. C'est une nouvelle Janina calme et souriante qui sort de mon cabinet de consultation.

## 41/ MICHELLE : OU MICHEL ?

Michelle, mais peut-être devrais-je là aussi dire Michel, arrive elle aussi comme une tornade. En jean et tee-shirt et malgré sa blondeur, elle semble avoir “la tête sur les épaules “et les épaules larges et solides. Là aussi, même scénario : “mon mari n’est pas à la hauteur, c’est moi qui fait tout dit Michelle: J’ai ouvert un cabinet d’assurances, dont je suis la tête, je travaille toute la journée, de plus, je m’occupe de la maison où tout est nickel, et je gère aussi l’éducation de nos trois enfants, car mon mari est “comme absent”. “ Il ne sert plus à rien, dit Michelle, il ne fait rien, puisque c’est moi qui ai tout en main, à tel point que je pense qu’il vaut mieux que je divorce. A la maison, ce ne sont que disputes et violence. Je crie beaucoup, je lui fais des reproches et lui, il m’insulte, il est méchant, bref, c’est l’enfer. Je suis à bout, je ne vois plus aucune soution, hormis le divorce“
Je regarde subrepticement le jean de Michelle, pour voir si elle n’a pas deux pistolets coinçés dans la ceinture, mais ils sont virtuels.
Elle suit mon regard et je lui parle des pistolets. Avec ses pistolets virtuels, dès que son mari rentre à la maison,comme elle me le confirme, elle tire à bout portant : cris , insultes et reproches....C’est un “bon à rien” et il n’est plus “utile.”
Je lui demande depuis combien de temps elle est mariée:” sept ans “dit- elle. “Et comment était-ce alors ?” “C’était fantastique dit Michelle, dont les yeux se voilent soudain de douceur, j’étais folle amoureuse de lui, je ne voulais que lui, je voulais à tous prix l’épouser”. “Eh bien voilà, vous l’avez épousé et c’est toujours le même homme. Le seul problème, c’est qu’entre temps, de femme amoureuse et féminine, vous avez basculé sur votre cerveau masculin, vous avez tout pris en main et vous pensez aujourd’hui que tout ce qui a réussi dans votre famille n’est dû qu’à la force de votre bras. Vous songez aujourd’hui à vous débarrasser de votre mari, sans voir que c’est lui qui est comme le mécanisme de base qui relie aujourd’hui tous ces rouages que vous croyez faire tourner” !
“ Retournez à votre place, quittez ce personnage d’homme, redevenez une femme, regardez de nouveau votre mari comme un homme et tout va changer. Vous avez transformé votre maison en champ de tir où s’afrontent deux cow-boys, il faut que cela cesse”.
Le rideau de ses longs cheveux blonds s’agite dans tous les sens, pendant qu’elle tente d’intégrer mes paroles. Finalement, un sourire apparait sur les traits de Michèle et c’est elle qui sort toute guillerette de chez moi. Michel a disparu, pour le moment.

## 42/ ROSALINE : UN DIVORCE

Rosaline est une très jolie jeune femme, blonde, très soignée, très joliment habillée. Sa taille fine, son pas et son port de tête, son élégance, tout en elle révèle sa profession : danseuse. Rosaline me révèle d’une voix monocorde ce qui l’amène. Malgré son apparence brillante, elle est rongée par un problème qui ne la quitte pas :
Avec son mari et ses trois enfants, ils étaient une famille normale, jusqu’au jour où son mari lui a annonçé brusquement , sans que rien n’ait pû le lui faire soupçonner et après vingt ans d’un mariage sans histoire, qu’il ne l’aimait plus et qu’il voulait divorcer.
Ce jour-là, pour elle, tout s’est écroulé. A part sa profession, elle avait tout investi dans sa famille et ce choc a été décisif.
Il a marqué un tournant dans sa vie. Un écroulement.
“Au début, dit-elle, j’ai cru qu’il changerait d’avis, j’ai tout fait pour tenter de le retenir, mais en vain, sa décision devait être prise depuis longtemps. Nous avons divorcé. Tout le monde était étonné dans notre entourage car tout le monde pensait, moi y compris, que nous formions un couple modèle et sans histoires. Jamais un mot de trop, jamais une dispute ! Tout s’est passé en silence, d’une manière souterraine.
Jusqu’à aujourd’hui, sept ans après, je ne sais pas exactement ce qui s’est passé. Je ne cesse de m’interroger, de culpabiliser. De quoi suis-je coupable ? Je ne le sais pas exactement.

Evidemment, ce choc et ce divorce m'ont complètement remise en question. Je me suis mise à lire, à étudier la psychologie, afin de tenter de comprendre, mais en vain.
Au bout de quelques années, mon mari a rencontré une femme beaucoup plus jeune que lui et il s'est remarié. Il a eu quatre enfants, très rapprochés. Imaginez ma souffrance.
Moi aussi, j'ai refait ma vie au bout de cinq ans, j'ai rencontré un homme et nous nous sommes mariés, mais quelquepart, mon premier mari est toujours là. Pourtant, mon remariage est un miracle. Mon nouveau mari est très agréable , nous avons beaucoup de choses en commun. Mais il m'arrive souvent de l'appeler par le prénom de l'autre. Heureusement, il ne fait pas trop attention, où il n'entend pas toujours. Je me mords la langue.
Je suis comme hantée par mon premier mari.Vingt ans de mariage, cela ne s'oublie pas en un clin d'oeil! C'est comme s'il continuait à m'habiter.

Mon esprit n'est plus disponible, c'est comme s'il tournait tout seul, j'ai du mal à me concentrer sur les choses. Pendant mon travail ou avec mes enfants, je suis comme absente. Bien que je fais tout pour avoir l'air "au top" à l'extérieur, à l'intérieur, rien ne va plus, j'ai du mal à comprendre où j'en suis ..."

En fait, tout se passse chez Rosaline comme si une bombe avait soudain explosé, réduisant en miettes tout ce en quoi elle avait cru. Et depuis, tout comme chez ces enfants que l'on nomme "hyperactifs", car ils ne tiennent pas en place, son esprit, comme ceux de ces enfants aussi, ne "tient pas en place". Il a été déconnecté au moment du choc et il continue à fonctionner en "circuit fermé", la rendant indisponible pour tout ce qui n'est pas ce"problème crucial". Au présent, elle n'est plus là.
Inconsciemment, le cerveau de Rosaline continue à trier toutes les" données " de son histoire, comme si inlassablement, il tentait de mettre de l'ordre et de comprendre ce qui s'est passé. C'est un "conflit en balance "qui la hante. Un conflit auquel elle n'a pas encore trouvé de solution jusqu'à présent. Cela explique que son esprit soit occupé en permanence, et qu'elle n'arrive plus à être disponible pour son entourage, tant qu'elle n'aura pas trié toutes les données, d'une manière consciente, avec le thérapeute, afin de "vider le grenier". Il faut faire le ménage, trier, ranger et à ce moment, l'esprit sera de nouveau prêt à fonctionner normalement. Ce que je lui ai expliqué. La thérapie de Roseline est en cours.

### 43/ RINA : NECROSE DE LA HANCHE

Rina est une femme de cinquante cinq ans, sympatique, corpulente.Elle boite car elle est atteinte d'une double nécrose de la hanche. Nous recherchons dans son passé afin de trouver le ou les chocs ayant pu provoquer sa nécrose.
Rina évoque en quelques mots son divorce, évidemment pénible.Ses enfants sont restés avec elle mais finalement, son mari a réussi à les récupérer.

Je lui demande s'il a eu un drame dans sa vie et aussitôt, elle bondit :"Oui, la mort de ma jeune soeur !". Elle me conte alors en quelques mots la maladie de sa soeur, une dizaine d'années auparavant. Un lymphome l'a emportée alors qu'elle n'avait que trente ans. Elle laissait des orphelins ! Rina n'a pas pû oublier cette tragédie. D'autant plus que sa mère, dont il était très proche, à la suite du décès de sa fille a aussi été vitime d'un cancer qui l'a tuée.
Rina qui était alors divorçéé, a soigné sa mère avec le plus grand dévouement durant deux ans. Elle a donc vu sa soeur, puis sa mère lutter contre la maladie sans pouvoir rien faire pour les secourir, malgré tous ses efforts.
Elle se sentait impuissante à les aider. Elle a lutté contre la mort, mais sans succès. On sait en décodage que la nécrose osseuse est liée à une dévalorisation profonde.

La nécrose de la hanche est aussi dûe à ce que l'on nomme le "conflit du taureau", lorsque quelqu'un lutte de toutes ses forces et tente de s'opposer à un ennemi en bloquant son corps grâce à ses jambes et ses hanches.
Le cas de Rina est complexe. En effet, elle a dû lutter pied à pied contre son mari, pour garder ses enfants, mais finalement, sa lutte n'a servi à rien puisqu'il a réussi à les attirer ultérieurement chez lui. Elle se sent très dévalorisée à tous les niveaux. Elle a raté sa vie en quelque sorte et pourtant, elle sent qu'elle a beaucoup lutté. Ces prises de conscience et le fait d'exprimer ses conflits lui apporteront un soulagement, mais elle a tout de même dû se faire opérer.

## 44/ JOSE : L'HYPERTENSION

José est un cardiologue connu et réputé. Agé de cinquante ans, il vient beaucoup par curiosité. Il a entendu parler du décodage. Son problème est, comme il me l'explique en détail, celui de l'hypertension. José a rarement l'occasion de parler de lui, car en général, ce sont plutôt ses patients qui parlent. Il me raconte son expérience de médecin profondément dévoué à ses patients. Pour eux, il fait le maximum. Son dévouement est vraiment exemplaire. Mais José a dû affronter un système médical lourd et hypertrophié, très nouveau pour lui, nouvel immigrant . I
l a dû se battre pour imposer ses idées et sa conception du travail bien fait. Mais ce n'est pas tout !

Un beau jour, il a été convoqué par les" instances supérieures" qui lui ont fait certains reproches, injustifiés, bien entendu. De plus, il s'est rendu compte qu'alors qu'il recevait un salaire "de base", d'autres médecins installés dans le système depuis longtemps, aux compétences équivalentes ou moindres, recevaient un salaire beaucoup plus conséquent. Bref, en un mot, sa haute conception de la médecine a été mise à mal, ses valeurs balayées, il est rentré dans une grande colère et a tenté de se battre, "seul contre tous". En vain.

En décodage, on sait que l'hypertension fait suite à un problème rénal.
D'une manière générale, lorsque les reins sont affectés, le conflit est celui de "l'écroulement des valeurs"et encore une fois, dans ce cas, le décodage a été vérifié. En effet, José a vu s'écrouler toutes les valeurs auxquelles il tenait.
De plus, il existe toujours dans le cas de l'hypertension, un conflit avec les liquides. De quel liquides s'agit-il ici ? Tout simplement de l'argent liquide, car, comme l'a si bien décrit José :"J'ai du me battre pour mon beefsteak, car on a même voulu réduire mon salaire, qui était déjà plus bas que les autres !"

L'hypertension de José n'est donc pas apparue "par hasard" ! Tous les conflits décrits par le décodage étaient bien présents dans son histoire , ce que je lui ai expliqué!
En continuant à me raconter sa vie, José m'a décrit la grande tension à laquelle il était soumis en permanence de par son métier. Bien entendu, l'hypertension est aussi causée par une grande tension !

Les interventions cardiaques qu'il doit effectuer journellement sont très minutieuses et le mot de la fin, après deux heures de séances a été vraiment stupéfiant : Il m'a expliqué qu'il se répétait tout le temps dans sa tête durant son travail ce mot qui résumait si bien sa situation : "attention ! Attention! Attenton !" faisant perpétuellement monter sa tension...
Je lui ai alors conseillé de remplacer ce mot, dangereux pour sa tension par :"Je suis calme, je suis serein".

## 45/ LYDIE : CANAL LACRYMAL BOUCHE

Avant de venir , Lydie a déjà téléphoné quatre fois. Elle a posé de nombreuses questions, entre autres celle-ci : Suis-je sûre à cent pour cent que je vais la guérir ? Ses canaux lacrymaux sont bouchés et ses yeux coulent et sont infectés en permanence.
Le médecin a proposé une intervention chirurgicale et son mari lui a fortement conseillé de recourir à la chirurgie, plutôt que de venir me consulter. Au téléphone, je la sens très hésitante, et je lui annonce que c'est son corps et que ce n'est pas son mari qui doit décider pour elle .
Elle demande alors que je lui fournisse "une liste de personnes que j'ai guéries", en préalable à la consultation.
Je lui explique alors qu'elle peut rester chez elle et que finalement, son mari a raison, c'est certainement une intervention de chirurgie qu'il lui faut. Elle finit par prendre rendez-vous, tout de même réticente. Je sens que les enjeux sont de taille. Il existe sans doute dans sa vie "un gros bouchon" dont elle doit se libérer...
Quand je vois Lydie, je suis surprise : c'est une jolie jeune femme, brune,petite, très fine, agréable. Elle ne correspond pas physiquement à l'image que j'ai eue la femme hyper-bloquée qui m'a parlé au téléphone.
La première question que je lui pose est celle-ci :" Que s'est-il passé de grave dans votre vie, qui vous donne envie de pleurer ?"

Aussitôt, elle fond en larmes, c'est les grandes eaux. Elle m'explique qu'elle a beaucoup de difficultés à laisser son mari l'approcher, que cela lui est désagréable et que quelqu'un lui a dit deux semaines plus tôt que son problème doit remonter à l'enfance. Elle a alors fait le lien, qui était caché dans son inconscient depuis 21 ans, car Lydie a 31 ans.

Je lui demande ce qui s'est passé et elle me dit, en pleurs, que quelqu'un l'a touchée vers l'âge de dix ans, mais qu'elle n'en a jamais parlé. J'ai envie immédiatement, sur une intuition de lui demander s'il s'agit d'un membre de la famille, mais je me tais. Je lui demande de me raconter cette histoire, mais je la sens réticente. Elle sèche ses yeux et me dit qu'elle ne sait pas si elle doit raconter...
Comme je lui affirme que cela l'aidera, elle finit par parler : Son grand-père aveugle, l'a touchée et lui a proposé de faire avec elle certaines choses très agréables qu'il fait même avec sa grand-mère lui a-t-il dit.

La petite fille était terrorisée et parvint à se cacher dans un recoin de la grande chamabre. Comme le grand-père est aveugle, il tâtonne et la cherche, mais ne la trouve pas. Finalement, elle ouvre la porte et s'enfuit, mais elle reste prisonnière de la terreur qu'elle a éprouvée à ce moment là.

Même après son mariage avec un mari "parfait" selon ses dires, elle reste froide et doit "faire semblant" en permanence pour ne pas le décevoir. Elle cache la vérité, mais son corps et ses yeux pleurent malgré elle, révélant sa douleur et son chagrin de ne "pas être une femme comme les autres".

**Décodage du canal lacrymal bouché : "Je veux que l'autre voie mes émotions".**
Lydie a refusé de parler, mais elle signifie grâce à son corps qu'il y a une grande douleur dans sa vie. Elle le fait savoir au clan et à son mari, mais par l'intermédiaire de ses yeux qui pleurent sans arrêt, "malgré elle".

Après avoir "craché le morceau" qui l'étouffait, elle est saisie de forts tremblements, et durant environ une demi-heure, elle ne cesse de me dire à quel point elle se sent bien, et que c'est comme un poids qui lui est tombé du coeur. Elle se tient la main sur la poitrine, et me dit que c'est extraordinaire. Je lui donne un verre d'eau et quelques gouttes de "rescue" pour la remettre en état. L'heure est passée, mais elle n'a pas envie de partir, elle prolonge encore la séance et je lui dit qu'elle peut revenir si elle le souhaite. Mais elle me dit que ça va, elle se sent beaucoup mieux à présent.

## 46/ INDIA : LE COQ ET LA POULE

India, une jolie femme d'une cinquantaine d'années vient me consulter régulièrement. Elle aborde des sujets très différents et sa thérapie prend plutôt l'apparence d'une psychanalyse au long cours.
Divorçée depuis de très longues années, elle a pourtant du mal à évoquer cet épisode, qu'après plus de deux ans de thérapie, elle entoure d'une fausse simplicité.
" Un jour, j'en ai eu assez dit-elle, après cinq ans de mariage, j'ai senti que je n'avais plus rien à faire avec mon mari et j'ai demandé le divorce. Je suis partie avec mon fils qui n'avait que deux ans"
A mes questions pour la pousser à décrire ce mari dont elle en a eu assez, elle répond là aussi d'une manière sybilline : "Il était très bien , très gentil, mais je me suis rendue compte que je n'avais rien à faire avec lui ..." D'ailleurs, par la suite, elle ne s'est pas remariée car, jusqu'à ce jour, d'après elle; elle n'a toujours pas trouvé l'âme soeur.

Bizarrement, je sens qu'il y a un mystère autour de ce divorce. Elle ne semble avoir aucun sentiment négatif vis-à-vis de ce mari et ce père attentif qui continue à avoir de très bon rapports avec son fils, qu'il voit régulièrement.
Je n'ai vraiment jamais entendu parler d'un divorce aussi clair, aussi simple et pour des raisons si obscures.

D'ailleurs, un jour, elle m'envoie son fils, à présent marié, pour une consultation, car il a un problème familial ponctuel à éclaircir et je lui fais faire un petit jeu thérapeutique qui consiste à s'identifier à un animal et à identifier aussi sa famille. Bien souvent, il arrive que ce petit jeu apparent entraine le patient à des profondeurs et à une justesse de description fantastique, tout droit issues de son inconscient. Je continue même parfois à leur faire faire un jeu qui s'apparente aux "constellations " de Bert Hellinger, à travers ces animaux.

Pour ce faire, j'étale sur mon bureau une grande variété de petits animaux en plastique et la réponse arrive souvent au quart de tour : "Moi, c'est le cheval!", et là, après que je lui ai posé la question, il me dit : "ma mère, c'est l'abeille !".
Au début de notre entretien, je lui ai demandé quelles sont les raisons du divorce de ses parents et il m'a répété la version de sa mère, en me disant qu'en réalité il ignore la raison réelle de cette séparation.

En choisssant l'abeille, il décrit parfaitement sa mère, industrieuse et affairée.Et je lui demande bien entendu de décrire les raisons de son choix, ce qu'il fait, et à un moment, il a cette phrase merveilleuse : "d'ailleurs, je crois que le bourdon n'a pas sa place dans la ruche, il n'est là que pour féconder l'abeille et c'est tout, après il s'en va".
Et évidemment, c'est exactement ce qui s'est passé avec sa mère qui a congédié son mari une fois son enfant né.

Lors de la séance suivante avec India, nous évoquons son fils et ses problèmes de voisinage. C'est une conversation apparemment très innocente, qui ne semble à priori pas avoir de rapport avec sa thérapie. Elle me parle du bruit que font les voisins de son fils qui habite la campagne et en particuliers de ceux qui ont installé un poulailler . Et elle a cette phrase fantastique, là aussi tout droit jaillie de son inconscient, c'est un lapsus qui vaut son pesant d'or et que Freud lui-même n'aurait pas désavoué. Elle me me parle donc de la basse-cour et me dit soudain en parlant de son fils :
"*Il n'a pas envie d'avoir un coq dans sa poule !*". Je suis sous le choc et elle ausssi. Je ne manifeste rien, volontairement et je ne relève même pas.

Elle -même reste une seconde complètement interloquée et voyant que je fais semblant de n'avoir pas entendu, croit que je n'ai pas entendu, se reprend aussitôt et rectifie: "*Oui, il n'a aucune envie d'avoir un coq dans sa cour*".

En fait, bien évidemment, ce n'est pas de son fls qu'il s'agit- là, mais bien d'elle-même qui a divorcé et ne s'est jamais remariée exactement pour la bonne raison "*qu'elle n'a pas envie d'avoir un coq dans sa poule"*.
Son inconscient l'a trahie et même si elle ne désirait pas aborder ce sujet intime entre tous, elle a fini tout de même , malgré elle et après une longue thérapie par révéler la vérité.

## 47/ GLADYS ET ARIEL : LE REGIME A PERPETUITE

Gladys me téléphone pour me demander si je peux aider Ariel, son fils de quatorze ans qui est obèse. Je lui donne rendez-vous et la voilà qui arrive effectivement avec son fils. Petite , très mince, maniérée, jolie et sympathique, Gladys est habillée avec une très grande recherche.

Quand j'aperçois son fils, je le regarde d'un air interloqué : j'ai envie de lui dire "bonjour monsieur", heureusement qu'elle m'a prévenue qu'il a quatorze ans !
Avec environ un mètre soixante quinze, il doit peser presque cent kilos !
Il a l'air d'avoir une cinquantaine d'années, il sourit, poupin et agréable.

Nous commençons à bavarder et Gladys, au fil de la conversation me raconte que son fils mange en permanence tout et n'importe quoi . Il engouffre tout ce qu'il trouve.
Quant à elle, c'est le contraire, elle m'affirme qu'elle est "toujours au régime pratiquement depuis sa naissance". En effet, Gladys m'explique qu'elle était un gros bébé et ensuite une petite fille obèse. Donc son régime est un régime à perpétuité. Elle me dit "moi, je fais toujours attention". Par contre, elle "gâte sa famille " et leur achète tout un tas de gâteaux, bonbons et sucreries, afin qu'ils ne souffrent pas de son régime.
Gladys parle avec une voix flutée, haut perchée, modulée, comme une enfant. Elle n'a pas l'air de ses quarante deux ans, elle en paraît environ seize tout au plus. Elle doit avoir une taille 36/ 38 et est habillée comme une petite fille. Petit pull, jupe plissée, ballerines, Il ne lui manque que le noeud dans les cheveux, mais elle porte un serre-tête. D'ailleurs, au fil de la conversation, j'ai de plus en plus l'impression de parler à une petite fille. Une petite fille modèle.

Elle m'explique qu'elle veut que son fils se mette au régime,mais il n'y a rien à faire. En fait, c'est le contraire qui se produit, il grossit de plus en plus ! Elle le harcèle, a tout essayé pour le limiter, mais en vain. Il enfourne force pizzas, boissons sucrées et enfin tout ce qui passe à sa portée.

Je lui explique que l'enfant est le symptôme des parents et je lui dit que je pense qu'en fait, comme elle est obsédée par le régime, son fils se permet quant à lui de "déborder", de compenser l'éternel régime de sa mère, que le problème, à la base , se trouve chez elle et qu'elle doit se soigner elle afin de sortir de son conflit.
En effet, quand on est aussi mince qu'elle, pourquoi faire un régime à perpétuité ? Elle me répond qu'elle est obsédée par" la peur de grossir si elle mange normalement", donc elle doit se brimer en permanence et se "surveiller". Elle se pèse chaque jour, surveille chaque gramme et agit en conséquence.
Je lui dit qu'elle doit décoincer ce problème chez elle et qu'à ce moment là, son fils ira sans doute mieux, car le problème ne se situe pas chez lui, mais chez elle.
Elle le prend très mal. Elle rougit de colère, car d'habitude, elle reçoit de nombreux compliments pour la façon dont "elle se surveille" et pour sa minceur. Je suis la première à lui parler d'une façon aussi désagréable !
Pour elle, ce n'est pas elle, mais son fils le " vrai coupable".

Elle est parfaitement innocente, elle fait tout ce qu'il faut, elle s'est enfermée une fois pour toute entre les barreaux de sa prison et elle est furieuse que son fils refuse d'en faire autant !
Je lui dit que son fils affiche et montre à tous, grâce à son corps, l'obsession de sa mère. Il révèle en public ce que sa mère désire cacher : sa peur panique de grossir, son angoisse, son malaise, son mal-être. Il est le négatif de sa mère.
Il joue le rôle de révélateur.
Lorsque j'explique cela à Gladys et que je précise que le problème ne se trouve pas chez lui, mais chez elle, Ariel se tourne vers moi et me fait un merveilleux sourire, de tout son coeur, de toute son âme. Je vois qu'il est heureux, il se sent déculpabilisé soudain. Il se sent aussi compris. J'ai touché un point profond chez lui et quelque chose s'est peut-être libéré.

Je propose à Gladys de prendre rendez-vous avec elle afin de travailler sur son problème, mais franchement, elle ne l'entend pas de cette oreille !
Elle me dit qu'elle "n'est pas prête" à le faire, que pour l'instant, elle en est incapable et qu'en fait, elle ne pense pas avoir de problème.
En un mot, elle refuse de se soigner et de changer.
En réalité, elle est indignée. Elle m'amenait un coupable que j'ai innocenté et elle se trouve elle dans le box des accusés ! Elle ne s'attendait pas à un tel retournement de situation.
Rouge de colère, elle se lève pour partir et il me semble voir se matérialiser devant moi un père et sa fille. Le jeune homme a le gabarit d'un père, avec sa taille et son embonpoint et elle est toute petite et frêle à son côté. En fait, avec une mère qui est une éternelle petite fille, il me semble qu'il a dû grandir et grossir bien vite, afin de compenser à sa manière le rôle qu'elle refuse obstinément de tenir : celui de mère.

### 48/ LINDA : UNE FILLE OBESE

Linda m'a déjà téléphoné plusieurs fois pour me demander si je "peux faire maigrir sa fille"mais elle craint que sa fille ne veuille pas venir me consulter. Je lui ai demandé de venir -seule- afin que nous en parlions.

Linda est une petite jeune femme blonde ,timide, entre deux âges.

Elle semble triste et découragée, elle a les épaules tombantes.
Elle me conte sa triste histoire : A l'âge de 35 ans, elle a perdu son mari, décédé d'un infarctus foudroyant et elle s'est retrouvée seule, avec quatre enfants, qu'elle a dû élever tant bien que mal. A partir de ce drame, sa fille, Pauline a commençé à grossir. Aujourd'hui, elle pèse aux environs de cent kilos, alors qu'elle n'a que 18 ans.
J'incite Linda à me décrire sa fille , elle a du mal à parler, je la sens réticente, mais je la questionne et petit à petit, elle me révèle le pot aux roses :
Pauline est désagréable,irascible, infernale, , , elle rembarre sans cesse sa mère, elle fait la loi à la maison, à tel point que sa mère a même peur d'elle !
En effet, quand on ne lui "obéït pas", elle peut se montrer violente, il lui arrrive même de frapper sa mère et ses frères et soeurs !
Linda sent qu'elle "ne fait pas le poids" en face de Pauline. Comment en est -t-on arrivé là ? C'est la question que je pose et Linda est bien incapable de répondre.
Elle se sent désarmée, fragile, faible, si bien que Pauline a profité de la situation. Comme elle a beaucoup de caractère, elle a petit-à petit usurpé l'autorité et la place de sa mère.
Aujourd'hui, Linda est remariée depuis quelques années, mais cela ne change pas grand -chose à la situation. Elle tient tête aussi à son beau-père qui se méfie d'elle et préfère éviter la confrontation.
"Comment la faire maigrir ? " demande Linda, alors que le problème est en fait bien plus complexe.
J'explique à Linda ce qui se passe en réalité dans son histoire : Depuis que son père est décédé, Pauline a en quelque sorte "pris la place de son père", d'ailleurs elle pèse le poids d'un homme ! Elle a assumé l'autorité et s'est arrogé les "pleins pouvoirs".
Lorsque j'explique cela à Linda, celle-ci se recroqueville, se met à pleurer à gros sanglots et me dit : "*c'est exactement cela, maintenant je comprends.*"
Lorsqu'elle se calme, elle me remercie et me dit que j'ai exactement décrit ce qui se passe, ce à quoi elle assistait depuis des années , sans en comprendre le sens. Linda n'est pas revenue, mais je l'ai rencontrée par hasard et elle m'a encore remerciée de lui avoir "ouvert les yeux". Grâce à notre séance, elle a compris où se situe le vrai problème et elle a à présent certains "outils" pour mieux se défendre contre "le prédateur "Je ne lui ai pas demandé si sa fille a maigri, sans doute pas, mais finalement , le vrai problème était ailleurs....

## 49/ GALA : REGIME PERPETUEL

Gala entre dans mon cabinet. Elle est petite et sa minceur extrême me donne l'impression qu'elle est très jeune. Charmante, Elle me regarde avec de grands yeux de poupée. Elle est vêtue comme une très jeune fille, je l'observe et remarque qu'elle s'achemine sans doute vers la soixantaine. Elle doit peser dans les quarante cinq kilos au maximum. Gala m'explique qu'elle a des problèmes car elle veut "rester mince". En effet, elle est sujette à des crises de boulimie. De temps à autres, elle se jette sur la nourriture, et surtout sur les sucreries. Elle est en perpétuel régime, sa vie se passe à "se surveiller ". Dailleurs, elle surveille les autres aussi, elle dirige toute sa famille, son mari et ses deux filles d'une main de maître. Sa très grande fragilité n'est qu'apparente. Son mari, comme elle me l'explique, a conservé le même poids que dans sa jeunesse. C'est grâce à elle. Par contre, elle a de nombreux problèmes avec l'une de ses filles qui ne lui "obéït pas " et n'en fait qu'à sa tête. Elle va me l'envoyer. Gala, c'est une main de fer dans un gant de velours, comme je le remarque au fil de l'entretien. Elle dirige son entourage, c'est un dictateur, "mais pour leur bien", précise-t-elle. Nous parlons un peu de sa "boulimie" et finalement, prenons rendez-vous pour sa fille.
Lorsque sa fille arrive, quelques jours plus tard, je suis étonnée. Beaucoup plus grande que sa mère, Raïssa a un véritable embonpoint.En fait, c'est l'opposée de sa mère. "Vous

comprenez, me dit-elle, ma mère a toujours voulu régenter ma vie, et je me suis laissée faire, mais bon, il y a un moment où j'ai un peu craqué." Elle rit : "Le régime", très peu pour moi !" En fait, là encore, l'enfant est le symptôme des parents et Raïssa s'est définie en opposition à sa mère. Elle a décidé, consciemment et inconsciemment de faire l'inverse de sa mère.
La thérapie, là encore sera une thérapie familiale. Il faut travailler sur ces deux femmes : l'une pour la faire sortir de son angoisse maladive de grossir, et l'autre pour lui permettre de se rééquilibrer tranquillement. Encore un cas d'"obésité réactionnelle". L'enfant réagit à sa façon devant la volonté de la mère de régenter sa vie, il affirme sa liberté comme il le peut, souvent grâce à son corps.

## 50/ NICOLE OU LA FATIGUE CHRONIQUE :

Nicole est une jeune femme d'une quarantaine d'années. Lorsqu'elle pénètre dans mon cabinet, je l'observe avec surprise. Sur la tête, elle porte un vieux bonnet, elle est vêtue d'un sweet shirt bien chaud et informe et d'un pantalon de jogging d'hiver à moitié déformé, aux pieds, des crocs et des chaussettes de laine. Or c'est une journée de canicule, il doit faire au moins 35 degrés à l'extérieur et tous les patients de la journée viendront vêtus le plus légèrement possible... Nicole m' a prévenue avant : elle souffre d'un terrible syndrôme de fatigue chronique, qui n'a pas cédé à dix années de thérapies de toutes sortes : psychanalyse, psychothérapie, PNL, etc....elle a tout essayé mais en vain...je suis en quelque sorte "sa dernière chance".
Elle est selon ses dires "dans un état épouvantable", elle s'effondre dans la rue, à cause de son épuisement, ne sort plus de chez elle, une fois par semaine au maximum et en taxi. Elle a un minimum de forces le matin, mais se détériore au fur et à mesure de la journée, pour son rendez-vous, le plus tôt sera le mieux m'avait-elle dit...
Son "déguisement " m'interpelle. Au premier abord, il est difficile de distinguer si on a affaire à un jeune homme ou à une femme...
Nicole s'assoit et me regarde. Deux magnifiques yeux verts m'observent. Pas une trace de maquillage, mais un visage splendide, pas du tout mis en valeur.

Je commence comme à mon habitude, à lui faire décliner ses noms et prénoms au complet. "Nicole " est un prénom qu'elle a choisi car il lui plaisait. Elle se fait appeler comme ça aujourd'hui.
En réalité, ses parents l'ont appelée "Valérie". Elle me révèle qu'elle porte aussi un second prénom, celui de sa grand-mère qui n'a jamais été utilisé et dont elle a "horreur " : Marguerite.
Il est temps pour nous de pénétrer dans la saga familiale afin de découvrir tous les personnages du drame, car je suis sûre que c'en est un.
En effet, pour qu'une jeune femme se détruise à ce point elle-même, il a dû se passer des choses graves dans son histoire.

Son père, non-juif, a épousé sa mère, une jeune femme juive, Hélène, rescapée de la guerre où toute sa famille a péri, de dix-sept ans plus jeune que lui.

Nicole me raconte que dès sa naissance, elle a "déçu" ses parents. Nicole me dit soudain tout en me fixant de ses beaux yeux verts : " Je ne suis pas née
" Valérie, ni Marguerite", Je suis née "André". Je la regarde interloquée. Durant une brève seconde, je me demande si elle n'a pas changé de sexe . Mais non, elle me précise : mes

parents n'avaient prévu aucun prénom de fille pour moi, ils m'attendaient sous le nom "d'André" !
En effet, après avoir eu une petite fille, de deux ans plus âgée qu'elle, ceux-ci avaient placé tous leurs espoirs dans un garçon. A une époque où l'échographie n'existait pas, les parents se faisaient des plans durant neuf mois.A sa naissance, sa mère a poussé un grand "soupir de déception", quand à son père, n'en parlons pas ! En effet, le père , grand sportif devant l'Eternel, avait tout spécialement "commandé un garçon", afin qu'il l'accompagne dans ses sorties en montagne ou dans ses parties de pêche.
Et les voilà nantis d'une fille !
Elle a en fait été obligée de tenir le "rôle du garçon" dans sa famille. Elle accompagnait son père dans tous ses exploits sportifs, elle était habillée comme un garçon et lors d'une partie de pêche, quand un ami lui a demandé s'il amenait son fils à la pêche avec lui, le père n'a pas démenti !
De plus, le père étant égoïste,violent et coléreux, il n'avait pas de pitié pour Nicole et lui assenait souvent des "baffes magistrales" pour un oui ou un non.
Nicle a donc "appris à courir vite pour esquiver".
C'est en réalité ce qu'elle continue à faire aujourd'hui car le syndrôme de fatigue chronique montre que la personne se retire dans sa coquille, elle se sauve ainsi en se mettant dans un état d'incapacité à réagir, c'est ce que Laurent Daillie appelle "le syndrôme de l'oppossum". Pour mieux échapper au prédateur, l'oppossum "fait le mort". Il se laisse tomber sans forces, tout mou et son adversaire le croit mort, donc ne l'agresse plus et au moment où l'autre ne s'y attend pas, il se sauve. A part que chez les humains, c'est plutôt la première partie du plan qui est mise en scène. Donc Nicole "fait le mort" pour mieux échapper aux prédateurs, mais qui sont-ils ?
Son père, après avoir "mis le programme en route" est mort il y a quinze ans, donc forcément un autre prédateur a dû entrer en scène, c'est le mari : Etienne.
Nicole a épousé un homme qui s'est converti au judaïsme. Avec tout l'enthousiasme qui caractérise parfois les nouveaux arrivants, Etienne a mis en place des lois "très strictes" dans la maison. En embrassant sa nouvelle religion, il est devenu fanatique, hyper "carré". Rien n'échappe à son oeil inquisiteur. Sa femme se doit d'obéïr.
Issu de la haute bourgeoisie française, traumatisé par une enfance vécue en compagnie d'une mère devenue alcoolique, à la suite d'une vie avec un mari dur et insensible, Etienne a décidé , quant à lui, de "réparer", de rectifier le tir.
Pas question de flou, de laisser-aller. Chez lui, on ne rigole pas et surtout pas avec la religion. En fait, avec sa religion à lui. Car il est malade de son enfance. En réalité, il se comporte exactement comme son propre père.

Inconsciemment, Nicole a retrouvé un mari qui ressemble à son père à elle : dur et sans pitié. L'amour n'est pas au rendez-vous du côté du mari. Tous les espoirs sont déçus. C'est l'amertume, la négation, le rejet. Nicole encore une fois n'est pas reconnue pour ce qu'elle est. Son mari la traite lui aussi comme un objet, exactement comme son propre père, un objet qui ne l'attire pas forcément. Pourtant, Nicole est très belle, très intelligente, fine et très sensible, c'est une femme merveilleuse, elle ressemble à la mère de son mari qui a été elle aussi annulée, anhihilée et maltraitée, alors que Nicole me la décrit comme une femme exceptionnellement belle et intelligente mais traitée "comme une potiche".
Le père d'Etienne a transformée sa femme en loque et Etienne a réussi à faire la même chose. Nicole, aujourd'hui n'est plus que l'ombre d'elle -même. Elle ne boit pas comme sa belle-mère, mais elle se détruit toute seule. "Quand on ne peut pas agir sur l'autre, on agit sur soi." dit le décodage biologique. Elle consacre toute son énergie à se détruire , il ne lui en

reste donc plus du tout. Elle travaille avec les bourreaux, elle participe à leur travail de destruction. Son inconscient est de leur côté.
“Il me reste 7% d’énergie “dit-elle pour répondre à ma question.
Combien d’amour votre mari a-t-il pour vous ? dis-je : 10 % répond Nicole.
Niée en tant que fille, et niée en tant qu’épouse le rejet a été total. En conséquence,Nicole nie entièrement sa féminité. “Je n’ai plus d’identité claire “dit-elle. Son vêtement parle pour elle, elle est habillée comme un épouvantail à moineaux. “Je ne suis plus personne “ dit son corps.
Elle nie évidemment sa féminité : “ma poitrine me gêne énormément “dit-elle.
“Pourquoi ? “ “Elle est énorme ! Je pensais même me faire opérer !”
“Quelle est votre taille de poitrine ?”dis-je. “Quatre-vingt -dix” répond Nicole, (ce qui est une taille très normale, sinon petite).
“Je ne vois rien “dis-je. “C’est parce que je la cache “dit Nicole. Elle est voûtée et son sweet-short informe dissimule ses formes.
La cerise sur le gâteau, c’est que Nicole me raconte que sa famille est la créatrice d’une des plus grands marques de soutien-gorge d’Europe !
Cette entreprise dont le but avoué est de mettre en valeur la poitrine des femmes emploie plus d’un millier de personnes , dont la mère de Nicole, une femme “ muette et effaçée”, “transparente” selon ses dires, qui n’a eu qu’un emploi “très subalterne” dans l’entreprise,” une bonne à tout faire”.
Nicole s’est donc elle aussi “effaçée” comme sa belle-mère, qui a sombré dans l’alcoolisme , comme sa mère, qui est “muette” et qui a de plus eu une attaque qui l’a rendue vraiment muette, durant des années !
l’ effacement de Nicole a un nom en médecine: Fatigue chronique !
Le fin du fin de cette histoire, c’est que le fameux prénom “Marguerite” qui lui fait horreur “ résume exactement sa maladie !
En effet, je travaille à Jérusalem où l’hébreu est la langue usitée.

Or, en hébreu, “Mar “ signifie “amer”, “Guer”, signifie “converti” et “ite” est comme chacun sait en français le suffixe qui désigne une inflammation.
Donc “Mar-guer-ite” signifie si l’on peut dire : “amertume -converti-maladie “, c’est-à-dire plus précisément que sa maladie est dûe à l’amertume qu’elle a ressentie après s’être mariée avec cet homme converti !
Encore une cerise, mais il y en a bien d’autres : Valérie est le premier prénom donné par ses parents, or comme chacun sait, Valérie s’ignifie quelque part : “Valait rien”,
sa naissance ne valait rien, puisqu’ils attendaient un garçon !
Après notre première entrevue, “Nicole” téléphone pour me dire qu’elle se sent beaucoup mieux et qu’en sortant de chez moi, elle a fait une marche d’une demi-heure, fait extraordianire pour elle. En effet, nous avons fait des liens et elle a commençé à comprendre le véritable sens de son histoire qu’elle avait dévidée devant tout le monde durant des années sans en comprendre le véritable sens !
Mais l’histoire ne s’arrête pas là ! Loin de là !
Nicole m’a envoyé sa mère Hélène. Hélène me surprend par son apparence: Ses cheveux courts sont dissimulés par une casquette, elle porte un pantalon et une chemise , ce qui lui donne un air fortement masculin.
Hélène me raconte l’histoire “fondatrice” de sa vie : Elle et sa soeur jumelle Charlotte n’avaient que quatre ans durant la guerre. Elles étaient cachées dans un petit village de France. Une nuit, la milice française est arrivée alors que la famille était déjà couchée. Des hommes sont rentrés, ils se sont saisis de la mère d’Hélène, une jeune femme en chemise de nuit, pour tenter de la violer. Le père s’est interposé et a été immédiatement assassiné par des balles de fusil tirées à bout portant. Cette scène monstrueuse s’est déroulée devant les deux

fillettes en état de choc. Leur mère a été emmenée par les hommes, et certainement violentée. Sa trace a été retrouvée dans les archives, comme ayant été déportée à Auschwitz, puis gazée trois jours après son arrivée dans le camp de concentration.
Par miracle, les fillettes ont été sauvées par des voisins et par de jeunes oncles et tantes cachés dans le même village. Elles ont été enroulées dans des couvertures et emmenées en pleine nuit après le drame. Ensuite, elles ont été trimballées durant des années d'un lieu à l'autre. En réalité, Hélène ne se souvient de rien. En effet, il y a quatre ans, elle a eu une attaque, un accident vasculaire cérébral, qui l'a laissée muette et certains pans de sa mémoire ont étés effaçés, en particulier LA scène de l'assassinat de son père.
Par contre, sa soeur jumelle, Charlotte , s'en souvient parfaitement et lui a tout raconté de nouveau. Hélène, heureusement, à force de rééducation et de volonté, a retrouvé la parole. Mais le fait qu'elle soit décrite par "muette" et "transparente" par sa fille est significatif. En effet, Pendant l'assassinat de son père, il valait mieux rester "muette et transparente" pour ne pas attirer l'attention des prédateurs. Le ressenti d'Hélène durant le drame a été celui d'impuissance totale. Elle ne pouvait absolument rien faire pour sauver ses parents. Donc, cela a été le programme de vie d'Hélène.
N'oublions pas qu'Hélène est la mère de Nicole. Aujourd'hui, Nicole, à cause de sa fatigue est aussi dans un état "d'impuissance totale". le ressenti s'est donc transmis intégralement.

Or "Nicole" , à cause apparemment de sa fatigue chronique, s'est "écroulée" plusieurs fois dans la rue et dans différents lieux, à bout de forces.
Après avoir reçu Hélène, le syndrome de Nicole s'éclaire d'une autre façon: En effet, il semble que Nicole "rejoue" à intervalles réguliers avec son corps, ***La scène fondatrice de la famille,*** celle dont personne n'a voulu parler durant de très longues années. Elle s'écroule brusquement exactement comme son grand-père, Michel, s'est écroulé lors de son assassinat. Quand je lui en parle, elle ouvre de grands yeux, mais ne me contredit pas. Quelque chose lui parle dans cette "découverte".
Ce qui est intéressant, c'est aussi que la soeur de Nicole était surnommée par son père "l'écroulée", certainement à cause d'attitudes féminines que son père semblait désaprouver. De plus, le fait que Nicole dissimule sa féminité et sa beauté sous des vêtements informes, qu'elle désire se "débarrasser de sa poitrine qui la gène",
et que sa mère ait l'air très masculine a un sens bien précis. En effet, la mère d'Hélène, grand-mère de Nicole, a été agressée alors qu'elle portait une tenue féminine par excellence : une chemise de nuit. D'ailleurs, Nicole m'a bien précisé lors d'une séance, qu'elle a "horreur des chemises de nuit" elle ne "supporte pas ça" et que même la nuit, elle est obligée de porter un pyjama , pour avoir l'air plus masculin sans doute ! Inconsciemment, elle se "protège" ainsi. Dans sa sexualité, elle se décrit d'ailleurs comme "neutre ou frigide", ceci a été mis en place inconsciemment après le drame de la grand-mère.Dans cette histoire, tout a un sens.

### 51/ ESTELLE :

Estelle vient consulter pour un diabète. On sait qu'en nouvelle médecine , il faut rechercher chez le patient le conflit suivant : "Résistance et répugnance" en cas de diabète afin de tenter de libérer le patient, lui faire prendre conscience du problème et le sortir de là. "Résistance" est plutôt adapté aux droitiers et "répugnance "aux gauchers, bien que parfois, les deux puissent cohabiter.
J'interroge Estelle. Que se passe-t-il dans sa vie. Quels sont les protagonistes de la pièce, grâce à qui et comment a-t-elle mis en place son diabète ?
Je recherche une situation où Estelle a travaillé avec le fameux conflit de "résistance". La réponse fuse en une seconde : "Oui, dit-elle, mes parents faisaient les marchés et le

dimanche, ils me demandaient de venir les aider. J'étais lycéenne, puis étudiante en psycho et j'avoue que travailler sur le marché ne me branchait pas particulièrement. Je me sentais obligée d'y aller, car mes parents ne me laissaient pas le choix et je me "trainais " dans le métro parisien, car c'était assez loin et je rejoignais mes parents qui partaient tôt le matin. J'y allais en "trainant la patte" si j'ose dire, contrainte et forçée. De plus, je reçevais toujours des quolibets du genre: "C'est à cette heure là que tu arrives !" Car je n'étais pas spécialement du matin et le trajet était long". J'essayais de résister, une sorte de "résistance passive", mais en vain !

Or Estelle me raconte qu'elle est journaliste, elle écrit un livre, elle est assez occupée par son travail, mais que depuis deux ans, son mari qui est podologue, lui a demandé de le "soutenir" et de venir l'aider. En effet, celui-ci est souffrant et a du mal à travailler seul. Donc il s'agit pour Estelle de venir plusieurs fois par semaine pour être "assistante" se son mari, souvent aussi à des heures tardives, faire le ménage, le nettoyage et la stérilisation des petits instruments qu'il utilise pour ses interventions, etc..

Or Estelle a horreur de cela, ce n'est pas du tout "sa partie "elle se sent humiliée par ce travail subalterne. Ces horaires empiètent sur ses heures de création personnelle et ce travail lui "prend la tête". Elle n'arrive plus à écrire. Elle a tenté de "résister", mais rien n'y a fait. Son mari a pensé qu'elle était la plus adaptée pour le "soutenir". De plus, elle est perpétuellement en stress : elle doit venir à toutes sortes de moment différents et elle n'est jamais "tranquille" dans sa tête. A tout moment, son mari peut l'appeler.

Estelle du mal à savoir où elle en est dans sa vie personnelle: Qui *est-elle* ?

dans sa tête, tout s'est embrouillé, elle n'arrive plus à se concentrer sur ses projets de vie.

Conclusion : son sucre a monté car elle est perpétuellement en conflit de "résistance" et la répugnance pour ce travail subalterne est aussi au rendez-vous. La seule solution: sortir du conflit.

Finalement, après deux années de bons et loyaux services, son mari a enfin trouvé une "assistante" , ce qui permet à Estelle de retourner à ses propres occupations. Si elle sort de son conflit, son taux de sucre baissera.

## 52/ ELIANE : ENCORE DES BEBES...

Eliane ne m'a pas donné le motif de sa consultation au téléphone. Elle s'assoit et commence à me raconter son histoire familiale, une saga d'une richesse inouie. Je me perds littéralement dans les méandres de sa nombreuse famille. Entre ses frères, soeurs, oncles, tantes, neveux, grand-parents, et arrière-grands parents,etc, j'ai du mal à m'y retrouver.Une seule phrase a frappé mon oreille exerçée : "Comme nous n'avions pas de maman"...Mais elle continue et je ne l'interromp pas.

Elle me conte la naissance de son premier enfant, un garçon et son "attachement excessif" à cet enfant. Elle aurait pû "rester la nuit entière à le contempler", elle ne pouvait s'en détacher. Elle me conte les différents problèmes de ses enfants et je comprend qu'elle a une nombreuse progéniture. J'ai du mal à endiguer le flot de ses paroles. C'est un torrent familial qui se déverse, où tout s'emmêle, le passé et le présent . Je finis par lui demander de m'élucider l'histoire de sa mère et elle me raconte qu'elle a été sevrée avant un an, car sa mère était malade et qu'elle a disparu quand elle -même n'avait que deux ans. Elle a été recueillie par la famille, avec ses frères et soeurs , jusqu'au remariage de son père. Elle a

donc eu une seconde maman, qui pour elle était en fait la première, puisqu'elle était trop petite pour se souvenir de sa génitrice. Ce n'est que plus tard qu'elle a sû.
Elle me conte aussi l'histoire d'une fausse -couche, qu'elle a eue à quarante sept ans et dont elle ne s'est "jamais remise", bien qu'il s'agissait d'un tout début de grossesse. De nombreuses années ont passé et elle y pense encore, cela l'obsède. En fait, c'est un des motifs de sa consultation. Depuis cette fausse-couche, elle ne se sent pas bien, mais la raison lui en est obscure.
Elle rêve beaucoup et toujours le même rêve : "je rêve toujours que j'allaite un bébé" dit Eliane.
Bien qu'elle ait une nombreuse famille et qu'elle ait déjà la cinquantaine largement dépassée elle "voudrait encore des bébés", car elle "adore les bébés".Elle sait bien que cela n'a rien de logique, puisqu'elle a dépassé l'âge de la procréation, mais si elle pouvait... Elle espère bien s'occuper de ceux de ses enfants et à ses heures de loisir, elle va aider une jeune accouchée qui a eu des jumeaux!
Bref, tout tourne autour des bébés dans cette histoire dont elle ne comprend pas le sens.
Je lui explique qu'elle a malheureusement été obligée de se séparer de sa mère d'une façon traumatisante, puisqu'elle a été sevrée brutalement à l'âge de dix mois à cause de la maladie grave de sa mère, qui est décédée environ un an plus tard, et que ce fait dont elle ne se souvient pourtant pas du tout, lui a créé un blocage. Sa mémoire a oublié, mais son inconscient est resté définitivement bloqué sur ce drame indicible, puisqu'elle était trop petite pour parler. Tout cela a été refoulé dans l'inconscient et a déterminé son "attachement excessif aux bébés", auxquels elle veut tant prodiguer continuellement les soins dont elle a elle-même été privée.
Cerise sur le gâteau : elle me raconte qu'à l'âge de 18 ans, elle est venue à Paris pour la première fois et s'est rendue sur la tombe de sa mère, où elle a ressenti une très grande émotion. A l'occasion de ce voyage, l'une de ses tantes lui a montré les dessins et les peintures de sa mère qui était une artiste et lui a proposé de choisir une de ses oeuvres qu'elle voulait lui offrir.
Comme "par hasard", Eliane a choisi une toile représentant une mère en train d'allaiter son bébé ! C'est le symbole du drame de sa vie ! De ce manque qu'elle a vécu dans une grande douleur inconsciente.
La boucle est bouclée. Eliane a compris le sens de son symptôme. Mais elle veut aussi évoquer un autre de ses problèmes : Elle entasse dans sa maison un monceau de vieilleries dont elle n'arrive pas à se séparer. Là encore, je lui explique que tout cela fait allusion à une séparation trop brutale avec sa mère et donc, en compensation, elle refuse toute séparation d'avec ses vêtement ou ses affaires car ce sont "ses racines"...Elle a tout compris.

## 53/ DIANA : SCLEROSE EN PLAQUES

Diana est une superbe jeune femme blonde d'une quarantaine d'années. Elle est malheureusement atteinte de sclérose en plaques depuis une dizaine d'années. Pourtant, Diana , comme elle me l'explique, " a tout pour être heureuse". Un mari charmant qu'elle adore, des enfants gentils, "une vie dorée ", car son mari a une bonne situation. Elle ne comprend pas ce qui lui est arrivé.
Nous évoquons son passé et surtout ses conflits. Elle a épousé un Protestant assez rigoriste .Depuis son mariage et malgré son "bonheur", Diana a vécu de nombreux conflits :
Lors de son mariage, elle se décrit comme une "poupée en robe blanche" elle a dû supporter des coutumes qui ne sont pas les siennes: du coup, elle ne voulait pas beaucoup danser, elle est restée assise à table, immobile, bloquée.
Son mari a désiré mettre leurs enfants dans une école religieuse assez stricte dont elle désaprouve le style. "Je n'étais pas prête" dit-elle.

Diana a toujours été une femme moderne et assez libre et le sujet de l'école des enfants est devenu pratiquement le seul sujet de discorde dans ce couple qui s'aime profondément. Comme dit Diana: "Je ne voulais pas que mes enfants fréquentent cette école, je ne voulais pas qu'il y aillent, car ce n'est pas mon style, ce n'est pas moi". Elle même ressent comme un genre de supplice le fait d'aller les chercher à l'école . "Je restais dans la voiture, dit-elle, immobile, je ne voulais pas descendre, afin de ne pas voir les autres mères", car elle ne désire pas entrer en relation avec ces femmes qui ne lui ressemblent pas. Elle se bloque et "ne veut pas y aller". De plus, elle ressent aussi la forte pression de la famille de son mari, assez rigide. Diana ne parle pas, elle doit "préserver les apparences". Elle est "obligée d'avancer de force", dans une voie qui n'est pas la sienne. Elle fait semblant. La rigueur, ce n'est pas son style, mais elle se force, "pour faire plaisir à son mari". On l'oblige à aller, là où elle ne veut pas aller. Résultat, au bout de quelques années, elle se met à avoir d'étranges symptômes: elle commence à avoir dû mal à marcher. En un mot, elle "bloque des quatre fers". Petit à petit, la scclérose s'est installée.

## 54/ YAFFA : UN ETOUFFEMENT

Yaffa me téléphone avec un numéro caché. Elle me donne un faux prénom, comme elle me l'expliquera par la suite. Elle ne comprend pas ce qui lui arrive dit-elle, elle commence à avoir très peur car elle est sujette depuis quelques années à des crises d'étouffement. Elle craint que quelqu'un la voie entrer dans mon cabinet de consultation, car jamais au grand jamais elle n'a consulté personne et cela lui semble même honteux et inconcevable. Après lui avoir expliqué brièvement ma démarche, je lui donne un rendez-vous.

Elle arrive, blonde, de taille moyenne, la cinquantaine, très forte.
Je commence à l'interroger sur ses prénoms et par ce biais, je rentre pratiquement toujours de plein fouet en profondeur dans l'histoire des patients. Elle porte le nom de son arrière-grand-mère morte dans le génocide nazi. Sa famille maternelle habitait en Roumanie. Pendant la guerre, sa grand-mère et ses dix enfants ont été enfermés dans un camp où ils ne recevaient aucune nourriture. Les neuf frères et soeurs de sa mère sont morts de faim. Sa mère qui n'avait que dix ans arrivait à s'extraire de la prison et parcourait la campagne des alentours à la recherche de quelque chose à manger qu'elle rapportait aux autres. Presque rien.
Ma patiente , comme elle va me l'expliquer, pèse environ cent kilos pour un mètre soixante. Elle ne comprend pas pourquoi elle a grossi. Je lui explique le rapport entre ses neuf oncles et tantes morts de faim et son obésité , mais elle a du mal à faire le lien.
On peut dire qu'elle porte sur elle ses provisions, au cas où...
Elle me raconte qu'après la guerre, arrivée en Israël,sa grand-mère qui est très maigre, conseillait à son unique fille rescapée, qui avait alors une quinzaine d'années, de ne pas manger le soir, pour s'habituer à rester sur sa faim, au cas où il y aurait une autre guerre... D'ailleurs, à cette époque, en 48 il y a eu une guerre et effectivement les israéliens n'avaient pas grand chose à manger...
Mais ce n'est pas le premier motif de la consultation. C'est le fait qu'elle étouffe. Elle se réveille la nuit en manquant d'air, elle se sent mieux dehors, à l'air frais. Elle a souvent des crises d'étouffement, sans raison précise , depuis environ quatre ou cinq ans.
Elle a consulté de nombreux médecins à ce sujet et a fait déjà nombre d'examens. Ils ne savent pas si elle a de l'asthme ou autre chose, ce n'est pas très clair. Elle prend des médicaments , mais le problème est loin d'être résolu.
Je lui demande si elle a des enfants et elle me dit qu'elle en a six.
L'aînée, Nehama (consolation) (en effet, après un drame comme celui qui a frappé sa famille, elle a besoin de consolation, le prénom des enfants étant la plupart du temps le programme

des parents) a divorcé et habite chez elle avec ses deux enfants : un garçon de neuf ans et une fille de cinq ans.
Yaffa me raconte qu'elle habite un petit quatre pièces et qu'elle en a généreusement offerte une à sa fille et ses enfants. Depuis combien de temps sa fille habite-t-elle chez elle ? Quatre ans et demi !
Elle -même a encore des enfants à la maison. Elle me raconte que l'arrivée de sa fille a provoqué des histoires, des tensions.
Son fils de dix ans, qui porte d'ailleurs le même prénom que le fils de sa fille, (!!! ) Aaron, (en souvenir d'un oncle , forte personnalité dont le souvenir est omniprésent dans la famille ), a très mal pris la chose et a commençé à être en rivalité ouverte avec son neveu. Ce ne sont que crises et batailles.
Son fils a même dû changer de prénom pour l'occasion , pour ne pas que l'on confonde les deux enfants ! On s'est mis soudain à l'appeler Mihaêl, c'est son second prénom !
Elle a aussi un fils de vingt ans qui a commençé à avoir de mauvaises fréquentations à la suite de l'envahissement de sa maison.
Son mari n'en peut plus de cette situation intenable, mais il n'ose rien dire.

La fille en question, Nehama est une fille sensationnelle, comme l'explique sa mère. Elle est impeccable et s'occupe parfaitement de ses enfants. Elle travaille à l'extérieur et ne rentre que vers cinq heures du soir.
Elle même voudrait bien que sa fille s'en aille, qu'elle se remarie , mais en même temps, cela va lui être très difficile de se "séparer des trois ".
Yaffa ne travaille pas à l'extérieur et elle a pris l'habitude de s'occuper de ses petits-enfants.Elle est dans une double contrainte. Elle voudrait bien qu'ils s'en aillent mais ne peut pas les lâcher.
Incidemment, à la fin des deux heures d'entretien, elle me conte l'accouchement de sa fille aînée : un drame : sa fille, au bout de neuf mois et demi n'arrivait pas à naître et finalement, pendant l'accouchement, elle ne pouvait pas "sortir de son ventre", elle s'est bloquée, cela a pris des heures. Des heures de manipulations vaines, les forceps, des douleurs épouvantables, sans anesthésie, un choc violent dont elle ne s'est jamais remise.

Je lui explique que c'est une situation vraiment "étouffante" et que cela n'a rien d'étonnant si elle ressent ces crise car elle n'arrive pas à dire à sa fille de s'en aller. Son corps parle à sa place !
Elle se récrie "mais si, nous en plaisantons sans cesse ouvertement, nous lui disons qu'elle doit partir, se remarier, mais jusque là, elle refusait. Elle a été traumatisée par son mariage, elle se sent mieux chez nous. "
Je lui dis que le seul fait d'en parler ne suffit pas, il faut trancher.
Sa fille doit aller habiter dans un lieu indépendant avec ses enfants car la situation est devenue malsaine.

En fait, après vingt-cinq ans, elle reproduit la situation de l'accouchement, sa fille n'arrive pas à "sortir de son ventre " et elle même est "coupée en deux", elle voudrait qu'elle parte, mais désire en même temps la retenir....
Le symptôme qu'elle ressent est logique : Dans ce petit appartement, les rapports sont devenus difficiles,insupportables, étouffants....

## 55/ ALICE : LE CONFLIT DU FOYER IMPOSSIBLE

Alice a eu des difficultés à arriver dans mon cabinet de consultation, cela lui a demandé du temps et beaucoup d'efforts pour se décider.
C'est une superbe jeune femme de 38 ans. Brune, piquante, les yeux verts, à première vue, elle semble vraiment charmante. Elle a une bonne situation , elle est visiteuse médicale.
Motif de la consultation: elle n'arrive pas à se marier. Elle a tout essayé, rencontré un grand nombre de jeunes gens, mais sa situation semble bloquée. Elle ne comprend pas pourquoi, mais "ça ne marche jamais". Quand un homme est intéressé par elle, il ne lui plaît pas et quand quelqu'un lui plaît, finalement il finit par s'enfuir...personne dans son entourage ne comprend comment une si jolie femme , si cultivée et intelligente soit encore célibataire à son âge !

Très vive, elle répond avec une certaine colère et avec agressivité à mes questions. Je sens une très forte personnalité sur le qui-vive. Pour un peu, j'aurais peur !
Je lui pose quelques questions concernant ses rencontres passées, mais cela ne m'éclaire pas sur le motif du blocage.
Je me dirige alors vers une histoire transgénérationnelle et lui pose quelques questions concernant sa famille.
Ses parents mènent une vie sans histoire, mais il n'en n'a pas été de même pour ses grands parents paternels : Vers les années soixante, ils ont décidé d'immigrer de la France vers le Canada pour améliorer leur situation financière. Le couple et ses quatre enfants est donc arrivé en pays inconnu avec armes et bagages.
Après une installation assez compliquée, quelques années ont passé et c'est là que le drame a eu lieu : Le grand-père, Alfred, jusque là très sérieux, un bon père de famille, a rencontré une femme qui lui a"tourné la tête" dit la patiente. Après quelques temps, il a décidé de divorcer, abandonnant son épouse et ses quatre enfants. On imagine la détresse de cette femme, après les difficultés d' immigration, fraîchement installée dans un nouveau pays, loin de sa famille, qui subit cette séparation forçée. Tout le monde est sous le choc. Les enfants ont beaucoup de mal à s'en remettre. Ils auront des troubles divers.
Alfred se remarie avec sa nouvelle conquête et la nouvelle famille a bientôt un garçon, puis une fille.
Sa femme divorçée n'arrive pas à digérer l'histoire et décide de retourner en France auprès de sa famille. Tout le monde est traumatisé.

Je travaille avec Alice sur les émotions probables de sa grand-mère :
Cette femme a dû ressentir une immense colère vis-à vis de son mari, sans compter la dévalorisation et l'humiliation d'avoir été ainsi bafouée, rejetée,
et abandonnée avec ses enfants. D'ailleurs, elle ne s'est pas remariée. Il est possible qu'elle ait aussi depuis ressenti une grande méfiance et une certaine agressivité vis-à vis de la gent masculine.
Alice me confirme mes impressions. "Oui, c'est ça dit-elle, ma grand-mère est très forte, et pourtant elle a été très profondément blessée, elle est très amère et tout ce que vous décrivez est vrai!"
Ces ressentis se sont sans doute transmis chez ma patiente que je sens elle aussi coléreuse et agressive. Elle me parle de ses rencontres et de ses tentatives infructueuses de mariage avec violence. Tous les ressentis de sa grand-mère, elle les a repris à son compte et elle doit gérer ses rencontres avec méfiance, colère et agressivité. Finalement, les prétendants qui doivent ressentir toutes ces émotions plus ou moins présentes prennent peur et se sauvent.

Ce travail en profondeur sur les émotions de la grand-mère et leur transmission inconsciente est destiné à faire le ménage dans la tête d' Alice.
Elle doit redevenir sereine, confiante, douce et ne pas chercher à punir les hommes qu'elle rencontre. Ils ne sont en rien responsables de la défection du grand-père. Ce n'est pas à elle de venger sa grand-mère, car inconsciemment, je lui explique que c'est la "réparation familiale " qu'elle a pris sur les épaules.
Cette "fidélité familiale inconsciente " pèse lourd et l'empêche de convoler.
Inconsciemment, elle désire défendre les intérêts de la grand-mère et réparer l'histoire familiale.
Après ce drame, comment faire confiance à un homme et surtout à un mari ?
Les hommes ne sont pas à la hauteur , dans l'inconscient d'Alice. Alors quelquepart, il vaut mieux ne pas se marier, comme cela, on ne risque pas d'être déçue, comme la grand-mère.
Une femme prévenue en vaut deux !

## 56/ NOAH : LA PEUR AU VENTRE

Noah (qui signifie en hébreu calme, agréable) est un petit garçon de cinq ans et c'est pour parler de lui que sa mère est venue. Depuis sa naissance, c'est un enfant "difficile". Depuis qu'il est un tout petit bébé, il est très agité, il refuse de dormir, c'est une véritable "boule de nerfs". Tout le temps en activité, indépendant, très intelligent, même trop, dit la maman, on peut le décrire comme un enfant "hyperactif".Mais c'est encore beaucoup plus : Il est comme une pile électrique, sous tension en permanence et sans interruption. Le soir, il refuse de se coucher, il ne veut pas faire baisser la tension qui l'habite. Il est sans cesse sur le qui-vive. Quand il pleure, ce sont des hurlements stridents qui ameutent tout le quartier.

Evidemment, il est branché en direct sur la tension qui habite le foyer. Je fais décrire à la maman ce qui se passe chez elle. Noah est numéro deux dans la fratrie, après lui, il y a encore deux garçons et l'aînée est une fille qui a une forte personnalité.
Noah est comme cela depuis la naissance. Il refuse tout, dit non à tout,
dit la maman, c'est un "refusnik". Je commence à explorer la période prénatale. Que s'est-il passé à ce moment?
"Beaucoup de choses" dit la maman : Cela a été une période très difficile : Tout d'abord, mon mari a perdu son travail et on s'est retrouvés ds une situation très difficile. Moi je travaillais aussi, enceinte. De longues heures de présence dans un magasin. Ensuite, j'ai découvert que j'avais le virus du CMV(Cyto-mégalo-virus). Et là, ça a été la catastrophe ! En effet, la première chose que les médecins m'ont dit, c'est qu'il est interdit d'être enceinte avec ce virus.Il parait qu'il provoque des anomalies sur le bébé.
C'est ainsi que la gynécologue, avec ses affirmations alarmistes m'a plongée dans une terreur sans nom. Pendant neuf mois, j'ai vécu un calvaire : la peur au ventre, c'est le cas de le dire. Je craignais de donner le jour à un enfant anormal, un monstre.
C'est une angoisse terrible qui a duré durant toute la grossesse.
Dans le même temps, j'avais aussi des problèmes avec mon mari, devenu irascible depuis qu'il était sans travail.
Cet enfant, j'avais si peur qu'il soit anormal que cela me hantait jour et nuit. J'appréhendais de toutes mes forces le jour de l'accouchement: Qui allait sortir de moi ? A quel être allais-je donner le jour ? Malgré les encouragements de mes proches,qui me disaient de ne pas m'inquiéter et que tout irait bien, je vivais dans la terreur. Qui était prêt à prendre la responsabilité complète de ce qui allait se passer ? Avais-assez de forces pour assumer une pareille situation, au cas où elle se présenterait ? Je n'osais pas en parler mais cela me

rongeeait : jour et nuit, j'en était obsédée. Durant toute la grossesse, à chaque fois que j'allais voir le médecin, il y avait toujours quelqu'un pour me rappeler à ce cauchemar : l'infirmière avait écrit en gosses lettres sur mon dossier : CMV et ce sujet était soulevé à tout moment. Tout le monde me dsait :" Vous savez quels sont les risques d'avoir un enfant avec le CMV ?"C'était lamentable. Au lieu de m'aider , de me calmer, les médecins et les infirmières me traumatisaient .Cet enfant qui allait naître, j'en avais peur, je ne savais pas qui il était, un inconnu terrifiant susceptible de transformer ma vie. Je ne savais plus si je le voulais. Tout cela a été une très grande épreuve pour moi. J'avais si peur au moment de l'accouchement. Quand il est né, ma mère qui était auprès de moi a vu son visage la première et m'a dit : "Il ressemble exactement à sa soeur , c'est tout son portrait ". Et à ce moment là, j'ai poussé un immense soupir de soulagement. S'il ressemblait à sa soeur, c'est qu'il était normal ! Son visage était normal ! Tout allait bien.

Mais très vite, Noa'h montre sa vraie nature: c'est un bébé agité qui pleure très souvent,des heures durant et refuse de dormir, il semble toujours sous tension. Il est aussi exceptinnellement intelligent.

A mon avis, c'est la tension et la peur que sa mère a éprouvé durant toute sa grossesse qui se sont inscrites en lui.

De plus, son père qui a certains problèmes transgénérationnels de peurs , d'angoisses et de déprime, est très souvent allongé dans son lit.

Il semble que Noah soit aussi branché sur la "faiblesse" de son père : il faut qu'il y ait un" homme à la maison", et c'est ainsi que Noah, quelquepart dans son inconscient, se sent "responsable." Il refuse de dormir et il reste toujours sur le "qui-vive", prêt à agir, au cas où.

Un enfant hyperactif est toujours "branché " sur un problème particulier, problème transgénérationnel non résolu, non soigné, un drame, ou sur les problèmes de ses parents : problèmes de couple, soucis financiers, ou tout à la fois....Noah ne fait pas exception à la règle. Il n'a pas le droit d'être détendu alors que tout le monde autour de lui est sous tension ! Il n'est , comme toujours, que le symptôme de ses parents !

## 57/ DAPHNEE : J'AI EPOUSE UNE HUITRE

Daphnée, une très charmante femme âgée d'une cinquantaine d'années vient en consultation pour parler de son fils Maxime : A vingt-cinq ans, celui-ci a de nombreux problèmes : Tout d'abord une très grande tension , des tics incontrôlables, des angoisses ...Le psychiatre l'a mis sous médicaments , des anxiolytiques pour faire baisser la pression. Et aussi, Maxime, qu'elle décrit comme brillant dans ses études et très intelligent, bégaye. Il aimerait se marier, mais dans son état, qui voudrait de lui ?

Quelques questions et elle me raconte sa vie : elle a épousé un intellectuel de très haut niveau qui fait de la recherche scientifique. Malheureusement, cet homme est très fermé, "une huitre" dit-elle. En dehors de son travail et des sujets qui le préoccupent particulièrement, c'est un homme renfermé qui ne parle pas. En famille, il ne déssère pas les dents. Daphnée a plusieurs enfants et leur père, explique t-elle, peut passer des heures avec eux sans même leur adresser la parole. Il semble perdu dans ses pensées. Elle même se décrit comme une femme très joyeuse, très extériorisée. Elle m'explique qu'elle en fait même un peu trop, volontairement, afin de tenter de masquer le silence angoissant du père. Elle invite de nombreux camarades de ses enfants, organise des goûters, des activités, etc...Elle reçoit des amis, bref, tente de faire du bruit, artificiellement.

Elle me raconte que même lors de longs trajets en voiture que son père a été amené à faire avec Maxime, il n'a pas dit un mot !

Je lui explique qu'il y a sans aucun doute un lien direct entre la tension de Maxime, ses tics, son bégaiement et le silence du père. En effet, Maxime se sent en permanence désaprouvé par son père. Un père qui ne dit pas un mot, est perçu par un enfant comme en colère, non aimant, et il est donc impossible de rentrer en contact avec lui. C'est un rapport profondément négatif., qui a eu des implications sur le développement de l'enfant et de l'adolescent qui n'a pas pû se construire comme il se doit à cause de ce silence pesant et impressionnant. Comme il ne peut pas rentrer en contact par la parole, inconsciemment, il a tenté de le faire grâce à des gestes ! Cela explique à mon avis ses tics : il tente, complètement inconsciemment de trouver un autre langage puisque la parole est interdite.
Daphnée est stupéfaite par mon interprétation, elle rit, elle laisse couler quelques larmes. Elle est très touchée. Elle n'avait pas fait ce rapport !
De plus, comme il n'a pas le droit à la parole, Maxime bégaye aussi, son expression est tronquée.
Notre séance se termine et Daphnée, enchantée déclare qu'elle veut m'envoyer sa mère, âgée, qui selon elle aurait besoin de parler.

Effectivement, une semaine après, je rencontre Jeanne. Cette femme qui a dépassé les soixante -quinze ans me raconte de nombreux souvenirs qui l'obsèdent : en particulier des histoires de la guerre 39-45, durant laquelle, petite fille en France, elle avait été cachée chez des paysans. Notre entretient se poursuit et soudain , Jeanne conclue en disant : "Vous comprenez, le problème, c'est qu'il fallait garder le silence pendant la guerre, personne ne devait savoir que nous étions juifs, il était interdit de parler !"
Devant cette phrase, je sauis restée interloquée. Car de génération en génération, dans cette famille, il est "interdit de parler ".

## 58/ MICHEL OU LA TRANSPARENCE

Michel est un jeune homme qui a dépassé depuis quelques années les quarante ans. De belle prestance, intelligent, artiste, il a pourtant ce que l'on nomme une "vie bloquée". Il ne s'est pas marié, n'a pas d'enfants. C'est le sujet de sa consultation. Il sent qu'il n'avance pas dans sa vie.
Aujourd'hui, il se définit comme un artiste. Il travaille de nombreux matériaux comme le verre ou le plastique, il peint aussi. Il me précise particulièrement que la plus grande partie de son oeuvre est un travail qu'il poursuit sur la "transparence". Transparence des matériaux sur lesquels il travaille et aussi il recherche en permanence comment rendre la transprence parfaite dans ses oeuvres. Ce sujet sur lequel il insiste particulièrement m'étonne. Il m'en parle durant un bon moment, expliquant en détails cette notion de transparence.
En retournant dans son passé, je recherche avec lui où se trouve le "blocage".
Et là, tout d'un coup, parmi une masse d'informations, voilà qu'il évoque un épisode douloureux de sa vie : dans son enfance, il avait une dizaine d'années et jouait aux fléchettes. Ces fléchettes étaient pointues et le hasard malheureux a voulu que son père qui passait à ce moment par là ait reçu une de ces fléchettes dans l'oeil ! Horreur, douleur, choc, transport immédiat aux urgences, mais malheureusement il n'y avait plus rien à faire. L'oeil était crevé et le jeune père était devenu à moitié aveugle .Pour la vie.
Le petit Michel était sous le choc, on l'imagine. Depuis ce temps là, bien qu'il ait tenté d'effacer le problème et qu'il ait refoulé au maximum ses émotions, le traumatisme est resté présent. Dans le conscient mais aussi et surtout dans l'inconscient.
Tout d'abord, nous évoquons son profond sentiment de culpabilité, dans lequel il est resté bloqué. Avoir rendu son père aveugle, ce n'est pas un petit traumatisme. Quelquepart dans sa tête, Michel se punit inconsciemment, il n'a "pas le droit" de mener une vie normale, de se marier, de devenir père à son tour.

Son travail "artistique", comme je le lui explique, est une tentative de "réparation". En effet, il tente par tous le smoyens de rendre la "transparence" à l'oeil de son père qu'il a crevé ! Michel est aterré. Il pâlit et je le sens au bord des larmes.
Il n'avait jamais pensé à cela, ni envisagé la situation sous cet angle !
Pour lui, c'et un peu le hasard qui l'avait amené à choisir ce domaine de la transparence. Soudain pour lui tout s'éclaire. Il est vraiment sous le choc. Cette plaie mal cicatrisée que nous avons rouverte ensemble est plus que signifiante. Il va falloir maintenant tenter de la faire cicatrisser, mais en toute conscience, en en ayant extrait tout le pus inconscient qui s'y était accumulé. Nous travaillons ensemble sur le fait que la vie de Michel est devenue "aveugle" en même temps que l'oeil de son père. Il tâtonne dans le noir et n'a pû construire sa propre existence. A présent, il est encore temps, grâce à la thérapie d'y voir enfin plus clair !

## 59/ RACHEL ET MARIE : STERILITE

Rachel est une jolie jeune femme d'environ trente cinq ans. Bien que mariée de puis huit ans, elle n'arrive pas à avoir d'enfant. Elle a entrepris à présent l'insémination artificielle, mais plusieurs tentatives se sont soldées par un échec. Elle est assez découragée. Je remonte avec elle dans son histoire familiale. Elle me raconte que sa mère a divorçé de son père après la naissance de son frère. D'après elle , évidemment ses parents ne s'entendaient pas. Ensuite, ils se sont remariés chacun de son côté. Rachel est très liée à sa mère :"c'est ma meilleure amie "dit-elle.
Elle-même se décrit comme "hypersensible".De plus, elle a de nombreuses peurs: peur du noir, peur de la foule, elle n'aime pas voyager.... Elle est très affectée par tout ce qui se passe autour d'elle. "C'est à cause du divorce de mes parents " C'est sa conclusion. Nous explorons un peu l'histoire de sa vie et de son mariage sans rien trouver de très marquant. Elle me décrit son mari comme un homme adorable, de confiance, avec lequel elle se sent bien.
Nous explorons aussi l'histoire de sa naissance, mais là aussi, rien à signaler.
Intuitivement, il me semble que la stérilité de Rachel est reliée peut-être à l'histoire e sa mère. Je lui demande si sa mère serait prête à venir en parler, elle me répond par l'affirmative.
C'est ainsi que Marie se présente à mon cabinet. Grande et encore très attirante, Marie me raconte que son premier mariage a été très malheureux. Soudain elle fond en larmes et me dit que son mari, assez brutal, la "forçait " à avoir des rapports, alors qu'elle ne le désirait pas. Elle avait peur et cette grande angoisse l'empêchait d'avoir une vie de couple normale. C'est ainsi que ses enfants ont étés conçus "de force" dit-elle.
Je lui demande si elle en a déjà parlé à sa fille, et elle me dit que non. C'est évidemment resté un secret.Elle n'en n'a jamais parlé à personne jusqu'à ce jour.Je lui explique que cette grande angoisse et cette peur sont peut-être passées directement dans l'inconscient de sa fille. Il est possible qu'elle ne puisse pas concevoir car elle est bloquée par cette histoire familiale, ce non-dit.
Marie m'affirme qu'à présent, après avoir révélé ce secret, elle se sent beaucoup mieux, comme libérée.
Elle me demande si elle doit en parler à sa fille. Je lui laisse le choix.

Tout se passe comme si sa fille inconsciemment refusait de concevoir un enfant, car pour sa mère , l'expérience a été terrible : elle a conçu ses enfants à la suite d'un viol. La terreur ressentie est restée imprimée dans l'inconscient de Rachel, justifiant le blocage.

## 60/ LUCIEN SEUL COMME UN CHIEN...

Lucien est un homme de soixante -huit ans. Il porte beau, et malgré ses cheveux presque blancs, il a fière allure. A part un petit détail : il boite.
En fait, il me raconte qu'il vient pour un fort mal de dos qui a résisté à pas mal d'efforts thérapeutiques. De plus, il se plaint d'une épine calcanéenne qui le fait énormément souffrir.
Il se raconte un peu : Il a divorcé après trente ans de mariage, pour incompatibilité d'humeur. Sa femme avait beaucoup de caractère et refusait de le suivre . Elle était son opposé et finalement , à bout de patience, il a décidé de la quitter. Cela ne s'est pas fait sans mal et ses trois enfants, prenant le parti de leur mère ont finalement rompu leurs relations avec lui.
Après son divorce, il a assez rapidement refait sa vie avec Cecile et ils ont décidé de quitter la France pour venir s'installer en Israêl. Cecile est adorable, mais, elle a du mal à remplacer à la fois la première femme de Lucien, ses enfants et ses petits-enfants...Donc Lucien se sent seul. Il était ingénieur, et il a travaillé toute sa vie pour nourrir sa famille qui aujourd'hui , suite au divorce, l'a en quelque sorte rejeté. En fait, durant toute sa vie, il a eu tout le monde "sur le dos". Il a travaillé dur, c'était lourd.
Les problèmes de dos, comme je l'ai compris et expliqué déjà, sont pratiquement toujours des problèmes de dépression masquée. C'est ce que je lui explique, et il aquiesce.
C'est vrai qu'il se sent déprimé. Il a du mal à marcher, il boite, car en fait, je lui dit que sa situation est "boiteuse". Quelquepart, il a culpabilisé après son divorce, il a l'impression d'avoir abandonné sa femme, souffrante à l'époque, qui refusait de divorcer, de plus, avoir coupé les liens avec ses enfants est très douloureux. Donc il souffre, il a tout cela sur la conscience et sur le dos. Il matérialise sa souffrance dans son corps.
Il ressent comme un vide dans sa vie car ces êtres qui ont tant compté pour lui ne l'entourent plus, bien qu'il ait choisi à un moment donné, il a du mal à s'y faire. De plus, l'expatriation, puis la retraite ont été difficiles pour lui. Il a des difficultés à se réacclimater.
Nous évoquons l'épine à son pied: le pied gauche, qui représente le côté des enfants. Effectivement, de ce côté là, c'est très douloureux pour lui. Il a fait plusieurs tentatives de rapprochement, mais elles sont restées lettre morte. Ses enfants ne lui ont pas pardonné le divorce et ce qu'ils considèrent comme une fuite. Cette rupture est une véritable "épine à son pied".
Tout se passe donc comme si Lucien n'avait plus personne autour de lui. Il me dit que spécialement durant les fêtes où les familles se réunissent, il se sent très seul, surtout que Cécile, elle, a des enfants et des petits-enfants.
En fait, que lui reste-t-il dans la vie ? voilà la question. Vers où vont ses pieds? Vers où se dirige-t-il ? Quel est aujourd'hui le sens de sa vie ?
C'est ce qu'il exprime avec son épine calcanéenne dont le décodage est : "Tout se défile sous mes pieds" !

## 61/ SABINA : LE PSORIASIS

Sabina, une jeune femme de 38 ans consulte car elle souffre de psoriasis sur la tête, ce qui la dérange beaucoup. Je lui demande depuis quand et elle me précise : "Depuis ma naissance!" Je lui explique que les problèmes de peau sont toujours des problèmes de séparations.De plus, le psoriasis est le signe d'une double séparation.

Elle m'affirme qu'elle n'a été séparée de personne mais que son problème est "génétique", c'est le médecin qui l'a dit : la preuve , son père aussi a du psoriasis, et aussi sur la tête ! Elle a essayé toutes les pommades et médicaments possibles, son père aussi, mais en vain ! Je lui demande où est né son père: "Ici, en Israël et il n'a vécu aucune séparation ! D'ailleurs, la preuve que c'est génétique, c'est que la mère de mon père avait aussi du psoriasis sur la tête !"
Où est née votre grand-mère? "En Pologne". " Donc, puisqu'elle est venue en israêl, elle a dû avoir des problèmes de séparation, sans aucun doute".
Puis je lui pose brusquement la question fatidique et là il faut comprendre que tout le monde possède toutes les données utiles et indispensables à son existence disponibles dans son cerveau , il suffit souvent de poser la bonne question: je lui dit : "Mais pourquoi sur la tête?" Elle me répond alors du tac au tac :, "Maintenant que j'y pense, ma grand mère s'est fiançée en arrivant en Israël avec un homme très religieux, il lui a demandé de se raser la tête avant le mariage. (c'était une coutume observée par certaines femmes car en Russie les cosaques à Cheval les enlevaient en les attrapent par les cheveux pour les hisser sur leurs montures). Cette coutume a continué à être observée par la suite. Elle me précise: "D'ailleurs, "ma grand-mère était issue d'une famille très moderne, dans laquelle il était absolument impensable d'observer une coutume pareille!"
"Le voilà le problème de séparation ! Votre grand-mère sans doute jeune et jolie a été obligée de sacrifier ses cheveux, contre son gré et elle en a été bouleversée, tant et si bien que depuis trois générations, ce terrible conflit a perduré, car elle n'a pas pû soigner ce choc énorme pour elle....Elle l'a exprimé avec son corps.Donc votre père et vous, par fidélité familiale, gardez aussi
" religieusement " le souvenir du traumatisme de la grand-mère !
Aujourd'hui que vous comprenez enfin le sens de ce symptôme, vous pouvez vous en séparer !"Sabina était bouleversée, signe que j'avais vu juste.... Je pense qu'elle va se débarrasser du symptôme devenu inutile !
Car lorsque le conscient comprend le sens du symptôme bloqué dans l'inconscient, le corps peut enfin être soulagé et délivré.

## 62/ LILA OU LA DOUBLE VIE :

Lila a 65 ans. Son visage tout sillonné de rides profondes est le visage d'une femme qui a souffert. Elle souffre d'ailleurs selon ses dires d'hyperactivité. Elle ne peut pas rester en place. Cela lui a gâché la vie. Alors qu'elle était très douée, elle n'a pas pu faire d'études, il lui était impossible de rester assise et surtout elle est incapable de se concentrer.
Elle saute sans cesse d'une chose à l'autre, d'une personne à l'autre, elle est agitée en permanence, exubérante, elle gigote sans arrêt.
Elle n'a jamais trouvé personne qui ait pû l'aider à guérir ce problème infernal. Nous évoquons sa famille, ses parents. Toute la famille de son père, en particulier ses soeurs , a disparu durant la guerre, en Pologne.
Lila raconte qu'elle est fille unique et qu'elle avait trois frère, dont l'un est mort jeune. Elle était très gâtée car elle était la seule fille. Elle avait deux frères aînés et un plus jeune. Je cherche un indice qui puisse me guider quand à la raison de son trouble. Elle raconte, raconte et rien ne semble très clair quant soudain elle raconte incidemment que ses parents avaient déjà une fille avant sa naissance à elle. Je bondis immédiatement . Comment ça ? Vous m'avez dit que vous étiez la seule fille !
"Oui dit-elle , c'était l'aînée, elle s'appelait Aimée. Elle est morte quand elle avait 6 ans et demi. De toutes les façons, moi je ne l'ai pas connue et mes parents n'en parlaient jamais. Moi je suis née bien après.

Que lui est-elle arrivé ? “C’était l’hiver et Aimée était assez indisciplinée à l’école. La maîtresse l’a fait sortir de la classe, dehors sous une pluie battante. Elle a attrapé une pneumonie et à l’époque, il n’y avait pas d’antibiotiques, elle n’a pas pu être sauvée, un drame atroce, mes parents ne s’en sont jamais remis. Il parait que je lui ressemble. Figurez-vous qu’un jour, j’ai trouvé une photo de moi petite chez une de mes tantes. Je lui ai demandé comment cela se faisait qu’elle avait une photo de moi, alors elle m’a révélé qu’il ne s’agissait pas de moi, mais de ma soeur aînée, Aimée ! Je n’en revenais pas ! On aurait dit ma jumelle, je lui ressemblais exactement trait pour trait !”
Cette simple histoire m’a dirigée immédiatement vers le fameux “Syndrome du gisant” de S. Sellam. En effet, une personne de la famille se sent parfois investie de la mission de “faire revivre le mort “ et s’agite de manière exagérée, comme si elle vivait pour deux, bougeait pour deux, etc. Elle veut montrer qu’elle est vivante. Evidemment, c’est un symptôme entièrement inconscient. j’explique tout cela à Lila qui reste la bouche ouverte, et pour le coup, elle ne bouge plus du tout, stupéfaite de ce que je lui raconte. “Mais je ne l’ai pas connue”, dit-elle. Je lui explique que cela ne change rien car son cerveau sait tout et qu’elle le veuille ou non, elle a sû inconsciemment qu’il y a eu un drame et qu’elle est en lien depuis sa naissance avec cette enfant trop tôt disparue. La mémoire de ce drame terrible est en elle et elle tente de “réparer”. Lila est tout simplement interdite. Elle est comme pétrifiée. Elle répète :“C’est incroyable ! Quand je pense au nombre de médecins que j’ai consultés durant ma vie, personne n’a jamais sû me dire ce qui m’arrivait !”
Ce que je lui ai expliqué a trouvé un écho en elle. Aujourd’hui, elle va beaucoup mieux. Elle m’a appelée plusieurs fois pour me raconter qu’elle assiste à des cours, qu’elle peut rester assise, qu’elle est moins agitée, etc...Elle m’a dit aussi qu’elle ressent pour moi une grande affection, car c’est comme si je l’avais “libérée de la prison où elle vit depuis sa naissance” !

## 63/ BONNIE : EN NOIR MASSIF

Bonnie a assisté à l’une de mes conférences. Assise au premier rang, serrée contre le mur, extrêmement mince, habillée en noir des pieds à la tête, je l’ai immédiatement remarquée. Après la conférence, elle m’a demandé de la recevoir en privé. Bonnie, qui est américaine, est âgée de 48 ans. Elle a un très beau visage, malheureusement émacié et amaigri. Ses grands yeux bruns brillent d’intelligence et de bonté. Même alors que je ne la connais pas encore, je ressens pur elle une grande affection qui passe dans l’échange de nos regards.
Comme elle me le raconte, elle souffre ”d’un mal de vivre chronique” et d’une maladie de Crohn. Elle a d’ailleurs été opérée et on lui a enlevé presque tout le gros intestin.Elle vit dans la tristesse et la dépression depuis son enfance.
“ Je sens comme un nuage noir, je voudrais m’envoler, dit-elle; je suis en train de me détruire. Mon corps, je ne m’en suis pas occupée.”
Son mariage raté avec un homme assez fruste n’a pas arrangé les choses. Mère de six enfants, elle a finalement divorçé et s’est remariée.
Bonnie est une femme au visage angélique, on sent en elle une grande noblesse, un haut niveau, elle est très exigeante avec elle-même. “Si l’on ne réalise pas de grandes choses, alors à quoi bon vivre ?” telle est sa devise.
Elle enseigne, elle étudie, elle prépare des cours diffusés dans le monde entier. Très Perfectionniste, elle n’en finit jamais d’être exigeante avec elle-même.
Sa maladie de Crohn est le symptôme d’une personne qui se “dévore elle-même” et c’est effectivement son cas. J’évoque le fait qu’elle a du mal à “digérer sa vie” et elle me confirme que c’est bien vrai.
Bonnie raconte : “Je suis en deuil depuis ma prime jeunesse. J’ai toujours ressenti une grande tristesse et les évènements pourtant difficiles que j’ai vécus n’expliquent pas cette profonde détresse.J’ai beaucoup recherché dans ma vie la cause de cette déprime de l’âme, mais jusque

là, je n'ai pas vraiment compris. J'ai essayé de trouver des gens qui pourraient me soulager, mais sans véritable succès.Je suis toujours oppressée. Je fais des rêves terribles de la guerre, on dirait que j'y suis ".
Nous évoquons son divorce, mais elle affirme que sa tristesse est antérieure. Recherchant la piste du décodage transgénérationnel, je lui demande ce qui s'est passé pendant la guerre dans sa famille.
Sa mère, qui avait cinq ans, a passé plusieurs années dans un camp de prisonniers, c'était une sorte de "camp de concentration modèle" destiné à tromper la croix rouge. Elle a beaucoup souffert de la faim et après la guerre, de changements fréquents de lieux, trimballée d'un pays à l'autre.
Son père, âgé de sept ans au début de la guerre, a été lui aussi sauvé de justesse avec ses frères. Par contre, toute la famille du grand-père et de la grand-mère de Bonnie a été assassinée à Auschwitz. C'est vrai qu'il y a de quoi être triste.
Bonnie me parle soudain de sa grand-mère : "Elle est arrivée à Auschwitz enceinte et a été sélectionnée par le monstre Mengele pour servir de cobaye à ses sinistres expériences. Il lui a fait injecter des produits pour accoucher plus vite et c'est ce qui s'est passé dans d'atroces souffrances. Aussitôt né, il semble que le bébé, une petite fille, ait été assassiné. On n'en sait pas plus.
La grand-mère n'a jamais voulu parler ouvertement de ce drame atroce qui hante la famille.Le bébé a-t-il été tué sur place ou jeté dans une chambre à gaz, on l'ignore. Peut-être même que cette femme ne l'a pas sû avec certitude.
En tous cas, une ou deux heures après ce terrible accouchement, la jeune femme, tenant à peine sur ses jambes, a réussi à se sauver par miracle. Pendant un instant d'inattention du personnel, elle a rejoint sa baraque.
Elle s'est mêlée aux femmes, c'est ce qui lui a sauvé la vie, car après les accouchements, Mengele envoyait ses victimes à la chambre à gaz.

La première pensée qui me vient est que Bonnie a un lien avec ce drame.
On dirait qu'elle porte le deuil de toute sa famille disparue et de ce bébé en particulier.
Je lui parle du "syndrôme du gisant" et elle m'explique qu'en effet, elle est sans cesse en action. Elle ne peut jamais s'arrêter . Malgré sa maladie, sa fatigue, elle ne cesse de travailler.
Dans ce syndrôme, comme on l'a vu, certains miment le mort et ne bougent pas alors que d' autres ne cessent de gigoter, pour montrer qu'ils sont vivants. De plus, Bonnie ressent bien que sa vie n'est pas une vie, qu'elle est perpétuellement en deuil, accrochée dans le passé, bien qu'elle ne sache pas où exactement.
Mais cette explication ne me satisfait pas. Il me semble qu'il y a autre chose.

Après la séance, je ne cesse de réfléchir à cette terrible histoire et soudain tout s'éclaire, si l'on peut dire.
En effet, Bonnie, depuis une dizaine d'années est atteinte de la maladie de Crohn. Où a-t-elle mal ? Au ventre. D'ailleurs, pendant la séance, elle se tient le ventre et me dit qu'il lui semble avoir une boule de pus à l'intérieur, qu'elle n'arrive pas à évacuer. Elle a toujours énormément souffert des intestins et a même dû être opérée. On lui a enlevé une grande partie du gros intestin.
Que fait Bonnie, depuis toutes ces années ? Elle ne cesse de mimer ce qui s'est passé avec sa grand-mère lors de son monstrueux accouchement ! Elle souffre terriblement du ventre, se tient le ventre, a essayé toutes sortes de remèdes qui ont été inefficaces et finalement, elle a dû subir une opération , comme une sorte d'accouchement ! Comme la grand-mère est restée murée dans le silence, il a fallu qu'une de ses petites filles exprime avec son corps la douleur de son aïeule et le cauchemar inexprimable de voir son bébé assassiné après un terrible

accouchement. C'est aujourd'hui le cas de nombreuses personnes qui ne cessent de "mimer" des évènements tragiques du passé, dont personne ou presque n'a pu parler et qui n'ont pas été soignés. Ces descendants eux-non plus, n'ont pas vraiment le droit de parler, mais inconsciemment ils veulent exprimer le traumatisme. Ils le font grâce à leur corps. Evidemment, Bonnie a déjà consulté de nombreux psys et pris des antidépresseurs de toutes sortes. Mais jusque là, personne n'avait fait le lien entre ses plaintes incessantes, ses douleurs chroniques du ventre, et cet" accouchement -cauchemar". On imagine sa stupéfaction quand je lui parle de ce lien. Elle est littéralement interloquée, sous le choc. Après un certain temps, le temps de "digérer l'information", de travailler cela en détails et de comprendre en profondeur, Bonnie va mieux. "C'est comme un poids du coeur qui m'a été enlevé" dit -elle. Nous évoquons en filigrane le lien qu'elle a peut-être avec cet enfant tué à la naissance, car on sait que de nombreuses personnes vivantes aujourd'hui sont des réincarnations de personnes disparues durant la Choa, le génocide de la seconde guerre mondiale.

### 64/ VICTOR : LES MAINS MOITES

Victor me parle de son problème.Bien qu'intéressé par le Décodage, je le sens un peu réticent. Je sens qu'il n'y croit pas vraiment ..."Comment pouvez-vous m'aider ? "dit-il .
Il m'explique que lorsqu'il est nerveux, stressé, angoissé, surtout en été, il commence à avoir les mains moites et même mouillées. Ce symptôme qui le dérange , il l'a depuis sa jeunesse. "Aujourd'hui, ça va mieux dit-il, j'ai trouvé un médicament qui me soulage un peu, mais pas vraiment.C'est génétique, car mon grand-père aussi avait les mains moites."
Je lui explique qu'il faut chercher dans la vie de son grand-père afin de faire le lien puisque lui aussi avait le même problème et je lui explique que ce ne sont pas les "gènes", mais que c'est le conflit qui s'est transmis.
Victor dit avec une certaine impatience :"Mais la vie de mon grand-père, moi je ne la connais pas! Comment puis-je savoir ce qu'il a vécu ? C'est impossible!". Je lui affirme alors que je pense qu'il possède en lui , consciemment ou inconsciemment toutes les données nécessaires pour comprendre le message de son symptôme.
Victor se radoucit. Il rentre en lui-même et soudain il me dit en souriant avec affection à ses souvenirs: "Vous savez, mon grand-père, il était boxeur au Maroc". "Boxeur ?" Je suis sidérée. Victor ne réalise pas du tout ce qu'il est en train de me dire. "Oui, dit Victor, il a quand même fait 74 matches avant d'arrêter."
Je dis à Victor :"mais le voilà le lien ! Votre grand-père pendant les matches de boxe, devait être très stressé, il avait peur , il était angoissé, il ressentait une très grande tension et le lieu de cette peur, c'étaient ses mains, enfermées dans les gants de boxe, dans lesquels il devait transpirer ! Cette peur, inconsciemment, vous l'avez reçue en héritage. "Victor est stupéfait. "Je n'avais jamais pensé à cela dit-il.Vous savez, mon grand-père, moi, je porte son nom, lui aussi s'appelait Victor". Inutile de préciser que Victor qui a compris le sens du symptôme va mieux.

### 65/ EMMANUEL OU LA PEUR DE VIVRE :

Emmanuel, un homme d'une trentaine d'années est vraiment handicapé. Il a des peurs épouvantables. Toutes sortes de peurs. Elles l'empêchent de vivre. Il a consulté plusieurs psychiatres dit-il et depuis des années, il prend des médicaments. Anxiolityques et autres. Mais il n'est pas vraiment amélioré par tout cela. Il reste allongé de nombreuses heures dans la journée. En lui, je sens immédiatement le "syndrome du gisant".
Je lui demande : "Décrivez moi vos angoisses : de quoi avez-vous peur ?"
Je ressens un grand malaise chez ce jeune homme. Il n'ose pas me regarder en face et se tortille sur son siège. Il faut lui tirer les mots de la bouche, il semble dans un état second.

Finalement, il se décide à parler : "D'abord, J'ai une peur épouvantable d'être dans un endroit ouvert, sous le ciel qui est très haut, comme par exemple en pleine forêt, là où s'il m'arrivait quelque chose, personne ne pourrait venir à mon secours. "
Cette formulation m'étonne beaucoup. Que signifie-t-elle ? Je ne la comprend pas.
"J'ai aussi peur de la foule, dit-il, quand il y a beaucoup de monde, je me sens étouffer, je suis pris d'une peur panique, je sens que je vais m'évanouir, cela m'est arrivé plusieurs fois déjà ."
"Je suis aussi angoissé par les grands immeubles, les tours élevées, cela m'affole tellement que cela m'empêche de voyager, de sortir de la petite ville où j'habite. Heureusement, à côté de chez moi, c'est la campagne et les maisons ne sont pas hautes. Alors je reste à proximité, je ne bouge pas."

Il va falloir essayer de creuser le problème, mais où se situe-t-il ?
Nous commençons par évoquer sa vie d'enfant de famille nombreuse.
Il a neuf frères et soeurs, mais aucun selon lui n'a ce genre d'angoisses.
Ses parents ne comprennent pas du tout ce qui lui arrive.
Je tente de comprendre s'il lui est arrivé dans le passé quelque chose dans une fôret, ou s'il a été traumatisé par une foule dans son enfance, ou s'il s'est rendu dans un lieu où il y avait des tours, mais tout cela le laisse indifférent. "Il ne s'est rien passé dans mon enfance qui m'évoque ces peurs" dit-il.je ne me rappelle de rien.

Je choisis alors de plonger dans son histoire familiale. Où êtes-vous né ? " Ici, en Israêl " Et vos parents ? Au Brésil. Et d'où vient votre famille ? " De Pologne, de Varsovie exactement. "Où se trouvait votre famille pendant la guerre ? " "A Varsovie". "Que s'est-il passé là -bas ? "
Soudain Emmanuel semble sortir de sa torpeur. "Vous savez, ma famille était l'une des plus riche de Varsovie. Ils étaient très connus là-bas. Mon arrière-grand-père possédait des immeubles. Il logeait même des familles pauvres gratuitement.Il était renommé comme étant un grand bienfaiteur.
Au début de la guerre, les Nazis ont enlevé tous les notables de la ville, dont mon arrière-grand-père, ils les ont emmenés au milieu de la forêt et ils les ont tous fusillés.
Je ne sais pas si Emmanuel a entendu ce qu'il a dit, mais moi je suis clouée sur place, sous le choc. Je lui demande s'il a compris ce qu'il a dit. Mais il ne réagit pas. Il ne fait aucun lien.
Il faut que je lui explique que d'après moi, l'histoire familiale terrible qu'il vient de me raconter a un lien direct avec sa peur d'être dans un lieu ouvert, "en pleine forêt", et que s'il lui arrivait "quelque chose", personne ne viendrait le secourir.
C'est ce qui est arrivé à son arrière grand-père ! Il a été fusillé en pleine forêt sous la voûte du ciel et personne n'est venu le secourir !
Emmanuel est interloqué. Il me contemple comme un somnanbule. Je vois qu'il comprend sans vraiment comprendre, comme si le voile qui le sépare de la réalité avait du mal à se déchirer.
Finalement il articule :"Alors vous croyez que ma peur aurait un rapport avec ce qui s'est passé pendant la guerre ?" Il ne semble pas très convaincu.
"Mais je n'étais pas né" dit-il . Il faut que je lui explique le rapport qui peut exister inconsciemment entre le passé et le présent.
La formulation de sa "peur de la forêt" était d'une étrangeté absolue, et comprenait des détails absolument incompréhensibles. En général, les gens affirment avoir peur de telle ou telle chose : de prendre l'ascenceur, de monter dans un train, etc...Mais tous ces détails à la fois précis et étranges ne semblaient avoir aucun sens...Sauf si on mettait en miroir l'histoire familiale, alors là soudain, tout prend un sens. Et quel sens !

Mais il n'y a pas que l'arrière-grand-père dans l'histoire, il y a toute la famille décimée dans le Guetto de Varsovie, un lieu surpeuplé et Emmanuel a si peur de la foule. Certaines personnes de sa famille ont été emmenées dans les camps de concentration, entassées dans des trains comme du bétail. Dans les camps, il y avait des miradors, ces tours depuis lesquelles les gardes tiraient sur tout ce qui bougeait. Est-ce pourquoi il a peur des tours et des immeubles élevés?
J'évoque tout cela avec Emmanuel, tentant de relier ses peurs avec sa tragique histoire familiale. Oui, il est bien d'accord avec moi, tout cela a eu lieu et le rapport peut effectivement exister. Mais existe-t-il vraiment ? Il ne sait pas.
De toute la famille, seul son grand-père a survécu. Adolescent, il a été emmené à Changaî avec sa Yéchiva (école Talmudique). C'est pourquoi Emmanuel est là aujourd'hui, pour témoigner du massacre.
Il témoigne avec son corps et avec son esprit. Il n'arrive pas à vivre sa vie. Il est paralysé. Il mime malgré lui ce qui s'est passé et qu'il n'arrive pas à dépasser.
Il ne cesse depuis des années d'aller de psychiatre en psychiatre et de raconter ses peurs, mais personne ne comprend en profondeur ce qu'il dit .
On le soigne et on tente de faire diminuer son anxiété, mais le véritable sens du message ? Personne ne l'a saisi.
Soixante ans après la Choa, il porte en lui , inconsciemment, ces visions de cauchemar, qu'il exprime sans les comprendre sous forme de peurs.
Ce n'est que la mise en scène , au présent, d'une immense tragédie du passé et Emmanuel a endossé le rôle du dernier témoin de sa famille.

## 66/ MELANIE OU LA MELODIE DU SEIN DROIT

Mélanie, une femme d'environ 65 ans a vécu un drame familial. Sa fille unique est décédée d'un cancer du sein il y a quelques années.
Deux ans environ après sa fille, Mélanie s'aperçoit qu'elle-même est aussi atteinte de la même maladie, au sein droit. Vu l'avancement de la tumeur, les médecins décident de l'amputer. Evidemment, on l'a opérée et on lui a enlevé l'organe, mais non le conflit qui est à l'origine de la maladie, puisque tout le monde médical ignore ce genre de causalité.
Pour lui venir en aide, et pour empêcher toute récidive, je pars avec elle à la recherche du conflit et surtout du choc qui a été à l'origine de sa maladie.
Normalement, d'après la théorie de la "Nouvelle médecine", le problème localisé au sein droit est **toujours** un conflit familial, un conflit de nid, qui met en cause le conjoint ou celui qui en tient lieu.
J'en parle avec Mélanie et là j'avoue qu'il y a quelque chose que je ne comprends pas. En effet, dans ma pratique quotidienne, j'ai vérifié que la loi définie par la "Nouvelle Médecine" est vraie à 100%. La maladie au sein gauche révèle toujours un problème avec les enfants alors qu'au sein droit, il s'agit toujours d'un conflit de nid qui met en scène le conjoint.
Peut-être ai-je oublié quelque chose ? Je demande à Mélanie si elle est droitière car dans le cas contraire, tout serait inversé ! Elle m'affirme que oui.
Je suis si étonnée que je lui repose encore la question par la suite. Mais elle s'obstine.
En effet, la logique voudrait que le choc provoqué par le décès de sa fille unique dans son jeune âge, d'une si terrible maladie ait constitué pour Mélanie un choc suffisant à provoquer la maladie. Tout semble clair, à part cette histoire de sein droit !
Je commence mon interrogatoire et lui demande si elle a eu des problèmes avec son mari, durant cette même période. Disputes, divorce ? Mélanie me regarde d'un air interloqué.
"Aucun problème avec mon mari " affirme-t-elle.
Pourtant, tout est mathématique dans la loi du cancer. Il n'existe aucune fausse note ! Alors ?

Je remonte avec Mélanie dans le temps. Elle me raconte le drame de sa fille, une jeune mariée. Elle l'a prise chez elle afin de la soigner et elle a hébergé le couple durant toute la maladie de sa fille. "Mon gendre, est un homme adorable "dit-elle. J'évoque avec elle la disparition de sa fille, des moments très durs et Mélanie me précise que son gendre a continué à vivre chez eux, ses beaux-parents, après le drame."Il était attaché à nous" dit-elle. "Il a vécu encore une année avec nous".
" D'ailleurs, un jour que j'étais sortie avec lui, nous avons rencontré un de ses amis et cet ami, dans la conversation lui a dit qu'il devrait se remarier. Et alors là dit Mélanie, j'ai ressenti un choc immense "! "Quel genre de choc ?"
"Eh bien mon gendre faisait partie de la famille, on s'est soutenus mutuellement pandant le drame, on était très proches et c'était tout ce qui me restait de ma fille ! En quelque sorte, il était une partie d'elle-même, c'était son mari. Et soudain, quand cet ami a parlé devant moi de son remariage, cela a été terrible.
"Ca a été comme si on m'enlevait ma fille une seconde fois ! " "Voulez-vous dire que vous vous êtes identifiée à votre fille ?"
"Parfaitement ! affirme Mélanie ! Quelquepart, c'était comme si j'étais ma fille, et que son mari était le mien et qu'on voulait me l'enlever, il allait me tromper et tromper ma fille ! Il allait sortir de la famille ! Et ça, je ne pouvais pas le supporter, c'était trop dur pour moi !"
Et là, tout s'éclaire subitement. La maladie de sa fille a été une histoire de longue haleine, son état s'est dégradé petit à petit et tout le monde, malheureusement, s'attendait à sa disparition. Bien entendu, c'était terrible, mais c'était , du point de vue émotionnel, quelque chose de prévu.
Alors que le choc ressenti lors de l'évocation du remariage du gendre était véritablement un choc d'une violence inouie, une surprise totale à laquelle elle ne s'attendait pas, un drame familial vécu du côté du" conjoint", peut-être pas le sien, mais celui de sa fille qu'elle avait "adopté " comme étant "le sien " ! Et c'est ce choc violent, auquel elle ne s'attendait pas, qui a déclenché sa maladie.
Comme quoi la "Nouvelle Médecine" a toujours raison !

## 67/ BEATRICE : PEUR DE MOURIR DE FAIM

J'ai rencontré Béatrice dans un Hôtel où je donnais des conférences. Son apparence m'a surprise. Son visage agréable et rond surplombait un corps énorme et malgré ses vêtements très apprêtés et choisis avec soin, dans des dégradés de bleu et turquoise, elle avait, à mon avis, vu sa corpulence, du mal à paraître élégante. Elle avait la cinquantaine joviale, si l'on peut dire.
Lorsque je lui ai parlé de mon travail , elle a immédiatement pris rendez-vous, arguant qu'elle devait enfin s'occuper sérieusement de son surpoids.
Béatrice est arrivée dans mon cabinet en soufflant. Elle a eu un peu de mal à monter le petit escalier un peu raide . Là encore, elle avait fait un effort vestimentaire, mais ce qui devait être une sorte de boléro de laine, avait du mal à couvrir son corps. Béatrice était sympathique, elle souriait beaucoup. Notre rapport était vraiment très agréable, presque amical.
Après les préliminaires, j'ai demandé à Béatrice combien elle pesait. Elle m'a dit qu'elle l'ignorait. Pour 1m65, elle me dit que la dernière fois qu'elle s'était pesée, il y avait bien longtemps, elle faisait dans les 120 kilos. Aujourd'hui, sans doute beaucoup plus.
Avec Béatrice, nous commençons à explorer son histoire familiale. Je lui demande de prime abord si quelqu'un a souffert de la faim dans sa lignée familiale.

"Oui, dit-elle ,mes parents ont grandi en Israêl à une époque où régnait la famine, au début du siècle. Il n'y avait rien à manger. D'ailleurs, jusqu'à ce jour, mes parents ont un comportement bizarre en ce qui concerne la nourriture : ils vivent tous les deux dans un village. Chez eux, il y a deux énormes congélateurs pleins de victuailles, plus deux frigidaires ! Je ne parle pas des placards remplis de nourriture, ni des tonnes de fruits et légumes qui arrivent chaque semaine.
Pour un couple de personnes de 80 ans, c'est beaucoup non ? dit elle en s'esclaffant. Chaque semaine, ils font le marché et stockent plein de fruits et légumes, mais ils ne mangent toujours que les plus anciens, ceux qui restent de la semaine d'avant par exemple. Ce qui fait qu'ils se nourrissent finalement de "vieilleries". En plus, ils commandent et distribuent aussi aux alentours des fruits et légumes et des denrées aux personnes dans le besoin.
En un mot, toute leur vie tourne autour de la nourriture !
Je dois préciser, dit Béatrice que mes parents sont tous les deux minces.
Par contre, mon frère qui vit près de chez eux est énorme ! Pensez donc, il pèse 300 kilos ! A côté de lui, moi je suis mince ! dit-elle en riant.

Il ne faut pas être grand clerc pour comprendre qu'il s'agit ici d'un conflit transgénérationnel dont les protagonistes ont hérité inconsciemment.
Nous commençons à travailler sur le comportement alimentaire de Béatrice.
Elle me conte que chaque matin, quand elle sort de chez elle, elle emporte un cabas rempli de nourriture. En effet, elle part le matin pour rentrer vers cinq heures de l'après midi et cette longue période de temps nécessite qu'elle emporte des vivres. C'est le mot exact. D'ailleurs, me précise Béatrice ; "je ne peux jamais sortir de chez moi sans un sac rempli de nourriture, même lors de petites sorties; vous comprenez, j'ai peur d'avoir faim en chemin ."

Même pour venir à notre rendez-vous, elle a pris son cabas. Elle l'ouvre :"Elle sort un yaourt, des fruits, des barres chocolatées, des biscuits, du chocolat, un sandwitch et ainsi de suite. Je souris, presque malgré moi. "Evidemment dit Béatrice, soudain agressive, vous, vous allez certainement rentrer chez vous pour le déjeuner mais moi, je ne rentre qu'à cinq heures !"
Béatrice semble soudain très tendue. Je lui demande pourquoi elle transporte toute cette nourriture, en quantité exagérée, avec elle, en toutes circonstances.
Elle se trouble et rougit violemment. Après un petit interrogatoire, et un petit travail de prise de conscience, nous arrivons à la conclusion que de la même façon que ses parents, qui ont vécu la famine dans leur jeunesse, Béatrice transporte avec elle, dans son cabas, un conflit qui peut s'exprimer ainsi : "j'ai peur de mourir de faim". Elle est parfaitement d'accord avec moi.

Elle a reçu en héritage, ainsi que son frère obèse, le conflit parental, et continue fidèlement de le transporter avec elle. Le problème, c'est que la guerre est finie, la famine est heureusement loin derrière et que Béatrice continue à vivre dans le passé, non le sien, mais celui de ses parents !
Béatrice est une femme intelligente qui se livre de plus à une occupation originale qui me surprend. Elle se rend chez des particuliers afin de les aider à faire de l'ordre dans leur maison. Elle passe des journées entières à aider des femmes à ranger armoires et placards. Elle leur donne des conseils et trouve des idées dans ce sens. Je lui demande si dans la maison de ses parents régnait un très grand désordre. Et elle me répond du tac au tac : "Mais oui, bien sûr! Il régnait là-bas une pagaille épouvantable !Rien n'était à sa place !"
On sait bien que le métier d'une personne, c'est une réparation et là, nous sommes en plein dedans !

Béatrice me montre un article qu'elle a écrit et qui s'intitule; "Comment faire de l'ordre dans sa maison", je lui dit qu'il va falloir qu'elle même fasse de l'ordre dans sa tête, car c'est là que se situe le problème qui la préoccupe.

Nous revenons aux congélateurs de ses parents qui la font rire et je lui explique que si ses parents rangent leurs denrées dans des frigidaires et dans des congélateurs, elle -même a trouvé une meilleure astuce : elle stocke les denrées sur elle, dans son corps, là où personne ne peut les lui prendre. Elle transporte ses placards remplis de nourriture partout avec elle. Béatrice est interloquée. Elle ne rit plus du tout. Elle a compris quelque chose.
Après quelques séances préliminaires, je lui explique qu'il faut qu'elle fasse un travail d'autohypnose pour avancer et remodeler son esprit et aussi qu'elle envisage de restreindre un peu sa nourriture en lui proposant un
régime. Bien que Béatrice prétende manger" très peu", je lui affirme qu'elle n'est pas arrivée à ce poids par hasard. Nous examinons ses menus journaliers et je lui donne des conseils diététiques.
J'ignore encore si c'est le mot "régime" qui lui a fait un choc. Toujours est-il que quelques jours après cette séance, Béatrice me téléphone dans tous ses états en m'affirmant avec colère que mes soins "ne lui conviennent pas " et qu'elle a décidé d'arrêter là le travail en ma compagnie. J'ai pris là une bonne leçon. En effet, comment oser proposer un "petit régime" à quelqu'un qui vit encore avec le conflit de "peur de mourir de faim"? Tant que nous travaillions dans les arcanes de son esprit, tout allait bien entre nous. Béatrice était tous sourires. Mais dès que nous avons effleuré l'aspect pratique des choses et envisagé des "restrictions", elle s'est énervée. De quel droit allais-je lui imposer ces restrictions ? Il m'est arrivé depuis de croiser de nouveau Béatrice, nous nous sommes saluées du bout des lèvres. Je sentais encore son agressivité envers moi. Il me semble finalement avoir commis un crime de lèse-majesté.

## 68/ FRANCOIS, PIERRE et LES AUTRES : HYPERACTIVITE

François , la soixantaine, vient consulter pour tenter de comprendre son problème d'hyperactivité. Dans les cas d'hyperactivité, il est toujours urgent de rechercher, à mon avis , en premier lieu un "syndrome du gisant", comme le décrit S. Sellam.
Nous commençons à travailler sur le prénom du patient :" François" et là, nous entrons directement dans le "vif du sujet". François porte tout simplement le nom de son oncle, mort en déportation.
Son père , Simon, avait deux frères : François et Pierre.
François était l'aîné et Pierre le plus jeune. François, à vingt-cinq ans, était un grand sportif, très fort et musclé. Son frère Pierre était plutôt mince et fragile. Les deux frères ont été déportés et contre toute logique, c'est François qui est mort du typhus, alors que Pierre a survécu. Toute sa vie, Pierre a témoigné, il a tenté de raconter l'indicible, le drame terrible qu'il a vécu dans les camps de concentration. Malheureusement, certaines choses ne pouvaient être dites et Pierre a fini par succomber dans sa vieillesse d'un cancer de la gorge. L'aîné des deux frères, Simon, le père du patient, a voulu naturellement rappeler le souvenir de son jeune frère défunt et a donc nommé son fils François.C'est un fait, François a pour projet inconscient de perpétuer le souvenir de son oncle mort en déportation et surtout, de le faire revivre. Il a été "mandaté par le clan"et chargé de mission sans le savoir. Pour cela, il est nécéssaire de s'agiter en permanence, c'est bien ce qu'a toujours fait François! Même fatigué et épuisé, il faut qu'il continue à travailler sur tous les fronts. Il continue de

lutter malgré la fatigue. De plus, il ressent depuis de longues années qu'il "n'a pas le droit de profiter de la vie". Nous arrivons à cette conclusion après un long interrogatoire. Il doit se sacrifier en permanence pour sa famille. En effet, comment "profiter de la vie" alors que celui qu'il est chargé de "représenter " n'a pas pû, n'a pas eu le droit de profiter de la sienne? Bien entendu, tout cela est complètement inconscient. Ce n'est que dans l'intimité de ce cabinet de consultation dans lequel François, poussé par la curiosité, est arrivé, que tout cela a enfin été révélé. La découverte des mobiles de sa vie aidera -tielle François à faire des changements dans son existence ? Nous l'espérons.

## 69/ CYRIL : HYPERACTIVITE

Cyril, cinquante cinq ans, est extrêmement agité et impatient. Il lui est difficile de tenir en place. Même sur sa chaise, il ne cesse de bouger.
Il a lu un article que j'ai publié et intrigué, il a compris qu'il pourrait peut-être trouver ici une explication à ses troubles. Je lui demande depuis quant il est dans cet état et il me répond qu'il a toujours été "comme cela" : pressé, stressé, hypernerveux, anxieux, préoccupé.
Motif de la consultation : Aujourd'hui, il sent "qu'il n'en peut plus, il voudrait souffler, profiter enfin de sa vie, être plus calme, prendre son temps, profiter de sa famille", mais il n'y arrive pas. Il continue de courir sans cesse sans pouvoir s'arrêter.
Dès l'âge de quatorze ans, il a commençé à travailler d'arrache-pieds pendant ses jours de liberté au lycée. Il faut rechercher la cause d'un tel acharnement chez un enfant de cet âge. Mes questions fusent : Avez-vous travaillé pour gagner de l'argent ? "Bien sûr" dit-il. "Vos parents étaient-ils en difficulté financière ? Vous vouliez les aider ? " Il semble surpris." Non, pas du tout, mes parents étaient aisés. Mon père dirigeait une entreprise ". "Vous ne receviez pas d'argent de poche?". "Peut-être pas autant que j'aurais voulu". "C'est la raison de votre acharnement au travail ? "Je ne sais pas"."A vingt et un ans, j'avais monté déjà plusieurs affaires, à vingt-huit ans, je possédais une chaîne de magasins. Je travaillais environ dix-huit heures par jour !" "Pourquoi ? " Je ne sais pas, j'ai toujours beaucoup travaillé . Encore aujourd'hui, j'ai cinquante cinq ans, je passe au moins douze heures par jour au bureau. Je ne peux pas m'arrêter, c'est plus fort que moi, il y a toujours quelque chose à faire, des papiers à régler, de la comptabilité à vérifier.."
Je suis étonnée par cet acharnement .Ce n'est pas du travail, c'est de la frénésie !" "Vos parents étaient-ils très motivés par l'argent ?"
Cyril semble là encore surpris. "Non, pas du tout, dit-il, ils en avaient, mais ce n'étaient pas un but pour eux". Alors à votre avis, quelle était la raison de cet acharnement ?" "Je voulais leur montrer que j'étais capable, que je réussissais. J'étais le plus jeune et le seul garçon. Avant moi, il y avait trois filles. ". "Vous vouliez attirer leur attention sur vous ? " "Peut-être". Cyril ne semble pas vraiment convaincu. Je recherche aussi une "réparation familiale" grâce à quelques questions. "Vos grands-parents étaient-ils pauvres ? Avaient-ils des difficultés ?" "Mon grand-père paternel était un notable en Algérie. Il possédait un magasin et d'autres entreprises et du côté maternel, sans être très riche, la famille vivait correctement. "
Nous évoquons les soeurs de Cyril et il m'avoue qu'il a toujours été "indisponible" pour sa famille. Il est comme "dans un autre monde", obnubilé par son travail et ses soucis. Son esprit est "ailleurs", il a du mal à se concentrer. Il présente tous les symptômes de l'hyperactivité.

Dans les cas d'hyperactivité, je recherche toujours un drame familial. Au bout d'une heure et demi de séance, je lui demande s'il y a eu un drame dans sa famille. "Non", dit Cyril. Afin de tenter de lui rafraîchir la mémoire, je lui pose des questions plus précises. ""Ne s'est-il rien

passé de dramatique chez vos grands-parents ?" "Non !". Du côté paternel ? "Non !" Du côté maternel ? "Non !" Et chez vos arrière-grands parents ? " "Non, je ne sais pas ".
"Donc vous êtes certain qu'il n'y a eu aucun drame d'aucune sorte dans la famille ?" " Vraiment rien du tout !" affirme-t-il.
J'insiste très lourdement : " Par exemple, des enfants morts en bas âge ?"

Soudain Cyril se "réveille" " Maintenant que j'y pense, dit-il, je me rappelle que ma mère a perdu une soeur ! Elle m'en a parlé quelquefois.
Sa soeur avait dix-sept ans, quand elle a attrapé la fièvre typhoïde. Elle est décédée. C'était la soeur aînée de ma mère. Elles n'étaient que deux soeurs, tous les autres enfants étaient des garçons.
"Quel était le prénom de votre mère ? ""Françoise" ! Et comment s'appelait sa soeur décédée ? Cyril se trouble, il ne sait plus. Il téléphone à sa femme pour lui demander. Finalement il répond : "Fanny".
C'est important d'identifier chaque membre de la famille et de l'appeler par son nom, afin de tenter de rééquilibrer l'arbre généalogique familial, de réintégrer les personnes qui manquent.
"Alors comme cela, vous affirmiez qu'il n'y a eu aucun drame familial alors que votre propre mère a perdu son unique soeur dans des conditions tragiques!"
"Oui, mais moi, je l'ai pas connue ! " dit Cyril. ( C'est d'ailleurs l'argument qu'avancent absolument tous les patients lorsqu'on évoque avec eux l'impact d'un drame du passé dans la famille)
"Que vous l'ayez ou non connue, ne change rien! Par contre, vous avez sans doute aujourd'hui un "syndrome du gisant ".
C'est une réparation familiale transgénérationnelle dont se charge l'un des membres de la famille. Il s'agit inconsciemment de tenter de faire "revivre le mort" et donc de bouger autant qu'on le peut pour montrer qu'on est bien vivant. Ce drame entraine donc l'hyperactivité de l'un des membres de la famille. Vous avez donc été chargé par le clan familial de vous activer sans cesse pour mener à bien cette tâche. De plus, votre cerveau étant aussi inconsciemment "branché" sur ce drame terrible, vous avez un problème de concentration, vous vous sentez "absent, indisponible car occupé ailleurs."
Cyril est stupéfait. " Alors vous pensez que c'est pour cela que je travaille tellement ? "" Oui, je le pense." Il va falloir un certain temps à Cyril pour digérer cette information. Il quitte le cabinet dans un état second.
Il a reçu la réponse qu'il a cherché partout depuis de longues années.

## 70/ ELISABETH : LA PHOBIE DES CAFARDS

Elisabeth, soixante-cinq ans, a la phobie des cafards . Elle est née au Maroc. Son enfance a été peuplée de cafards, ces gros insectes marrons nantis d'antennes et qui parfois volent dans les airs. Depuis son installation en Israêl, il y a trente ans, elle vit littéralement" au rythme des cafards", comme nous finissons par le comprendre ensemble, après trois quarts d'heures d'entretien.
Elisabeth a peur de se déplacer à partir de certaines heures, car, comme elle me l'affirme avec véhémence : "les cafards attendent l'obscurité pour sortir, donc moi, dit-elle, je ne sors pas le soir !"
"Lorsque j'ai dû déménager, j'attendais le jour "favorable". Je vérifiais chaque matin sur Internet s'il allait faire chaud, en effet, les cafards aiment la chaleur et en fonction du temps, j'ai décidé du jour du déménagement.

Comme j'avais repéré certains spécimens en bas de mon immeuble, j'ai emballé moi-même mes cartons dans des plastiques que j'ai scotché d'une manière parfaite, afin qu'aucun cafard ne puisse y pénétrer.
Enfin j'ai demandé à mon mari de descendre vérifier que le camion lui-même n'en n'abritait pas.Bien entendu, avant de déménager, j'avais fait faire une désinfection complète de mon nouvel appartement."
"Que se passe-t-il si vous apercevez un cafard ?" "Si je vois un cafard, je meurs" affirme Elisabeth.C'est son leitmotiv, qu'elle répète au moins dix fois durant la séance. "Pourtant, vous en avez rencontré parfois et vous êtes bien vivante!" dis-je "Je monte sur une chaise et je hurle jusqu'à ce que quelqu'un vienne le tuer." Nous découvrons ensemble qu' Elisabeth n'a rien "inventé", car elle a vu sa mère se comporter de cette façon, qu'elle a donc naturellement imitée.
Avant de pénétrer dans une pièce, Elisabeth fait une inspection sommaire. Elle s'assure qu'aucun cafard ne se trouve dans les environs. "A part que vous "mourez", que ressentez-vous en voyant un cafard ?" "Cela me dégoûte dit Elisabeth en faisant une moue de circonstance et en mimant un grand frisson en soulevant ses épaules".
"Je ne suis pas la seule à réagir comme cela , dit-elle, mes frères et soeurs sont comme moi !" Piètre consolation. "l'an dernier, ma soeur m'a rendu visite et elle est arrivée le soir, en été. Avant de rentrer dans l'immeuble, nous avons aperçu plusieurs spécimens. Nous nous sommes mises à hurler de concert, sans pouvoir nous arrêter. C'est simple, nous avons ameuté tout l'immeuble. Tout le monde est descendu voir ce qui se passait ! " "Après, on avait honte, on ne savait plus où se mettre !"
Pour tenter de sortir de cette phobie, rien ne vaut la confrontation avec l'ennemi. Je sors donc de mon tiroir une panoplie d'insectes en plastiques. Ils sont grands comme un doigt. Je les pose sur le bureau et voilà Elisabeth qui recule sa chaise et mime encore un frisson de profond dégoût.
"Vous voyez, ce sont juste des jouets en plastique" dis-je. "Ca ne fait rien, dit Elisabeth, rien qu'à les voir, cela me dégoûte, c'est comme ça, je n'y peut rien!".
Il y en a un qui ressemble parfaitement à un énorme cafard marron.

"Tenez-lui-dis-je, prenez celui-ci et posez-le sur votre main". Elisabeth recule très effrayée, encore une fois, elle mime le dégoût. "Jamais de la vie, dit-elle".
"Mais vous voyez pourtant que c'est du plastique, vous ne risquez rien !"
"Berk !" répond -elle, cela me dégoûte, il ressemble à un vrai !" Et elle pique un fou rire devant l'absurdité de la situation.
Nous procédons par élimination. Je lui fait choisir celui qu'elle est prête peut-être à toucher et elle choisit une grosse coccinelle. " Avec celle-là, je ne risque rien, elle est mignonne, c'est une bête à Bon D' ieu !" Et elle la pose sur sa main.
Je l'encourage : "Allez-y, prenez-en une autre !" Bon, celle-là est vert pomme, elle ne ressemble pas à un cafard, alors ça va , commente-t-elle". Elle la prend en main et ainsi de suite. Je dois l'encourager à avancer afin de poser une a une les bestioles sur sa peau. "Elle explique son choix, se parlant presque à elle-même : "celle-là est turquoise, non, elle ne ressemble pas non plus au cafard". Elle a trié d'un côté les insectes "acceptables " et de l'autre coté, menaçant, se trouve toujours le cafard, accompagné d'un autre insecte à cornes qui y ressemblerait très vaguement et qu'elle refuse de toucher. Finalement j'arrive à la convaincre : "Allez, attrapez-le, vous voyez bien qu'il ne lui ressemble pas !" Elle hésite et se décide enfin.
Il ne reste plus que le cafard tout seul dans son coin.
" Ah non, dit-elle, celui là, je ne le pose pas sur ma main ! C'est un cafard !"

"Voyons Elisabeth, vous voyez bien que ce n'est pas un cafard ! C'est un simple jouet en plastique !Vous ne ressentirez rien d'autre que ce que vous avez déjà senti avec les autres insectes !".
Je sens Elisabeth dans un grand dilemne. Elle hésite, me regarde, rit :"je sais bien que c'est absurde, dit-elle , mais quand même, cela me dégoûte!"
Et finalement, incroyable mais vrai, je sens qu'elle bascule dans sa tête. Elle tend soudain la main, saisit le "cafard" et le pose courageusement sur sa main. "Voilà, c'est fait, ce n'était pas si terrible !" dis-je. "Non, dit-elle, c'est pas terrible". Je lui fais reposer le "cafard " sur le bureau et le remettre plusieurs fois sur sa main, pour qu'elle "s'habitue". Elle me regarde d'un air ingénu : "Mais c'est pas un vrai " dit-elle finalement .
Nous avons bien progressé. La séance touche à sa fin. Je la fais repartir avec une phrase à répéter mille fois par jour , qu'elle a noté sur un papier pour ne pas l'oublier, afin de faire un travail d'autohypnose : "J'adore les cafards".

## 71/ ODELIA : LE SOUFFLE COURT

Odélia, une jolie femme brune de quarante quatre ans, vient consulter car elle a des polypes dans le nez, elle est anosmique et souffre d'allergie respiratoire m'a -t-elle dit au téléphone.
En un mot, elle a du mal à respirer, dans tous les sens du terme, aussi bien au niveau du nez que des poumons. D'ailleurs, en arrivant dans mon cabinet, elle est terriblement essouflée, il lui faut environ cinq minutes pour arriver à reprendre son souffle et commencer à parler. Ensuite, elle sort un petit spray qu'elle pulvérise dans son nez. "*J'en ai vu des médecins, dit Odélia. Cela fait vingt ans que je consulte spécialiste sur spécialiste. Je connais tous les oto-rhinos de Jérusalem et même ceux de Tel-Aviv. On ne sait pas exactement ce que j'ai, une sorte d'allergie. j'ai fait tous les tests, mais tout cela ne m'a pas aidé vraiment.Voilà pourquoi j'ai décidé d'essayer autre chose* " dit-elle.

Je lui pose quelques questions concernant sa famille . Elle est mariée et a cinq enfants. Je lui demande depuis quand elle a ses polypes et elle me répond sans hésiter : "Depuis la grossesse de mon second fils, on s'en est aperçu après sa naissance".
Que s'est-il donc passé à ce moment ? "
"C'était pendant la Guerre du Golfe, dit Odélia, en 91. Nous sommes allés nous réfugier chez mes parents. A cette époque, on restait enfermés à la maison, on isolait toutes les fenêtres avec du scotch, de peur de recevoir des gaz de l'ennemi et en cas d'alerte, on mettait des masques à gaz."
" Donc , déjà une situation irrespirable et étouffante, dis-je ".

"Oui, confirme-t-elle, mais à part l'angoisse qu'on ressentait du fait de la guerre, il y a eu autre chose.. Moi, j'étais jeune mariée, j'avais un petit bébé.
Ce qui m'a perturbée, dit Odélia, c'est que j'ai une soeur qui a quatre ans de moins que moi et depuis mon mariage, cette soeur et mon mari ont de bonnes relations, trop bonnes même. Mon mari est un homme très sociable, ouvert, qui rit beaucoup et parle à tout le monde. Un homme extraverti en un mot.
Moi, je suis timide, plutôt renfermée, silencieuse, introvertie.
Quant à ma soeur, elle ressemble beaucoup à mon mari. Elle est insouciante, elle rigole, et elle et mon mari plaisantaient et riaient beaucoup ensemble. Moi, je me sentais isolée, dans mon coin, avec mon bébé dont je devais m'occuper, alors qu'eux s'envoyaient des blagues et s'amusaient. Je sentais que ma soeur lui faisait du charme. Cela durait depuis mon

mariage, ce lien. Par ailleurs, je dois préciser tout de même que mon mari est en général un homme très sérieux.

Mais, pendant ces quelques jours où j'étais chez mes parents, il s'est passé quelque chose qui m'a perturbée. A un moment, par hasard, la robe de ma soeur s'est relevée sur ses jambes et j'ai surpris soudain le regard de mon mari à ce moment là. Ce que j'ai lu dans ses yeux m'a fait un très grand choc : du désir. Ensuite, gêné, il a reporté son attention sur moi, car il a vu que j'ai surpris son regard. J'étais très mal à l'aise, mal dans ma peau. Je ne savais plus où me mettre. De plus, je ne pouvais rien dire. On était "en famille".

D'ailleurs, mon père a dû aussi s'apercevoir de quelque chose car il nous a conseillé de rentrer chez nous, juste après cette scène.
Ces relations de "sympathie" ont continué d'ailleurs depuis vingt ans et le mariage de ma soeur n'y a rien changé. Je ressentais touours cette attirance entre eux. J'en ai d'ailleurs parlé plusieurs fois avec mon mari qui m'a toujours affirmé que j'étais" la plus belle à ses yeux", mais cela ne change rien pour moi, la souffrance est là, quand même. "

"De plus, je dois ajouter aussi que j'ai de très mauvaises relations avec ma belle-mère. J'ai toujours eu l'impression qu'elle était jalouse de moi. Comme j'étais très jolie, c'était comme si je lui faisais de l'ombre. Elle m'a descendue en flèche et a dit beaucoup de mal de moi derrière mon dos. Elle a sali mon image aux yeux de toute sa famille. Les frères et soeurs de mon mari n'ont pratiquement pas de relations avec nous. On peut dire qu'elle m'a gâché ma vie."

En fait, pour moi il est clair que ces trois symptômes, les polypes , l'anosmie, et la difficulté à respirer ont un lien entre eux.
"Quel geste fait-on , dis-je à Odélia , lorsqu'on sent une mauvaise odeur autour de nous ? Automatiquement, elle fait le geste de pincer ses narines avec deux doigts afin de ne plus sentir. "Exactement", dis-je. Et ce geste, vous l'avez fait tout naturellement avec votre corps, en faisant inconscemment pousser des polypes dans votre nez ! "
"Comme vous ne pouviez pas tenir votre nez bouché en permanence avec la main, votre corps s'en est gentiment chargé. En effet, ce que vous ressentiez, c'est : " Ca sent mauvais pour moi ici", l'attitude de votre mari et de votre soeur vous faisait ressentir comme une mauvaise odeur. Et en plus, comme vous ne "pouviez plus les sentir", vous avez réussi à boucher votre nez complètement en devenant anosmique.
Quand à la respiration au niveau des poumons, il me semble que lorsque vous avez surpris le regard de désir de votre mari, **cela vous a littéralement coupé le souffle.** Votre respiration est restée suspendue et ensuite, vous êtes restée depuis toutes ces années dans cet état. Le souffle court est le symbole pour vous de ce moment terrible que vous avez vécu. Il s'est inscrit en vous définitivement. Vous gardez toujours le souvenir, au niveau respiratoire, de cet instant où vous avez senti que quelque chose a basculé, le souvenir du choc. Ce n'était plus de la sympathie entre eux, mais un autre pas avait été franchi, un pas insupportable pour vous. La situation était devenue littéralement irrespirable.
De plus , cela se passait dans un climat de guerre, étouffant, à tous points de vue".
"Oui, dit Odélia, tout ce que vous m'avez expliqué est vrai, je le comprend et je le ressens."
"Votre soeur vous a finalement volé votre territoire, celui que vous partagiez avec votre mari, elle vous a littéralement "pompé l'air". Elle ne vous laissait plus respirer librement, elle s'est introduite dans votre couple et vous a gâché la vie .
Maintenant, je dessine un rond sur ma feuille, dites -moi à combien vous estimez le vol d'air de votre soeur , si le cercle représente cent pour cent ?"

Odélia répond sans hésiter : “ vingt cinq pour cent !”. Je noircis un quart du cercle. Et Odélia rajoute, “ Et ma belle-mère m’a volé cinquante pour cent !”
Je noircis alors encore la moitié restante du cercle. “ Vous voyez, dis-je à Odélia, il ne vous reste que 25 % de vos capacités respiratoires ! Ce n’est pas étonnant que vous étouffiez ! “

Ce qui est étonnant finalement, c’est que de simples et très courts moments de chocs, de surstress, de conflits ingérables, s’inscrivent littéralement dans notre corps et peuvent y perdurer durant de longues années sous forme de symptômes, que la médecine traditionnelle a du mal à comprendre et à guérir.
Ces chocs, ces ressentis qui ne durent souvent que quelques secondes ont un impact formidable sur nous. Ils nous font basculer dans une autre réalité. Ils bloquent littéralement notre énergie vitale, et atteignent un ou plusieurs organes de notre corps. C’est ainsi que nous développons des symptômes gênants et des maladies. Nous parlons avec notre corps, faute de pouvoir exprimer ce choc autrement. En réalité, nous n’avons même pas le temps de parler car ces chocs ne durent que quelques secondes. Cette programmation se fait en un temps très court à l’insu de notre conscience.

## 72/ LE CAS BIANCA : UN SEISME FAMILIAL

Bianca est une jeune fille d’une vingtaine d’ années que je n’ai jamais rencontrée. Pourtant, j’ai travaillé durant plusieurs mois avec ses parents afin de tenter de comprendre son cas. Bianca n’a jamais été diagnostiquée, ni par la médecine, ni par la psychologie, ni par la psychiatrie.

C’est, comme le disent ses parents “un cas à part”. Ils la décrivent comme une jeune fille qui n’est pas mature. Physiquement et intellectuellement, Bianca ne fait pas son âge. Charmante, dévouée, gentille, caline, elle a pourtant de temps en temps des petites crises de colère ou de refus.
Biancas semble avoir six ou sept ans de retard.
Dans sa vie quotidienne, elle est **désorientée**, surtout au niveau du temps et de l’espace. Elle est à l’aise dans la routine de ses habitudes. Elle est caractérisée par un manque total d’initiative.Elle se contente de suivre ce qu’on lui impose ou lui suggère.
Elle fréquente une école spécialisée d’enfants à problèmes.
Avec ses parents, Solange et Charles, nous avons tenté de comprendre et de mieux cerner Bianca dans le cadre d’une thérapie familiale.

Nos recherches ont commençé au niveau de la généalogie. Le mot **“désorientée”** qui caractérise Bianca a été au centre du travail.
Qui donc a été désorienté dans la famille ?

L’arrière grand-père maternel de Bianca, Alphonse, était un homme politique très connu. Le drame de la famille a commençé sans doute à cette époque, quand cet homme volage a abandonné son épouse Solange et ses cinq enfants à leur triste sort, sans jamais s’en préoccuper.
On imagine le choc et le désarroi de cette femme. Le mot désorientée semble bien convenir à cette malheureuse.Le choc a été trop violent et quelques années après, Solange décède d’un cancer du sein, conséquence de son malheur, laissant ses enfants orphelins .
Ils sont recueillis par des proches, ballotés de ci-delà, complètement désorientés..
Sara, l’une des filles de Solange, orpheline a treize ans, grandira donc comme ses frères et soeurs, sans famille véritable, sans stabilité. Elle est devenue une femme autoritaire, ne

pouvant compter que sur elle-même. Elle a élevé sa fille, Solange, à laquelle elle a donné le prénom de sa mère disparue trop tôt, avec une main de fer.
Elle est donc la grand-mère maternelle de Bianca.
" J'ai été élevée à la baguette" raconte. Solange :"J'étais tenue en laisse".
Pourtant, il existe un lien symbolique très fort entre Sara et Solange, cette mère et sa fille.
Il semble que Sara recherche inconsciemment sa mère dans cette fille à laquelle elle a donné son prénom . Elle a tissé avec elle un lien très fort et refuse de la laisser vivre sa vie. Privée de mère, elle a reconstruit ce lien, essentiel pour elle, grâce à cette fille unique.

"Jusqu'à l'âge de trente cinq ans, dit Solange, j'étais entièrement sous la domination de ma mère, je n'arrivais pas à me différencier d'elle".

Quant aux frères de Solange, ils ont tous des troubles mentaux.
Deux d'entre eux sont soignés en psychiatrie.
Est-ce la conséquence de ce "séisme familial" créé par le grand père ?

Solange, bien que s'avouant très stressée, affirme qu'elle est finalement la seule de la famille à s'en être "bien sortie". C'est effectivement une femme charmante , très soucieuse du bien-être de sa famille et très préoccupée par le sort de Bianca.
Ce qui est étrange , c'est que Bianca ressemble beaucoup à une soeur de sa grand-mère qui est " problématique". Elle lui ressemble à la fois physiquement et moralement. Il est clair qu'elle est en lien avec elle, bien qu'elle soit "beaucoup plus normale" affirment ses parents.

Pourtant Solange s'interrroge. Quelquepart, au fond d'elle même, obscurément et malgré cette généalogie lourde elle se sent coupable. C'est elle d'ailleurs qui a initié cette thérapie.

Est-il possible qu'elle soit responsable d'une façon ou d'une autre du retard de Bianca ?
C'est la question qui l'obsède depuis de longues années.
Lorsqu'elle est arrivée à la clinique bondée pour accoucher, on lui a demandé de "se retenir" .
Il n'y avait pas de place ! Le bébé a-t-il manqué d'oxygène à ce moment là ? On l'ignore .
Solange évoque la petite enfance de Bianca, arrivée "trop vite" en quatrième place dans une famille déjà survoltée. Seule, elle a dû prendre en charge les quatre petits, assumer les couches et les biberons, son mari étant absorbé par un travail très prenant. Pour Bianca, elle n'avait pas le temps. Elle assurait le "minimum". Avec quatre petits en bas âge, les nuits blanches succédaient aux nuits blanches. L'enfant a-t-elle manqué d'affection, d'attention ? s'interrroge Solange.
A huit mois, on détecte une double luxation de la hanche et on doit lui mettre en "harnais" afin de l'immobiliser durant plusieurs mois. Est-ce que cette immobilisation physique a pû déclencher aussi un retard mental ? Plus tard, l'enfant pleurait beaucoup et on a fini par détecter une myopie. En fait, ce n'est que vers quatre ou cinq ans qu'on a finalement compris que Bianca avait un problème.

Déracinée, la famille de Solange est arrivée en France au moment de la guerre d'Algérie, **désorientée,** bien évidemment, puisqu'elle avait abandonné son orient natal. Même histoire pour la famille de Charles, le père de Bianca qui arrivait à peu près à la même époque du Maroc. peut-on trouver ici l'une des causes de la désorientation de Bianca ?
En fait, Bianca est -elle au centre de nombreuses "désorientations " et donc est-elle le symptôme de la famille ? C'est aussi une possibilité.

A la fin de cette thérapie, en compagnie de sa mère, nous avons dressé une échelle de valeur des compétences de Bianca afin de faire un point plus précis sur son cas. Elle a certains points forts, certaines matières où elle brille plus que d'autres, certaines capacités qui lui permettnt finalement de surnager tout de même.
A la fin de cette thérapie, Solange, sa mère, s'est dite "soulagée". En effet, nous avons étudié ensemble le cas dans tous ses détails les plus infimes, et les plus complexes, examiné toute les possibilités de son retard et même si aucun diagnostic n'a été vraiment posé, le sentiment de culpabilité de Solange s'est dissipé. En faisant cet arbre généalogique et en comprenant que la responsabilité n'est pas uniquement de son fait à elle, le poids de cette culpabilité s'est réparti et a été allégé. Finalement, le but a été atteind.

## 73/ SIGRID OU L'ALLAITEMENT : CANCER DU SEIN

Lorsqu'elle entre dans mon cabinet accompagnée de son mari, la vue de Sigrid me provoque un choc. En effet, cette femme de soixante trois ans a un visage si figé qu'on dirait qu'elle porte un masque. Tous ses traits sont contractés en une sorte de grimace, comme si elle pleurait. Son expression est celle d'une très profonde tristesse. Elle semble apathique et abattue.
Que se passe-t-il ? Sigrid vient consulter pour un cancer du sein droit.
Elle m'explique qu'il y a un an environ , elle a remarqué un liquide jaunâtre qui coulait de son sein droit. Elle est immédiatement allée consulter et on lui a affirmé que ce n'était pas grave, mais qu'il fallait opérer, ce qu'elle a fait. Après quelques temps, elle a refait des examens et le médecin lui a dit que l'on avait trouvé de nouveau des cellules " pas claires" et qu'il fallait réopérer de nouveau, ce qu'elle a encore fait. Aujourd'hui, on lui propose des séances de rayons pour "éradiquer" le problème". Elle hésite et c'est le motif de sa consultation. Elle parle très doucement et d'une voix très basse.

Après une introduction où je pose quelques questions quand aux symptômes et au déroulement de la maladie, nous abordons franchement le sujet.
J'explique à Sigrid que le cancer du sein est toujours un problème de nid familial et que le côté droit, pour une droitière, représente le mari ou le compagnon. Je m'excuse auprès de cet homme très affable aux cheveux blancs, qui l'accompagne et qui ne semble aucunement affecté par ma remarque. Il me répond par un sourire tranquille.

Et c'est alors que Sigrid, soudain" électrisée" par mon explication, part littéralement au "quart de tour", à ma grande surprise. Soudain très excitée, elle raconte:
"Oui, c'est cela, c'est la famille de mon mari !" crie-t -elle. Je la regarde sidérée. : "J'ai de gros problèmes avec la famille de mon mari, cela fait des années et des années que cela dure, et cela ne s'arrange pas ! C'est de plus en plus terrible !
Vous comprenez, moi, j'étais une laissée pour compte. Je n'arrivais pas à me marier. Ce n'est qu' à l'âge de quarante huit ans que j'ai rencontré mon mari qui était veuf, je me suis enfin mariée, mais c'était trop tard pour moi ! Je ne pouvais plus avoir d'enfants ! J'ai tout raté !Vous comprenez, répète-t- elle, je ne me suis pas mariée et je n'ai pas pû avoir d'enfants !
Alors j'ai pensé que la famille de mon mari, que ses enfants allait m'adopter, et moi aussi, je voulais les adopter. Je l'ai considérée comme ma famille, je voulais les aider, me consacrer à eux, leur dispenser de l'affection (dispenser se dit en hébreu : Léhanik, car cette conversation a eu lieu en hébreu).
Mais eux, ils ont très mal réagi, j'ai vite compris que je ne les intéressais pas, ils n'en avaient rien à faire de moi ! Moi je voulais donner, mais eux, ils ne me rendaient rien en retour ! Ils

n'avaient aucune affection pour moi, aucune amitié et même un peu de considération, je ne l'ai pas eue! Je n'ai rien reçu et tout cela a tourné au drame, c'est ce que je vis depuis des années et des années. etc." Je résume ici ses longues lamentations.

En conclusion, cette femme désirait nourrir et "allaiter" des enfants qui n'étaient pas les siens, or " allaiter" se dit aussi "Léahanik" en hébreu, bien qu'une lettre diffère le mot se prononce comme "Léhanik", dispenser ( de l'affection). C'est une seule et même chose. Elle désirait donner, mais ces enfants, déjà grands, ont rejeté cette affection d'une femme qui n'était pas leur mère et se sont littéralement "arrachés de son sein".
Pour symboliser ce désir de donner frustré, son sein droit, côté du partenaire s'est mis à couler, un liquide jaunâtre comme du lait ! Elle désirait tant allaiter les enfants de son mari, puisqu'elle n'avait pû allaiter les siens, mais sans succès. Au contraire, elle a été repoussée. C'est le sens de son cancer, ce que je lui ai expliqué. Evidemment, elle avait du mal à intégrer cette nouveauté époustouflante pour elle.
Je lui ai dit que sa guérison passait par un travail de psychobiologie pour tenter de sortir de ce conflit et de ce choc, dans lequel elle patauge depuis son mariage, il y a quinze ans et même avant. Pour cette femme qui reste à la maison à ressasser les évènements, ce conflit a pris une importance énorme. Il s'est greffé sur le conflit déclenchant qui l'a hantée toute sa vie jusqu'au mariage et qui n'a pas été résolu par celui-ci : "Je suis une laissée pour compte, personne ne m'aime, etc". Le seul mariage ne lui a pas suffi pour résorber son manque affectif. Elle voulait y inclure des enfants.
En plus de cette maladie, cette femme avait un gros problème psychologique jamais été soigné. Dans sa recherche de l'amour à tout prix et dans son désir de remplir sa vie de sens, elle s'est trompée de cible.
Il est clair qu'elle était stupéfaite par mon explication concernant le sens de sa maladie. Elle était très sceptique et m'a dit qu'elle allait "réfléchir" quand à la suite du traitement que je lui proposais: Quelques séances pour l'aider à sortir de sa profonde détresse et du choc qui colore toute sa vie.La prise de conscience est la démarche la plus difficile à effectuer.
Mais pour elle, la question se posait uniquement en ces termes :"Rayons ou pas rayons ?", un point c'est tout.Ma tentative pour lui expliquer le sens de ses symptômes l'a à peine effleurée. D'ailleurs, avant de partir, elle a mis mes compétences en doute, me demandant quels étaient exactement mes diplômes, elle a scruté les murs vides de mon cabinet de consultation d'un air déçu. Bien entendu, j'ai bien précisé qu'elle était seule juge du le choix de son traitement.
Comme je m'y attendais, elle n'a pas donné suite.

## 74/ VLADIMIR ET LA PROSTATE

Vladimir a cinquante ans. Il est originaire de russie. Derrière ses lunettes rondes, son regard marron est doux. Je ne sais pas pourquoi, mais il me fait penser à un épagneul. Il est brun, barbu, l'air gentil. Il semble très abattu. Il parle d'une voix larmoyante. Il est déprimé.
"J'ai trop de problèmes, dit -il . Depuis de très nombreuses années, j'ai une fissure, de plus, j'ai un mal fou à uriner et de plus, maintenant le médecin m'a fait part de son diagnostic : un adénome de la prostate. Elle est très grosse, et je ne sais plus quoi faire. Il y a un mois, j'ai été opéré de cailloux dans les voies urinaires, j'ai pensé que cela m'aiderait mais, mon problème est toujours le même. Le chirurgien a dit que durant l'opération, il aurait voulu aussi opérer la prostate, mais comme je n'avais pas donné mon accord, il ne l'a pas fait.
Il y a une dizaine d'années, j'ai déjà été opéré d'une fissure. Mais l'opération s'est mal passée, il a fallu réopérer et j'ai encore une sorte de fissure.
Bref, tout va mal de ce côté là."

Vladimir commence à raconter son histoire. Il s'est marié en Russie avec une femme qui ne lui convenait pas, elle était difficile à vivre et ils ont eu un enfant.Un fils. Malheureusement, ce fils est décédé à l'âge de huit ans après que son père ait été chassé de la maison par sa femme. Après ce drame ingérable pour lui, l'enfant a développé une tumeur du cerveau qui l'a emporté.

A la suite du drame, Vladimir a divorcé . Son désir le plus cher : avoir un enfant de nouveau pour remplacer le fils perdu.
Malheureusement, il a eu un mal fou à trouver une compagne. Comme je l'ai pressenti en le voyant arriver, il est trop gentil et pas très débrouillard. En russie, il était bibliothécaire, un intellectuel, toujours plongé dans ses chers livres. Mais en Israêl, il a dû faire des travaux qui ne lui convenaient pas pour un salaire minime. Il vivait au jour le jour, logeant seul dans une petite chambre. Alors comment se marier dans ces conditions ?
Quelle femme désirerait épouser ce laissé pour compte, triste, dépressif, sans le sou ?
Durant une dizaine d'années, il a trainé sa vie tout seul jusqu'à ce qu'une chance se présente : il a rencontré Natacha, aussi originaire de Russie.
Veuve, Natacha a une petite fille de sept ans au moment du mariage. Elle même a quarante trois ans et lui quarante sept. Evidemment, il lui fait part de son désir de paternité et Natacha affirme qu'elle aussi désire avoir un enfant.

Mais après le mariage, Vladimir découvre l'ampleur du désastre : Sa nouvelle épouse pose ses conditions : des conditions draconiennes. Natacha vit avec ses vieux parents malades et sa fille dans un petit appartement et refuse à son mari de cohabiter avec elle sous le prétexte qu'il n'y a pas de place pour lui !
Il doit continuer à habiter sa petite chambre de l'autre côté de la ville !

D'ailleurs, même après la disparition de ses parents, elle continue à lui refuser d'habiter avec elle ! Elle s'est mariée, mais à contre coeur. Elle veut conserver sa liberté au sein de son territoire qu'elle refuse de partager avec son mari.
De temps à autres, elle accepte dans sa grande générosité sa visite pour une soirée ou un week-end. Il doit se contenter de ces "visites simples ".

De plus, d'enfant, il n'en n'est plus question ! Natacha prend la pillule et un seul enfant lui suffit déjà amplement ! Elle n'est pas du style à vouloir donner d'elle-même. Vladimir s'est vraiment fait avoir sur tous les plans.
Je lui demande pourquoi il n'a pas redivorçé aussitôt, mais il me répond en larmoyant :"Cela m'a pris dix ans pour trouver cette femme, quelles que soient les conditions, je ne veux pas la quitter. Et si ensuite je ne peux pas me remarier, Que vais-je faire ? "
Je lui explique qu'il n'est pas vraiment marié. Il ne peut ni habiter avec elle, ni avoir l'enfant tant désiré, mais il rétorque que c'est une femme très fine , et très intelligente et qu'il ne retrouvera pas une femme comme elle. Malgré tous ses défauts, il l'apprécie.
Je lui explique qu' elle règne sur lui et lui dicte ses conditions comme une mère autoritaire le ferait avec son fils et que ses relations ne sont pas celles d'un mari avec sa femme. Il se comporte comme un fils soumis et non pas comme un mari. Je lui demande s'il a peur d'elle et il me répond par l'affirmative.
Je lui explique qu'il va falloir changer de comportement et reprendre sa place de mari, celle qui lui revient, mais il est affolé. Il ne peut pas, il a peur de provoquer sa colère. Il ne veut pas se disputer avec elle, il n'ose pas l'affronter, donc il supporte tout.
Comme il se tait, il parle avec son corps. Son adénome de la prostate parle pour lui.

En effet, d'après la Nouvelle médecine : la prostate participe à la procréation. Le conflit est celui-ci: **Conflit semi-génital, à propos d'une situation dramatique en relation avec ses descendants ou assimilés (enfants, petits-enfants, etc), en danger moral ou physique.**
Non seulement le conflit concerne la descendance, mais il comporte une forte connotation de quelque chose de moche, de vil, de cruel, hors normes du point de vue sexuel...
C'est exactement ce que vit Vladimir. Il a vécu une situation dramatique à la mort de son enfant.De plus, il est obsédé depuis de nombreuses années par ce désir frustré de paternité. Il ne peut supporter l'idée qu'il n'a pas d'enfant à qui transmettre ses valeurs. C'est une nouvelle situation dramatique.
De plus il supporte depuis plusieurs années une situation hors normes, vile, cruelle, moche, au sein de son pseudo-mariage.
C'est ce que je lui explique. Au lieu de parler avec la bouche, il s'exprime avec son corps. Il est prostré, impuissant et entièrement dévalorisé. Il ne peut modifier une situation qui lui est imposée. Il me dit qu'il n'a pas la force de faire bouger les choses. Il est beaucoup plus facile de parler avec son corps que de parler avec la bouche. Dans son grand désir d'enfant, il a gonflé sa prostate afin d'accroitre ses chances de procréer, mais tout cela en vain....
Le chirurgien propose de l'opérer, mais les conséquences en sont en général l'impuissance. Il y a de quoi hésiter...

### 75/ SARA : LE DRAME D'UNE GRAND-MERE

Sara est atteinte d'un cancer du sein gauche. Elle a près de soixante dix ans. Je lui demande si elle a eu un quelquconque problème avec l'un de ses enfants, puisque le sein gauche exprime un conflit de nid du côté mère-enfants.
Sara se recroqueville sur elle même et se met à pleurer à chaudes larmes.
Elle me révèle entre ses pleurs le drame de sa vie d'aujourd'hui : Son petit fils de seize ans a été tué lors d'un attentat. Un terroriste palestinien est rentrée dans une école de Jérusalem armé d' une mitraillette et il a abattu de nombreux enfants qui étudiaient le soir dans la bibliothèque.
Depuis le drame, Sara ne vit plus, elle est prostrée. Pour elle, tout s'est arrêté et un an plus tard, elle a commençé à ressentir les premiers symptômes de sa maladie.
"Pour moi, dit-elle, rien n'a plus d'importance, vivre ou mourir, c'est la même chose. Depuis ce drame, ma vie n'est plus une vie. Rien n'a plus de sens."
Je lui explique le sens de sa maladie, qu'elle exprime sa détresse et son choc à l'aide de son corps et elle comprend parfaitement. "C'est vrai, dit-elle, lorsque j'ai appris la nouvelle, j'ai été comme foudroyée. J'ai senti que ma vie s'arrêtait. Depuis, je survis, comme un robot. J'acccomplis les gestes de la vie quotidienne, je fais semblant, mais le coeur n'y est plus.Il est brisé. Il s'est brisé ce jour-là. D'ailleurs, je comprends aussi que mon cancer s'est développé du côté de mon coeur pour symboliser cette déchirure".
Encore une fois, les théories de la Nouvelle Médecine sont confirmées.

### 76/ GEORGES OU LA COUPURE

Georges est un homme de quatre-vingt ans, une sorte de force de la nature, il n'a jamais été malade. Toujours le sourire aux lèvres et la plaisanterie à la bouche, il s'amuse de tout et de rien. C'est un grand enfant, un vieil enfant, plus exactement. Mais un jour, il est victime d'une attaque cérébrale. Il se retrouve hémiplégique. Je travaille avec sa femme, Cécile, car lui n'est pas en état de parler, afin de tenter de comprendre ce qui s'est passé. Je lui explique qu'il y a sans doute eu un choc à l'origine de son attaque. Cela ne prend lui prend qu'une seconde pour réagir et Cécile se met à parler : "Mais bien sûr dit-elle qu'il y a eu un choc ! Figurez-vous que mon mari était associé avec son frère depuis quarante ans. Ils possédaient

de nombreux biens en commun, dont une petite entreprise. Tout marchait à peu près bien, jusqu'au jour où son frère Bernard a décidé de faire entrer son fils dans l'affaire.
Ce jeune homme gâté et pourri qui n'avait absolument aucune notion de commerce a décidé de manoeuvrer seul et sans expérience et a commençé à faire perdre beaucoup d'argent à l'entreprise. Mon mari et moi nous sommes insurgés, mais cela n'a servi à rien. Les parents ont préféré fermer les yeux sur les idioties de leur cher fils et tout a commençé à aller à vaux l'eau.
Nous avons continué à nous énerver, mais en vain, nous étions pieds et poings liés. Un beau jour, le jeune homme a même décidé de détruire un de nos immeubles afin de monter une sorte de bar et une boite de nuit !
C'est la goutte qui a fait déborder le vase ! Mon mari a affirmé : "pas de ça chez moi !"
Alors ne sachant quoi faire , nous avons pris un avocat et nous avons décidé de partager l'affaire en deux. Mais cela n'a pas été facile . Quarante ans de collaboration, ce n'est pas du jour au lendemain qu'on peut tout séparer.
Bref, cela nous a coûté les yeux de la tête ! Nous avons perdu des sommes gigantesques qui suffiraient à faire vivre une famille entière durant toute une vie ! Nous pensions laisser cette entreprise à nos enfants et un héritage qui les mettrait à l'abri du besoin. Cela représentait le travail de toute sa vie ! Nous avons presque tout perdu dans cette siscion et voilà que Bernard a fait une attaque juste après, le laissant hémiplégique ! "
L'histoire est très simple : Bernard a mimé avec son corps la siscion de l'affaire. Le choc a été tellement violent, qu' il s'est lui même aussi "coupé en deux". Aujourd'hui, à force de soins constants, il va mieux mais il n'a pas encore récupéré toutes ses facultés.

### 77/ BLAISE : UNE ATTAQUE CEREBRALE

Blaise est un monsieur d'environ soixante quinze ans. Il se déplace difficilement à l'aide de cannes.Il vient en compagnie de son épouse, une femme vive et sympathique qui prend aussitôt la parole : " Regardez mon mari, il **m'a** fait il y a six mois une attaque vasculaire cérébrale !"
Je leur pose quelques questions et c'est toujours son épouse qui parle alors que Blaise se tait :" Voyez-vous madame, nous voyageons plusieurs fois par an pour venir en Israël, en effet, nos fils sont ici, mais en France, nous avons des filles et nous aimons rester avec elles. Vous comprenez, aucun de nos enfants n'est marié, bien qu'ils soient en âge de l'être! Alors, ils ont besoin de nous !".
Blaise se tait toujours. Je lui demande s' il aime ces voyages . Il fait non de la tête et me dit :"c'est trop dur et c'est trop fatigant pour moi, mais c'est ma femme qui aime aller et venir".
Le cerveau inconscient de Blaise a trouvé la solution parfaite. Blaise est fatigué de ces voyages et il a réussi à s'immobiliser partiellement. L'AVC l'a en quelque sorte "séparé en deux" et il a symbolysé avec son corps le fait que leur famille soit "coupée en deux". Les garçons dans un pays et les filles dans un autre. Mais malgré l'AVC, son épouse continue à le" faire voyager." Alors il continue à se trainer tant bien que mal malgré lui.
En réalité, son but était de s'immobiliser complètement afin d'arrêter ces voyages épuisants pour lui, mais il a n' a trouvé qu'une solution "partielle" à son conflit.

### 78/ PATRICIA : LA PERTE DES REPERES

Patricia est une charmante femme d'une cinquantaine d'années. Voici son problème : elle a eu par le passé une crise de panique totale alors qu'elle se trouvait seule en voiture sur l'autoroute. Soudain, elle s'est sentie complètement affolée, elle a été prise d'une angoisse

absolue. Elle a dû s'arrêter sur la bande d'arrêt d'urgence dans un état d'affolement complet. Elle était en sueur, son coeur battait à tout rompre, elle tremblait.
Jusqu'à ce jour, elle ignore comment après un long moment durant lequel elle a tenté de se calmer et une conversation avec son mari au téléphone, elle a réussi à reprendre le volant et à rentrer chez elle.

Bien que cette crise ne se se soit pas reproduite telle quelle, Patricia sent pourtant une grande incertitude . Elle me dit qu'elle sait que c'est du domaine du possible. Elle sait que cela peut lui arriver encore une fois et cela l'affole.
D'autrepart, elle m'explique qu'elle est aussi angoissée lorsqu'elle sort le samedi (Chabat) sans aucun papiers d'identité sur elle. Elle craint qu'il lui arrive quelque chose et que personne ne puisse l'identifier. Cette angoisse la poursuit en permanence.

Plongeons un peu dans l'histoire de Patricia. Elle est née et a grandi à Paris, mais lorsqu'elle avait une dizaine d'années, ses parents ont décidé d'émmigrer aux USA. Pour elle , c'était un changement brutal. Elle a dû quitter tous ses repères , ses amies d'école, sa famille, etc. En arrivant, elle a été aussitôt inscrite à l'école. Elle s'est donc retrouvée dans un cadre étranger, alors qu'elle ne parlait pas l'anglais, complètement affolée et désorientée. Cerise sur le gâteau, dans cette rue, il y avait deux écoles et sa mère qui devait venir la chercher dans les premiers jours s'est trompée de bâtiment . Patricia est donc restée seule à attendre sans pouvoir s'exprimer, dans un affolement complet, sans repère aucun. Cette mésaventure a marqué sa vie.
Mais l'histoire ne s'arrête pas là.
La famille de Patricia s'est donc installée .Ils ont fait venir tous leur mobilier et leurs effets de France et ont commençé à s'habituer à leur nouvelle vie.

Mais coup de théâtre, voilà que le père de Patricia, médecin, rencontre dans le cadre de son travail une jeune femme très séduisante avec lequel il commence à entretenir des liens. Au bout d'un moment, son épouse s'en aperçoit. La relation se dégrade et son mari, ébloui par sa nouvelle conquête demande le divorce. Il va épouser son amie, abandonnant son épouse et ses quatre enfants. Pour toute la famille, c'est l'effondrement complet. A l'angoisse de l'immigration, succède le déchirement de voir la famille décomposée.
Au bout d'un temps assez court, la mère de Patricia décide de retourner en France avec ses enfants. L'Amérique ne lui a pas porté chance et elle voit que la situation est trop difficile à assumer pour elle seule.
Donc la famille se réinstalle en France tant bien que mal.
Pour Patricia, tout cela , on peut l'imaginer, a constitué un très grand choc. Choc de l'immigration et choc de la perte du père qui est resté vivre aux USA.
Or, dans toutes les familles, le père représente la colonne vertébrale de la famille, c'est lui généralement qui dirige, au moins symboliquement, c'est lui qui donne les repères. Donc pour Patricia, c'est la perte complète des repères.

Sa vie d'enfant a continué, mais avec en son centre une grande incertitude, une grande angoisse. Dans la vie, tout peut s'effondrer d'un coup, on peut perdre tous ses repères. C'est exactement ce qu'elle a exprimé lors de son attaque de panique. C'est exactement ce qu'elle exprime lorsqu'elle parle de sa peur de se trouver dans la rue sans papiers d'identité. C'est toujours la même perte des repères, la perte du père qui a continué à la poursuivre toute sa vie. Cette grande peur est restée en elle, jusqu'au jour où elle a commençé à s'exprimer sous la forme de symptômes.

Patricia raconte encore qu'à l'âge de vingt ans, elle est partie seule visiter sa soeur qui s'était installée en Nouvelle Zélande. A New-York, elle pensait devoir prendre une correspondance, mais en réalité, elle devait aussi changer d'aéroport, ce qu'elle ignorait. Elle s'est sentie perdue, sans aucun repères, dans un taxi dont le chauffeur noir la conduisait à toute allure vers une destination dont elle ignorait tout. A cette époque, le téléphone portable n'existait pas, elle ne connaissait personne à New-York. Elle s'est sentie complètement isolée, jetée dans un univers affolant. heureusement, elle est arrivée à bon port, mais l'enorme angoisse ressentie à ce moment est restée inscrite en elle. Y-a-t-il un rapport entre sa crise de panique inexpliquée sur l'autoroute et cette peur ressentie là aussi sur l'autoroute perdue dans le vaste monde à la merci de ce chauffeur de taxi qu'elle identifiait comme dangereux? C'est possible.
Il arrive souvent que les symptômes se déclarent de nombreuses années après le choc fondateur, alors que le cerveau, pour une raison ou une autre, retourne dans les rails du premier choc, relit et relie les deux situations entre elles et déclenche une réaction qui semble apparemment incompréhensible sur le moment.

## 79/ MONSIEUR FRANCOIS : LA PARANOÏA

Monsieur et madame François, deux français d' environ soixante-dix ans, viennent ensemble à la consultation. Mme François m'a prévenue brièvement au téléphone : "Mon mari a eu un très grand choc, je voudrais que vous le voyiez".
C'est un couple sympathique qui franchit la porte. Madame commence à raconter : "Je vais vous expliquer. Figurez-vous que ma fille a rencontré un iranien, un musulman, aux USA il y a une quinzaine d'années. Nous étions opposés au mariage, mais il n'y a rien eu à faire, elle ne nous a pas demandé notre avis. Elle a eu un fils et au bout de quelques années, les relations du couple se sont dégradées. Ma fille s'est trouvée aux prises avec un homme violent, qui la frappait et qui a affirmé " qu'il ne la lâchera jamais. Partout où elle ira, il l'a retrouvera" !
Ma fille a demandé le divorce, mais là, ça a été la panique complète. Son mari a voulu prendre son fils pour l'emmener en Iran. In extrémis, elle a réussi à venir se réfugier avec lui, ici en Israël où nous vivons . Mais ici, les tracas ont commençé, son mari l'a poursuivie et comme c'est un homme important, il a réussi à avoir des appuis. Il y a eu un jugement et notre petit-fils, âgé de sept ans à l'époque a déclaré que si on le forçait à partir avec son père, il se suiciderait. Nous étions sûrs que la justice ne séparerait pas un enfant de sa mère, pour le remettre à un père violent. Nous étions sûrs de notre bon droit. Mais malgré la brillante plaidoierie de l'avocat et malgré l'enfant, tout s'est retrourné contre nous. Le juge a décidé que le petit doit partir avec son père.
Nous étions dans une situation impossible! C'était un choc terrible et une grande injustice ! Israël est un pays refuge pour les juifs, nous sommes de grands sionistes, nous avons toujours eu confiance et soutenu ce pays, et soudain, voilà ce qu'on nous fait !
Ma fille a fui avec l'enfant d'un endroit à l'autre. Finalement, l'enfant a disparu, et même nous , ses grands-parents ignorons où il se trouve. Mais la police est venue nous interroger. A quoi bon ? Nous ne savons rien ! Cela a été un grand choc pour nous. Nous sommes connus comme des gens honorables. Nous sommes issus de bonnes familles.
Depuis cette histoire, dit madame François, mon mari souffre de paranoïa. D'ailleurs, je lui laisse la parole :" Oui, madame, je ne sais pas si je dois vous raconter, ni si vous allez me croire, car personne ne me croit, même ma femme ne me croit pas. Eh bien," ils" me poursuivent ! Figurez-vous qu'"ils" ont installé des installations spéciales dans le béton des murs de notre appartement. "Ils" me surveillent en permanence et" ils "m'envoient des

rayons spéciaux. La nuit, je sens la chaleur de ces rayons. Et même quand je suis parti en France," ils" ont réussi à me suivre et à installer leurs appareils. Moi, je suis un féru d'électronique, ça a toujours été ma passion, eh bien je vous assure qu'"ils" s'y connaissent parfaitement dans les installations".
Je demande à monsieur François qui le poursuit , mais il dit qu'il l'ignore. Est-ce que ce sont les services secrets, le Mossad, des espions? Il ne sait pas. En tous cas, ce qui est certain, c'est qu'"ils "lui envoient des rayons.
J'interroge madame François afin de savoir quand tout cela a commençé. Elle me confirme que c'est au moment du procès et de l'interrogatoire de la police.
Heuresuement, à part cette certitude qu'il est poursuivi, Monsieur François vit une vie normale. Il semble souriant et épanoui, apparemment. Il est allé voir un psychiatre qui l'a mis sous médicaments mais cela" ne lui a pas réussi", il a tout jeté à la poubelle dit-il.
Nous rentrons dans de nombreux détails que je n'exposerais pas ici.
Il me dit :" Je vois bien que vous non plus, vous ne me croyez pas!" Je lui répond que le problème n'est pas là. le but de cette consultation est qu'il se sente mieux. Il a aussi du mal à dormir la nuit, à cause des "installations".
Je lui demande pourquoi à son avis, on surveillerait Monsieur François, un retraité de soixante-dix ans, alors que dans ce pays, il y a tant de terroristes, de repris de justice , de personnes dangereuses et que la police est débordée.
Je sens que ma question est très pertinente. Monsieur François, lève les yeux vers le plafond. Je vois qu'il recherche une réponse à ma question. Elle l'a surpris et il semble décontenançé. "Oui, vous avez raison, dit-il . Pourquoi me surveillerait-on moi, je n'ai jamais fait de mal à personne ! ?" "Il faut que je me protège." Monsieur François enlève sa casquette, il me montre qu'à l'intérieur, il a mis du plastique à bulles, qui sert à envelopper les objets fragiles." "Pourquoi ? " "Eh bien c'est pour protéger ma tête de leurs rayons ".
En sortant de chez moi, monsieur François me remercie chaleureusement : "Je me sens soulagé", dit-il en portant la main à son coeur.
Malheureusement, si cette séance a fait baisser son stress momentanément, cela ne suffit pas et comme ils repartent en France, je leur conseille de retourner chez le psychiatre car il semble bien qu'un médicament destiné à faire baisser l'anxiété soit nécéssaire.

### 80/ BRIGITTE: HYPERACTIVITE

Brigitte, une adorable jeune fille de vingt trois ans se plaint d'hyperactivité. Selon elle, sa vie est gâchée d'avance par ce symptôme. Elle a du mal à étudier et elle est sûre qu'elle n'arrivera pas à se marier.
Nous plongeons dans le passé de sa famille pour rechercher le drame et nous le trouvons immédiatement. Brigitte a perdu son grand-père, un soldat jeune marié dans la guerre des six jours en 67. Sa fille, la mère de Brigitte était âgée de deux mois. D'ailleurs il lui a donné un prénom étrange en hébreu qui a étonné tout le monde et qui signifiait :"Tu seras toujours heureuse". On aurait dit qu'il pressentait sa mort et qu'il donnait à sa fille un programme de vie de bonheur comme pour conjurer le fait qu'elle allait grandir sans père. En résumé, le cerveau de Brigitte est toujours branché, depuis sa naissance sur ce drame épouvantable qui l'empêche de vivre sa vie. Elle est en lien avec ce grand-père et pour faire "revivre le mort"symboliquement et le "faire bouger" elle a pour tâche inconsciente de gigoter en permanence. Elle a été mandaté par son clan pour rappeler le souvenir de ce décès injustifié et injustifiable d'un jeune marié et c'est ce qu'elle fait avec application. Elle a parfaitement compris le problème et quelques séances ont suffi à la libérer.

## 81/ JOHN ET JOCELYNE : TROIS ENFANTS HYPERACTIFS !

Un couple vient consulter car sur leurs cinq enfants, trois sont hyperactifs et sous médicaments. Ils sont littéralement intenables.Ils grimpent partout et font des choses risquées, jusqu'à mettre leur vie en danger !
Nous recherchons ce qui s'est passé. L'exploration poussée ne donne rien. Nous évoquons toute la famille sans qu'aucun drame ne soit découvert. Nous passons en revue un à un tous ses membres e et ils se contentent de faire toujours non avec la tête, quand soudain, après une heure de vaines recherches, le mari s'écrie soudain quand je mentionne son père :"Mais oui; j'ai entendu que mon père a perdu sa petite soeur de quatre ans qui s'est noyée dans une piscine, mais je n'y pensais plus, c'est si loin ! Moi je ne l'ai pas connue !" Ce drame agite encore les enfants de cette famille, car il n'a jamais été soigné, ni guéri. Ces enfants hyperactifs témoignent qu'il s'est bien passé quelque chose de très grave, pratiquement oublié aujourd'hui. Grâce à leur symptôme, ils rendent à cette enfant disparue une place.

## 82/ SYLVIE : HYPERACTIVITE DEPUIS LA NAISSANCE

Sylvie , une dame de soixante cinq ans est dans une agitation extrême. Elle me dit qu'elle est hyperactive depuis sa naissance. Elle ne tient pas assise et de plus, elle fume comme un pompier : trois paquets de cigarettes par jour !
Je lui demande s'il y a eu un drame dans sa famille et elle bondit :"Bien sûr"!
Figurez-vous qu'avant ma naissance, mes parents avaient une petite fille. Elle s'appelait Aimée. Elle avait sept ans et comme elle était indisciplinée, la maitresse l'a faite sortir de la classe, sous la pluie. L'enfant a attrapé une pneumonie. A l'époque, les antibiotiques n'existaient pas. Sa mort a été un drame épouvantable. personne ne s'en est jamais remis. Moi je suis née quatre ans après. Un jour, par hasard, j'ai trouvé une photo de cette enfant: Je lui ressemblais tellement que j'ai cru que cétait moi"!
Je lui explique le lien qui existe entre elle et cette enfant, qu'elle est le témoin inconscient de ce drame et que son agitation et son manque de concentration font référence à ce malheur. Son trouble a pour but de faire revivre cette enfant et son corps témoigne du drame qui a eu lieu dans la famille.
Elle est littéralement pétrifiée par cette révélation. Elle a compris quelque chose. Un mois après, elle me raconte que depuis cette séance, non seulement elle a réussi à s'assoir enfin sans bouger et à suivre une conférence, ce qui lui était impossible, mais qu'elle a aussi arrêté de fumer du jour au lendemain !
Depuis elle a entrepris des études et passe son temps assise à étudier !

## 83/ JEAN -PAUL : INFERTILITE

Jean-Paul est âgé de presque trente ans. Marié depuis bientôt dix ans, le couple n'a pas d'enfants. Les examens médicaux n'ont rien montré de particulier.Jean -Paul est venu consulter seul. J' oriente l'interrogatoire vers la recherche d'un drame dans la famille.
Cela ne rate pas. Nous découvrons que l'arrière-grand mère maternelle de Jean-Paul s'est suicidée alors qu'elle était enceinte car elle était soudainement devenue aveugle. Cet handicap survenu brutalement l'a précipitée dans une dépression profonde et elle a mis fin à ses jours, laissant derrière elle de jeunes orphelins.

Il s'agit donc là de deux décès, une mère et son bébé. "C'est drôle, commente Jean -Paul, je n'avais jamais pensé qu'il s'agissait de deux personnes, comme vous le soulignez, mais d'une seule !" En effet, j'ai insisté sur le fait qu'un bébé était mort ici en même temps que sa mère. Quand au côté paternel, la grand-mère de Jean-Paul a perdu un jeune enfant dans un accident de voiture.
En conclusion, le poids de ces disparitions tragiques, de ces décès" injustes" se concentrent et sont réunis dans le cerveau de Jean Paul qui a reçu cette angoisse en héritage. Bien entendu, Jean-Paul n'a jamais fait le lien entre ces deux drames et le fait que dans son cerveau, règne la pensée inconsciente "qu'avoir des enfants est dangereux". Faire tous ces liens est libérateur.

## 84/ SOPHIE : JE ROUGIS

Sophie, une agréable jeune femme d'une cinquantaine d'années me décrit à quel point elle est handicapée par le fait de rougir, pour un oui ou un non, elle devient cramoisie et cela la dérange beaucoup.
Nous recherchons quand cela a commençé. "Je situe le début de ce problème vers ma dixième année. En effet, nous sommes arrivés du Maroc en France et là, ma mère nous disait de ne jamais dire que nous étions juifs.Nous étions obligés de nous taire. Elle avait honte. Un jour, je ne sais plus comment, mais quelqu'un en a parlé ouvertement devant moi et je me souviens que j'ai eu honte, j'ai rougi. "Vous avez hérité du conflit de votre mère, de sa honte" . Sophie est d'accord avec moi. "Donc j'ai toujours fait le rapport entre cette honte d'être juif et le fait que je rougissais. Mais ensuite, celà a eu lieu dans de nombreuses circonstances qui n'avaient plus de rapport avec cela. Je suis d'ailleurs la seule de ma famille à avoir ce problème."
J'interroge Sophie plus avant sur sa famille et soudain elle se penche vers moi et se met à chuchoter :
"Vous savez, je pense qu'il existe un secret familial, mais ma mère qui est au courant a toujours refusé d'en parler. Elle affirme qu'elle a juré de ne jamais rien révéler. J'ignore donc de quoi il s'agit ! Avec ma soeur, nous avons tenté de savoir, mais c'est le silence total. Par contre, nous pensons que cela concerne mon grand-père maternel. A-t-il commis un méfait ? Un vol, un viol ? A -t-il trompé sa femme ? Impossible de rien savoir ! Je sais que ma mère ne parlera pas !"
" Ce n'est pas grave,dis-je, même si nous ne savons pas ce qui s'est passé exactement. En tous cas, ce qu'on peut comprendre, c'est que dans votre famille, **il s'est passé quelque chose dont vous avez à rougir**. Quelque chose dont votre mère a honte, dis-je. Vous racontez cette histoire grâce à votre corps, vous êtes le témoin transgénérationnel involontaire de ce méfait que vous exprimez ouvertement et bien malgré vous grâce à ce symptôme. Peut-être que le fait de savoir exactment serait libérateur.
Sophie se trouble :"Bien que j'ai beaucoup réfléchi et cherché, je n'avais jamais pensé à cela !" dit-elle.
J'ignore pour l'instant si le symptôme a disparu mais ce qui est sûr, c'est que Sophie a fait un lien qu'elle n'avait jamais fait auparavant.

## 85/ ISABELLE : L'INSTANT PRESENT

Isabelle, une très jolie jeune femme brune a un problème : Elle est amoureuse ! Je m'étonne qu'elle vienne consulter car en général, être amoureux, c'est nager dans le bonheur parfait.

"Je vous explique, dit-elle : "J'ai quarante ans et je suis folle amoureuse d'un homme de trente ans. C'est d'ailleurs une relation très étrange: En effet, je l'ai connu en arrivant d'Angleterre en Israêl et comme je ne parle pratiquement pas l'hébreu, j'ai vécu un véritable coup de foudre mais sans pouvoir communiquer vraiment par la parole ! Je ne parle que quelques mots et je m'exprime d'une manière primitive. C'est donc une relation essentiellement physique ! Je suis littéralement tombée dans ses bras presque de suite. Pourtant, ce n'est pas mon genre ! Je suis une fille sérieuse, j'ai été mariée durant douze ans et je vous assure que jamais je n'ai regardé un autre homme.
D'ailleurs, c'est bizarre, car j'ai vécu la même chose au début avec mon mari ! Il était anglophone et à l'époque, moi je ne parlais pas un mot d'anglais, alors quand je suis tombée dans ses bras, on se parlait par gestes, au minimum ! Cela a commençé exactement de la même façon!

Mon ami s'appelle Jack, il est très beau, et dès que je l'ai vu, j'ai compris que c'était lui! Voilà plusieurs années que je suis accro, je suis littéralement folle de lui. C'est la passion ! Le plus pénible, c'est que nous ne vivons pas ensemble. En effet, il est très occupé pendant la journée et ne rentre que très tard car il prend des cours le soir. En fait, il ne veut pas vivre avec moi. Je ne le rejoins que la nuit et encore pas toutes. Je n'en peux plus.
Nous avons des relations essentiellement physiques. Pourtant je l'aime et je ne pourrais pas vivre sans lui!Je lui ai demandé de m'épouser mais il a refusé.Il ne veut pas se marier et moi, je l'attends, bien qu'il refuse de s'engager. En réalité, je suis quand même très heureuse avec lui et si tout le monde ne me harcelait pas, je profiterais de cette relation.
Tout le monde me dit de le quitter, de rechercher quelqu'un de mon âge pour reconstruire ma vie, mais je n'y arrive pas. De plus, je ne supporte pas les hommes de mon âge, j'ai essayé d'en rencontrer, mais ce n'et pas pour moi ! Impossible ! Un homme de quarante ou cinquante ans, ça me dérange !
Vous comprenez, je vis dans l'instant présent, je n'arrive pas à me projeter dans le futur. Pourquoi je suis venue vous voir ? Pour que vous m'aidiez à enlever Jack de mon coeur et de ma tête ! "
Nous parlons longuement de la vie qu'Isabelle mène avec Jack et de sa frustration . Le fait qu'elle ait dix ans de plus que lui est aussi peut-être un problème, un obstacle au mariage dont elle rêve.
"Dans ma famille, dit-elle, c'était plûtot le contraire, dit-elle ! Mon père avait trente ans de plus que ma mère, mon frère et ma soeur ont épousé des personnes qui ont vingt ans de plus qu'eux !
Je réfléchis en compagnie d'Isabelle à toute cette histoire qui semble bien étrange au premier abord.
Je tente avec elle de reconstituer la vie de sa mère. Mariée pratiquement contre son gré à vingt ans avec un homme de cinquante, Suzy, sa mère, a supporté toute sa vie une relation non satisfaisante. En effet, alors qu'elle avait trente ans, son mari en avait déjà soixante et ainsi de suite. En réalité, elle a sans doute vécu une frustration sexuelle et sa relation est devenue au fil du temps celle d'un père avec sa fille.
Or qu'exprime Isabelle ? Elle est tombée par deux fois follement amoureuse d'hommes avec lesquels elle ne pouvait pas communiquer et pendant leur relation, qui était essentiellement physique, elle profitait, comme elle le dit si bien "de l'instant présent".
En réalité, il semblerait qu'Isabelle ait été chargée inconsciemment de "profiter de sa vie", physiquement, ce que sa mère n'a pû faire.
Bien que "sérieuse", Isabelle se consacre à cette relation essentiellement physique et elle répare cet aspect qui a dû manquer dans la vie de sa mère. De plus, Isabelle ne supporte pas

les hommes de son âge, ou plus vieux. Son ami a dix ans de moins qu'elle, c'est le contraire de sa mère qui s'est étiolée toute sa vie dans une relation avec un homme âgé.
Cette explication l'a stupéfaite et elle est partie en disant qu'elle allait y réfléchir.

## 86/ PATRICIA: SPASMES DE L'OESOPHAGE

"Je vis une vie difficile, explique Patricia : mon mari est très accroché avec sa mère, il n'est jamais là ! Il passe sa vie à lui rendre visite et à l'aider, il s'y rend après son travail, si bien que je me retrouve toujours seule avec mes enfants qui sont petits. Pourtant, c'est une femme très désagréable et nous avons des rapports tendus avec elle. Elle est aigrie, jamais contente de ce que nous faisons pour elle.
Il y a un an environ, j'ai commencé à souffrir au niveau de l'estomac, je ne pouvais plus rien avaler ! Et quand je me forçais à manger, j'allais vomir.
J'ai maigri de vingt kilos ! Plus rien ne passe! Je suis allée faire des examens et on m'a dit qu'il s'agissait de spasmes de l'oesophage. Il y a quelque chose de bouché à ce niveau ! Je me soigne, je prends des médicaments et peut-être que je vais devoir être opérée. Qu'en pensez-vous ?
Nous évoquons sa relation avec son mari toujours absent et sa belle mère , qui lui "vole son mari". Elle est toujours souffrante, elle a toujours besoin de son fils et elle réclame son attention exclusive, au détriment de sa famille.

Finalement , dis-je, je pense que votre belle mère est indigeste, vous n'arrivez pas à avaler le fait qu'elle vous vole votre mari, vous la vomissez , cela vous soulève le coeur, vous donne des spasmes et vous dégoûte, et vous avez envie de disparaître, puisque vous avez déjà vingt kilos qui ont disparu !
Patricia est restée muette de stupeur, elle m'a regardé dans les yeux et n'a prononçé qu'un seul mot : "Merci !".
Une semaine après, elle a appelé pour dire qu'elle se sentait beaucoup mieux,
elle avait identifié le problème et le prédateur.

## 87/ VICTORIA -VITA : LA LUTTE ENTRE LA VIE ET LA MORT

Victoria est d'origine russe. Une jeune femme blonde de trente-trois ans.
"Je m'appelle Victoria, dit-elle, mais mes parents m'appellent Vita. Ils m'ont toujours appelée ainsi ."
Motif de la consultation ? "Par quoi dois-je commencer ? dit-elle, car j'ai beaucoup de soucis !" Elle se met à raconter sa vie d'une petite voix triste et geignarde. Elle est au bord des larmes : " J'ai six enfants, dit-elle et je n'ai pas vraiment assez de forces pour m'en occuper ! D'abord, moi, je ne voulais pas d'enfants ! "
Je m'étonne un peu. Pour une femme qui ne voulait pas d'enfants, elle a plutôt bien réussi.
"Mais je les aime, dit-elle et je m'en occupe très bien ! Mais le problème, c'est qu' ils me prennent tout mon temps! Vous comprenez, en russie, les femmes travaillent à l'extérieur pour gagner leur vie. Moi, je ne peux pas.

"Si vous ne vouliez pas d'enfants, dis-je, pourquoi en avez-vous eu six?"
"C'est bien là le problème, dit-elle, chez moi, la contraception ne marche pas !"
J'ouvre des yeux ronds.
"J'ai tout essayé, dit Victoria, je suis tombée enceinte malgré la pillule ! Alors j'ai mis un stérilet, mais il est tombé tout seul ! Ma gynécologue m'a dit que ce sont des cas très très

rares! Cela arrive chez moins d'une femme sur mille! Et il a fallu que cela m'arrive à moi! Maintenant, impossible de le remettre, c'est dangereux m'a expliqué le médecin. Alors je vais reprendre la pillule, mais je ne la supporte pas, j'en ai essayé des tas ! "
"De plus, j'ai un très gros problème avec mes parents : Ils ne veulent pas que j'aie des enfants ! C'est bien simple, à chaque fois que je suis enceinte, c'est le drame ! Ma mère ne m'adresse plus la parole, elle ne vient plus me voir, elle est dans une colère noire, fâchée pendant des mois ! Elle m'ordonne d'avorter, mais moi je suis une femme religieuse, il n'en n'est pas question !
Tout cela me fait de la peine, me déprime, je pleure et je suis triste ! Surtout que mes parents m'aident financièrement, avec un seul salaire, on ne s'en sort pas ! Ma mère ne cesse de répéter que je dois aller travailler et gagner ma vie, au lieu d'avoir des enfants."

"Vous comprenez, les amis de mes parents sont tous des universitaires, des gens très chics et leurs enfants font de longues études. Moi je me suis mariée jeune et j'ai eu des enfants. Mes parents estiment qu'avoir des enfants, c'est "primitif" et pour eux, je suis primitive ! Ils me harcèlent et c'est un sujet qu'ils abordent sans arrêt, nous passons notre temps à nous disputer. Celà m'épuise. Je me sens très déprimée.
De plus j'ai une très grande peur de ce qui va se passer après l'accouchement."
C'est étonnant, car généralement, les femmes craignent l'accouchement lui-même.
"Que se passe-t-il après l'accouchement ?"
" Je suis épuisée, je ne peux pas dormir la nuit, c'est très dur pour moi, je ne sais pas, je suis très angoissée".

Je recherche avec elle un drame dans la famille. En effet, que se passe-t-il dans son inconscient pour que malgré la contraception, elle ait eu six enfants ? Quel est le drame qui fait qu'elle ressente le besoin de "repeupler sa famille ?". Je l'interroge, mais elle ne réagit pas . "Je ne vois aucun drame particulier dit-elle."
"N'avez-vous pas eu de famille disparue dans l'holocauste ?" "Peut-être, mais je ne sais pas, c'est très lointain et je n'en n'ai jamais entendu parler ."
Je vois que cela ne la sensibilise pas particulièrement. Je l'interroge plus avant. Que s'est-il passé chez les grands-parents, des deux côtés, mais Victoria ne réagit pas. "Rien, dit-elle, il ne s'est rien passé de particulier ".

Cela m'étonne beaucoup car la logique exige qu'elle soit en "réparation" d'un drame. Je lui explique cela et elle comprend mieux. Je la sens pleine de bonne volonté, elle veut m'aider à trouver, mais rien ne vient.
Finalement, elle évoque son arrière-grand mère décédée trois jours après son accouchement ! Je fais donc le lien entre son angoisse terrible de" l'après accouchement " et ce drame. Elle ouvre de grands yeux étonnés et quelque chose se passe dans son cerveau. Elle réfléchit. "Oui dit-elle, c'est bien possible!"

Mais à part cela, que répare-t-elle donc ? Nous parlons de ses parents et de leur conception selon laquelle avoir une famille nombreuse est primitif.
"C'est comme ça en Russie dit-elle, les gens ont un ou deux enfants au maximum."
Soudain Victoria dit : "Oui d'ailleurs, ma mère a fait trois avortements, car après notre naissance à moi et à mon frère, elle ne voulait pas d'autres enfants !" Je manque tomber de mon fauteuil.
"Trois avortement ? " "Oui, continue Victoria et ma belle-mère aussi ! Trois avortements ! " "Eh bien cela fait six avortements !" dis-je.

Alors là, je suis sidérée, car nous cherchions des morts dans la famille depuis au moins une demi-heure et nous sommes tombés dessus presque par hasard, malgré les dénégations de Victoria.Nous voici au coeur du problème.

Inconsciemment, Victoria "répare" les six avortements familiaux. D'ailleurs, pour l'instant, elle a eu six enfants ! Ses parents et beaux-parents ne voulaient pas de ces enfants et Victoria s'est battue, sans le savoir, pour leur donner la vie ! C'est ce que je lui explique. Elle est sidérée.
Elle me sourit, comme soulagée . Elle a compris et possède maintenant la clé de son histoire. Elle crie soudain d'une voix forte : "Eux n'en voulaient pas, mais maintenant, c'est moi qui les ai eu et ils sont à moi, seulement à moi et pas à eux !"
Je sens que comme par enchantement son énergie est remontée, elle a compris et elle a retouvé des forces pour lutter contre sa famille.
Je lui explique de plus que son prénom : Victoria la met en bonne place pour sortir victorieuse de la bataille qui l' oppose à ses parents, de plus elle est appelée Vita : la vie et que pour elle l'important est de donner la vie !

Elle se met à rire et je vois que tout cela est juste. Soudain, ses yeux brillent, elle se redresse, elle me remercie et c'est une femme transformée qui sort du bureau.

### 88/ **SOPHIE : LE KERATOCONE**

Sophie, la cinquantaine est très angoissée : Voilà seize ans, on lui a découvert un kératocône aux deux yeux. Récemment, elle sent que la maladie s'aggrave. C'est une altération de la courbure de la cornée qui prend une forme cônique et perturbe la vision. Etant donné que son grand-père a été aveugle à la fin de sa vie, l'ophtalmologue lui a fait peur en lui disant que sa maladie était sans doute génétique et qu'elle risquait de finir comme son grand-père. Elle porte des lentilles de contact dures afin de soulager le kératocône et depuis un certain temps, elle n'arrive plus à les mettre car elle fait conjonctivite sur conjonctivite.

Il est important d'expliquer à Sophie que le conflit du grand-père et le sien n'ont aucun lien. Son grand père, riche négociant, a quitté l'Algérie en guerre pour se réfugier en France, complètement démuni. Il a peut-être préféré ne pas voir sa déchéance et ce nouveau pays qui ne lui plaisait pas. Cette explication soulage l'angoisse de Sophie, surtout que nous n'avons aucun moyen de connaitre la maladie qui a rendu son grand père aveugle.

Depuis quand Sophie a t-elle ce kératocône ?
"Cele a été détecté juste après mon accouchement, il y a seize ans. Ma myopie ayant beaucoup augmenté, j'ai fait un examen et on a trouvé cela".
"Comment s'est passé l'accouchement ? " " Tout a fait normalement, mais l'ophtalmologue a dit que peut-être le fait de pousser trop fort pendant l'acouchement a pû déclencher cette affection. !? " (sic!)
"Et durant la grossesse , s'est-il passé quelque chose ?"
"Oui dit Sophie, comme j'étais "vieille" , on m'a pratiquement obligée à faire une amniosynthèse pour s'assurer que le bébé était normal.""Quel âge aviez-vous ? " "Trente sept ans !" "Comment cela s'est-il passé ? " On rentre une très grande aiguille dans l'utérus pour recueillir du liquide amniotique. On vous prévient d'avance que cela peut provoquer une fausse couche ou une infection. C'est très angoissant.Heureusement pour moi, tout s'est bien passé et le bébé était normal."

C'est à ce moment que je relis le conflit du kératocône : " **Je ne veux pas que l'autre voie à l'intérieur de moi" et aussi : "Il ne faut pas voir de l'extérieur, ce qui se passe à l'intérieur "**
Je fais part à Sophie de ce conflit en lui expliquant que d'après moi, nous touchons là l'origine du déclenchement de sa maladie. Elle semble stupéfaite et pousse un grand cri :"Oui, c'est ça, et en plus, c'est exactement moi ! Je ne supporte pas que l'on se mêle de mes affaires, que l'on rentre dans ma vie privée !"
Et là, il faut avouer que l'on est vraiment rentré à l'intérieur d'elle-même afin de voir et c'est ainsi que Sophie a déclenché son kératocône sous l'effet du stress intense de cet examen médical, complètement inutile dans son cas, car il n'y avait aucune raison de le pratiquer.
Sophie est abasourdie, car nous sommes tombées pile et très rapidement sur le conflit et sur le choc. Il nous reste à faire un travail autour de son ressenti.
Nous évoquons en particulier un évènement douloureux de sa vie, qui l'obsède et la perturbe, un "secret de famille" . Elle ne veut surtout pas que ses fils le sachent, donc qu'ils rentrent à l'intérieur de sa vie pour voir ce qui s'y est passé !
De plus, les conjonctivites à répétition concernent son fils qui , selon ses dires, "tourne mal" elle ne supporte pas de voir cela et aussi sa mère qu'elle ne supporte pas de voir vieillir, être malade et se dégrader . Or elle est obligée de s'occuper d'elle, de la doucher et la voir dans cet état est insupportable. Conflit de la conjonctivite : " **Je ne supporte pas de voir ce que je regarde".** La conjonctivite, comme toutes les maladies en "ite" expriment de la colère et c'est bien le ressenti secret de Sophie qu'elle n'ose pas exprimer. Elle sent un grand soulagement dès la fin de la séance. La seconde séance la mène encore plus loin puisque nous travaillons sur son secret de famille, exactement dans la tonalité de son conflit. Elle commence d'ailleurs par préciser que depuis la première séance, sa conjonctivite a disparu et qu'elle peut remettre ses lentilles de contact.
Cerise sur le gâteau, Sophie me raconte qu'elle a eu une aventure extraconjugale très courte mais qu'elle a la hantise que sa famille l'aprenne et qu'il regardent ce qui s'est passé dans sa vie : Là encore : "Je ne veux pas que les autres voient à l'intérieur de moi."
Après cinq séances de thérapie, Sophie a tout compris. Sa conjonctivite a disparu, elle peut remettre ses lentilles de contact, . Fait extraordinaire, après la seconde séance, elle me dit qu'elle a des petits filaments qui sortent de ses yeux et qu'elle sent comme une libération. A la troisième séance, elle affirme qu'enfin, elle "y voit plus clair" et qu'elle n'a plus du tout peur que les autres sachent ce qui s'est passé dans sa vie ! Cela lui est devenu indifférent, affirme-t-elle. "C'est du passé". Cinq séances auront suffi à recadrer tout le problème et à améliorer les symptômes. Sophie me dit que sa vie a changé depuis cette thérapie et qu'elle ne sait comment me remercier! Je lui demande de m'écrire une lettre pour raconter ce qui s'est passé.

## 89/ JEANINE : LE SECRET DE MON COEUR

Jeanine , la soixantaine est une jolie femme brune et mince qui arrive sur les recommandations d'une amie.
"Je vais vous raconter le drame de ma vie dit-elle : Je me suis mariée cinq fois et je n'ai pas eu d'enfants ! La première fois, c'était à vint et un ans, j'étais follement amoureuse d'un italien et malgré la réticence de mes parents, je l'ai épousé. Je me suis vite aperçue que Sergio,mon mari avait un problème. Il n'était pas normal, c'était une maladie psychiatrique. J'ai fini par divorcer assez vite car ma vie avec lui était devenue intenable.
Le second mariage, j'ai cru que c'était le bon, c'est une amie qui me l'a présenté, mais là encore, je me suis rendu -compte que les apparences dissimulent parfois une réalité différente. Je me suis retrouvée avec un homme paresseux, il a perdu son travail juste après notre mariage, il ne se levait pas le matin, il sortait la nuit pour jouer aux cartes et bref, cela a

très mal tourné. C'étaient des disputes sans fin , je n'en pouvais plus et nous avons divorçé. Là encore, malgré mon désir d'enfants au début de notre relation, cela n'a pas marché. Je n'ai pas pu être enceinte.
Le troisième mariage, j'ai rencontré mon mari dans une fête de famille, c'était un très lointain cousin. Il m'a fait une très bonne impression, il était très séduisant et j'ai cru que cette fois-ci, j'avais rencontré l'oiseau rare.
Nous nous sommes mariés et après quelques années, comme je n'étais toujours pas enceinte, nous avons fait des examens médicaux. Figurez vous que mon mari était stérile ! Cela m'a énormément déprimée.De plus je me suis rendue compte après un certain temps qu'il était infidèle !
Là encore, tout a tourné à la catastrophe ! j'ai redivorçé.
Je n'ai pas eu de chance, voyez-vous. J'étais vraiment dégoûtée du mariage et là j'ai attendu quelques années. Je voulais me remarier, mais avec le bon cette fois!
C'est alors que j'ai rencontré Marcel. Il était beaucoup plus âgé que moi et il avait déjà de grands enfants d'un premier mariage. Il était très gentil, un coeur d'or et nous nous sommes mariés. Moi j'avais déjà quarante ans et nous avons vécu ensemble une vie assez agréable. Malheureusement, malgré ses affirmations d'avant le mariage, Marcel ne voulait pas d'enfants avec moi, car il en avait déjà ! Moi j'étais décidée à en avoir, c'était ma dernière chance, mais malheureusement, cela n'a pas marché. J'ai fait des examens médicaux, et les médecins m'ont affimé que j'étais en parfait état de marche mais rien ne se passait...
De plus en plus, les enfants de mon mari étaient infernaux. Ils ne m'ont jamais acceptée. Après plus de dix ans, malheureusement, nous avons divorçé. Marcel était sous leur emprise et notre vie était très perturbée. Il prenait toujours le parti de ses enfants contre moi. Je n'en pouvais plus. J'ai fini par tomber malade, une dépression grave et j'ai compris qu'il valait mieux pour moi que nous nous séparions.
Ensuite, après quelques années, j'ai rencontré Charles et là encore, j'y ai cru.
Bref, mon cinquième mariage a aussi tourné au vinaigre. Il était violent et coléreux, il s'énervait pour un rien, c'était insupportable et nous nous sommes séparés.Voila la triste histoire de ma vie, qu'en pensez-vous ? "

"Je pense que vous avez vécu avec un conflit qui s'appelle "**Foyer impossible**" et que donc tout a été mis en oeuvre, inconsciemment, pour vous empêcher de fonder un véritable foyer et d'avoir des enfants ! Tout d'abord, le prénom Jeanine est-il le prénom de quelqu'un de votre famille ? "

"Tout à fait, c'est le prénom de ma grand- mère, elle a vécu en Tunisie et comme je suis la première fille née après son décès, on m'a nommée comme elle".
"Que s'est-il passé dans la vie de votre grand-mère ? " "Rien de spécial, elle a vécu une vie traditionnelle de mère de famille nombreuse, c'est tout."
"Combien avait-elle d'enfants ? "
"Je pense qu'elle en avait neuf mais elle a dû en perdre quatre ou cinq en bas âge, car là bas, il n'y avait pas beaucoup de soins médicaux à cette époque et
il y avait pas mal d'épidémies."
"Donc si vous portez son prénom , c'est que vous êtres reliée à elle et je pense que vous portez en vous une mémoire transmise dans la famille : "Avoir des enfants, c'est dangereux, car on peut les perdre! C'est une très grande peur inconsciente, la mémoire de drames terribles. Donc, il vaut mieux tout mettre en oeuvre pour ne pas réussir à fonder un vrai foyer et surtout ne pas avoir d'enfants."
Jeanine est stupéfaite. Elle reste bouche bée et finit par s'exclamer: "Maintenant je comprend tout ! Tous ces mariages ratés ! Cette impossibilité que j'avais pour avoir des enfants ! C'est

terrible, mais je sens que vous avez raison ! C'est tellement dommage que je ne vous ai pas rencontrée il y a trente ou quarante ans ! Cela aurait pû changer ma vie ! Maintenant c'est trop tard."

"Oui et non, dis-je car à présent que vous avez compris, vous pouvez peut-être fonder enfin un vrai foyer, stable et vous remarier de manière satisfaisante. Vous n'êtes plus obligée de toujours jeter votre dévolu sur un mari avec lequel vous aurez un foyer impossible".

Jeanine est bouleversée par ces révélations. Elle se met à pleurer et dans ses larmes, elle évacue une grande tristesse, celle de toutes ces années passées à rechercher en vain l'âme soeur". Ensuite, elle me remercie avec chaleur et me dit "C'est vous qui aviez la clé , celle du secret de ma vie".

## 90/ REMI : DEUX CANCERS

Remi est un homme de soixante cinq ans. Il vient consulter car il est atteind de deux cancers; un cancer du colon et un autre aux poumons.

Grand, très bronzé, en short, l'air en forme, souriant, Rémi n'a rien du malade que je m'attendais à rencontrer. " Vous savez, dit-il, j'ai subi plusieurs opérations, on ma enlevé la plus grande partie du colon et j'ai fait de la chimio. Ensuite, on m'a traité au laser pour le poumon et on m'a aussi opéré. Mais j'ai fait un grand travail sur moi. Depuis que je suis malade, ma vie a complètement changé, j'ai fait un tour à 360 degrés. On m'a dit que vous aviez des connaissances au sujet des maladies, donc je viens pour essayer d'en comprendre plus".

Il sort un stylo et une liasse de feuilles de sa poche et les pose sur mon bureau.

Il est prêt à noter ce que je vais lui dire.

Je lui explique l'origine du cancer du colon : une grande colère du fait que quelqu'un lui a joué un très sale tour, complètement indigeste qu'il ne peut ni digérer, ni expulser et qui est logé au niveau du colon.

Bien entendu, je lui demande confirmation de ce que je lui explique et la réponse fuse immédiatement : "C'est vrai ce que vous me dites, c'est ma femme, elle m'a trompé et le pire c'est que je le savais mais je ne pouvais rien faire. Je ne pouvais pas partir de la maison à cause de mes enfants et le fait de rester dans ces conditions me rendait malade.Cela a duré des années. Elle me narguait."

"Dans quelle partie du corps avez-vous ressenti ce malaise ? "

Auusitôt Rémi fait tourner sa main sur son abdomen, c'est là qu'il l'a ressenti et c'est là qu'il a déclenché sa maladie.

Il a vécu une situation insupportable et un choc duquel il lui était impossible de sortir. Il n'avait pas de solution sauf la maladie.

Quant au cancer du poumon, son origine est toujours la peur de la mort. C'est ce que j'explique à Rémi. "Mais moi, je n'ai pas peur de la mort !" s'exclame-t-il.

"C'est possible lui-dis-je, bien qu'à mon avis tout être vivant a peur de la mort; n'empêche qu'à un certain moment, vous avez bien ressenti très violemment cette peur. Peut-être alors qu'on vous amenait vers le bloc opératoire pour vous opérer, peut-être à un autre moment, je l'ignore et cela même si vous n'en n'avez pas eu conscience. C'est ce ressenti qui a déclenché votre maladie. C'est la raison pour laquelle les personnes malades su cancer déclenchent aussi très souvent un second cancer au poumon.Parfois la maladie se déclenche au moment même où le médecin donne le diagnostic, c'est d'ailleurs ce que l'on appelle un "conflit de diagnostic". La personne en un quart de seconde se dit qu'elle va mourir !

Rémi est parti satisfait, il m'a dit "maintenant que je comprend mieux, je sais que cela va m'aider à guérir".

## 91/ GRACE : UN TREMBLEMENT DE TERRE

Grace est une charmante femme de cinquante ans . Elle me raconte que malgré tous les soins médicaux et malgré tous ses efforts, elle n'a jamais pu avoir d'enfants. "C'est la volonté de D' dit-elle". Sans doute, mais cela ne nous empêche pas de rechercher la source du problème. Les médecins lui ont découverts des polypes, une endométriose et voulaient lui enlever l'utérus depuis longtemps, mais elle ne s'est jamais laissé faire. " J''ai tenu tête " dit-elle"..Elle me raconte qu'elle a aussi deux cousines germaines qui, comme elle, sont stériles.

Je lui pose quelques questions concernant sa famille et Grace me raconte que sa mère a perdu toute sa famille dans le tremblement de terre d'Agadir en 1960. Son père, sa mère, certains de ses frères, belles-soeurs et même son petit frère ont disparu dans la catastrophe.
Sa mère était enfouie dans un trou, sous les décombres, elle était enceinte de son second enfant, un fils à cette époque et Grace, quant à elle, est née un an après en numéro trois.
De plus, Grace me raconte qu'elle a deux tantes, soeurs de sa mère, qui sont mortes en couche. L'une en donnant naissance à son troisième enfant et l'autre au dixième ! Cette soeur , Michelle, avait trente-six ans au moment de sa mort. Sa mère, qui n'avait que quatorze ans à cette époque est restée dans ce choc.
De plus, sa mère voulait lui donner le prénom de cette soeur, Michelle, mais son père s'y est opposé. Mais sa mère fait toujours le lien en disant à Grace qu'elle ressemble à Michelle, elle est sans doute en lien transgénérationnel avec elle.
De plus, Grace m'explique qu'à 36 ans, elle a eu une leucémie et a failli mourir. 36 ans, c'est l'âge qu'avait Michelle à sa mort !
Sa mère a aussi perdu deux jeunes frères, l'un par noyade et l'autre dans un accident et son dernier bébé, frère de Grace est mort -né. D'ailleurs, sa mère avait alors 36 ans, l'âge fatidique auquel sa soeur bien -aimée avait disparu !
Cela fait beaucoup de catastrophes pour une seule famille !
Je propose à Gracede faire un arbre généalogique et de recenser les morts. C'est ce que nous faisons. Elle commence à prendre conscience en regardant cet arbre.

J'explique alors à Grace qu'elle a hérité d'une mémoire transgénérationnelle et donc du conflit : **"Il est dangereux d'avoir des enfants"**. En effet, non seulement ses tantes sont mortes en couche, mais son frère aîné a aussi disparu dans le tremblement de terre. De plus, toutes les victimes de cette catastrophe renforcent son conflit car finalement à quoi sert de donner la vie, puisque tout le monde peut mourir ainsi de façon soudaine et prématurée? Elle a un conflit "au carré" si je peux m'exprimer ainsi, c'est-à dire renforçé et multiplié.
Finalement, la meilleure façon de ne pas souffrir, c'est de ne pas donner la vie!
Ainsi, pas de danger !

Grace me raconte que du côté de son mari, il a eu aussi plusieurs personnes stériles. Sa grand-mère, mère de son mari, a attendu 15 ans avant d'avoir des enfants! Et deux frères de son mari n'ont jamais eu d'enfants ! Quant à son mari, il a certains problèmes pour enfanter, donc pas de hasard ! L'inconsscient de Grace a bien choisi son partenaire afin de multiplier les obstacles et de l'empêcher d'enfanter !
Grace a fait de nombreux liens, à l'occasion de cette thérapie. Elle a passé au crible de sa conscience l'histoire de tous les membres de la famille et elle n'arrête pas d'y penser, dit-elle.
Je lui demande ce qu'elle ressent à la suite de ces séances et elle me répond :
" Cela a remué beaucoup de choses en moi, mais c'est bon de savoir, cela tranquillise."

## 92/ SIMON : DEUX CARABINES

Simon , quarante ans est bien en chair, souriant, le teint rose, il plaisante sans arrêt . Apparemment, il est bien dans sa peau, il est immédiatement à l'aise dans mon cabinet de consultation. Il a du mal à tenir en place sur sa chaise, il gigote en tous sens.Il parle fort, il rit et s'amuse de tout. Quand il n'est pas d'accord, il se met en colère, devient toute rouge, s'agite et se défend en criant .Il explose souvent , avoue-t-il quand je lui pose la question. "Que voulez-vous ? dit-il, c'est ma nature, je suis jovial, moi!"
Son épouse, une petite femme mince et timide l'accompagne. Elle reste silencieuse, sa chaise à un mètre de celle de son mari et c'est Simon qui occupe toute la place manifestement.
Il est venu consulter pour comprendre pourquoi ses enfants sont hyperactifs.
Les professeurs ont exigé que ses enfants aillent chez le neurologue qui a prescrit de la ritaline.Il a entendu que cela n'était pas très bon et il est arrivé chez moi sur les conseils d'un ami.

Dans un premier temps, nous évoquons sa famille, ses parents : "Mon père était un grand propriétaire terrien, il avait toujours sa carabine à la main et il tirait sur tout ce qui bouge. Il était très violent et très coléreux. Vous comprenez, il voulait défendre son bien ! Il ne fallait pas entrer dans ses territoire !
D'ailleurs, il nous menaçait tous, ma mère, mes frères et soeurs, avec sa carabines, et très souvent, dans ma jeunesse, j'ai eu peur qu'il me tire dessus !
On peut dire que cette situation était explosive ! Simon vivait en surtress permanent et dans la peur.
Il est certain que si son père était survolté et que Simon lui aussi semble très agité, il n'est pas étonnant que ses enfants aient aussi hérité du conflit.
Mais il est intéressant de comprendre si d'autres facteurs existent .

Je m'oriente, comme souvent dans ce genre de cas, vers la généalogie.
Je lui demande s'il y a eu un drame dans sa famille et il me dit tout de go, d'un air mécontent, qu'il ne voit pas le rapport avec ses enfants hyperactifs.

En d'autres termes, il sous-entend que je lui fais perdre son temps, des minutes précieuses de son heure de thérapie à cause de mes questions stupides et franchement hors-sujet. Il ne mâche pas ses mots.
Je lui explique qu'un drame dans la famille est pratiquement toujours à l'origine du problème des enfants hyperactifs.
Il me regarde avec stupéfaction et me dit que s'il y a eu un drame, de toutes les façons, ce sont des gens qu'il n'a pas connus, c'était bien longemps avant sa naissance, que ce ne sont que des histoires qu'il a entendu, etc. bref, il qu'il n'a même pas envie d'en parler.
J'insiste lourdement et finalement, il raconte qu'il avait une tante qui s'appelait Aimée, qui était très belle et qui a été abattue à la carabine devant ses trois petits enfants par un mari malade de jalousie.
"Mais en quoi cela me concerne ? " explose-t-il avec colère. Puisque moi je ne l'ai pas connue !!Je vous dis que c'était il y a longtemps! Quel rapport avec moi ?" Pour un peu je sens qu'il est prêt à bondir de sa chaise pour me saisir au collet.
Je lui dis qu'il semble aussi hyperactif et cela l'étonne beaucoup.Il ne s'est jamais considéré comme tel ! Il semble encore plus en colère.

Je lui explique que lorsqu'il y a eu un drame dans la famille, certains descendants doivent "payer les dettes " de leurs ançêtres, ou du moins tenter de résoudre ou de réparer le problème.
Leur cerveau prend inconsciemment le drame en charge, il se branche sur lui pour tenter de l'analyser, le comprendre, le décortiquer afin d' essayer de le résoudre d'une manière ou d'une autre. Leur cerveau et leur psychisme sont préoccupés par ce drame et leur corps s'agite en conséquence.

Ces personnes expriment qu'il s'est passé quelque chose de grave dans le passé ! Elles deviennnent des "poteaux indicateurs", en quelque sorte. Elles signalent grâce à leur comportement hors norme qu'il faut se pencher sur l'arbre familial pour faire "revivre les morts", pour qu'il reprennent leur place dans la généalogie, ou leur donner la sépulture qu'ils méritent .
Ces êtres en souffrance, les enfants ou adultes hyperactifs, sont des témoins du passé. Des témoins gênants en quelque sorte. Ils s'agitent, ils crient, ils ne tiennent pas en place, ne peuvent pas se concentrer, puisque leur conscience est occupée ailleurs, par le drame. Il faut donc faire le lien entre ce drame et le symptôme et à ce moment, une fois que cela a été compris et travaillé, les "témoins " peuvent enfin se calmer.
Finalement, Simon sort de chez moi très en colère, rouge et furieux. Il a compris que c'est "de sa faute", ou de celle de sa famille si ses enfants sont hyperactifs, car du côté de sa femme, il n'y avait rien à signaler. Cela lui déplait fortement. Il se sent culpabilisé. Il pensait qu'il y avait une "raison médicale", un trop plein d'enzimes quelquonques, il ne s'attendait pas à ce qu'on évoque ses racines familiales. Lui aussi , comme son père, passe son temps à tirer sur "tout ce qui bouge" et ses enfants, eux, ne s'en privent pas !

## 93/ MADAME RINA: NEVRALGIES FACIALES, LE TRIJUMEAU

Madame Rina est une dame de soixante quinze ans. Elle vient consulter pour des névralgies faciales. Charmante, elle est pourtant effondrée. Que se passe-t-il ?
"C'est le drame ! dit-elle, les larmes aux yeux.Elle m'explique qu'elle est veuve depuis une dizaine d'années. "Cela a été un très grand choc pour moi, vous pensez bien." Mais ce n'est pas tout.
Figurez-vous que depuis cinq ans, j'ai été recontactée par mon premier amour, on pensait se marier quand j'avais dix-huit ans. Finalement, il m'a quittée et j'ai eu beaucoup de chagrin, je n'arrivais pas à l'oublier.
Ensuite, j'ai rencontré l'homme qui devait devenir mon mari, et j'ai tiré un trait sur mon ex. Aujourd'hui mon ex fiancé a quatre-vingt ans. Quelle ne fut pas ma surprise un beau jour de recevoir son appel au téléphone!
"Mais comment m'as-tu retrouvée "? ai-je demandé ? "Eh bien figures-toi que je ne t'ai jamais oubliée et que j'ai toujours continué à suivre ta trace depuis tant d'années !" Voilà quelle a été sa réponse !
Il m'a demandé la permission de venir me voir et j'ai accepté. Nous nous sommes revus et figurez-vous que notre amour était intact ! Comme à dix-huit ans! Quel bonheur ! A mon âge, c'était inespéré !
Evidemment, je l'ai présenté à mes amis et à mes enfants. Et c'est là que tout a commençé à mal tourner. Mon fils a très mal pris la chose! Il m'a dit que je trahissais la mémoire de son père et il s'est mis en colère. Tout juste s'il ne m'a pas traitée de dévergondée !

"Evidemment, à son âge, mon ami ne voulait pas se marier et donc, je me suis trouvée dans une situation gênante, moi une femme respectable, voilà qu'on me montrait du doigt, car j'avais un ami ! Les gens parlaient, j'avais l'impression que rien n'allait plus!"
Sur ce j'ai commencé à avoir des névralgies faciales. Une douleur atroce! J'ai consulté des spécialistes, mais en vain ! Je me bourrais de calmants. On m'a dit que c'était le trijumeau. Cela fait pas mal de temps que je souffre.Et me voilà. Pouvez-vous m'aider ?"
Eh bien le conflit de madame Rina, est très simple, il se résume en une seule phrase que je lui ai révélée: **"J'ai perdu la face!"** et c'est exactement le ressenti de cette charmante dame ! Elle a poussé un grand cri et m'a confirmé que c'est exactement cela! Elle a effectivement perdu la face devant ses amis et ses enfants ! Elle se sent coupable par rapport à son mari, c'est comme si elle le trompait et elle est dans une situation qu'elle ressent comme gênante, illégitime et non conforme à sa morale personnelle.

## 94/ LE TESTAMENT DE DOTHAN

Dothan m'a été envoyé alors qu'il était dans un état jugé terminal par la médecine. J'ai pu recueillir son témoignage que je vous livre ici.
Dothan, 31 ans, avait subi une ablation de la plus grande partie du colon alors qu'il n'avait que quinze ans et souffrait d'un cancer du poumon détecté depuis un an.
Evidemment, je me suis tout de suite dirigée vers le ressenti de la colère, en ce qui concerne le décodage des problèmes du colon. En même temps, je me demandais comment un enfant de quinze ans avait pu entrer dans une telle colère, au point que son colon puisse être atteind si profondément. En effet, c'est en général l'âge d'une certaine insouciance.
Eh bien j'étais immédiatement dans le vif du sujet. Voilà la réponse de Dothan :

"Si j'étais en colère à quinze ans ? Une immense colère ! Je n'ai jamais été considéré par mes parents, des gens très primitifs qui étaient arrivés d'Irak. Ils sont restés coincés dans leurs valeurs d'autrefois. De plus, ma mère est aveugle. C'est une femme qui n'a pratiquement jamais été à l'école, du fait de sa cécité et qui n'a pas été développée mentalement. Elle est fermée dans son monde et je n'ai pas reçu grand chose comme affection de son côté.

Quand à mon père, il s'occupait de lui, de son travail, pas spécialement de moi.Personne ne s'est occupé de mes besoins. Personne ne me prenait en considération. Je sentais que je n'étais personne ! Je vivais dans un no mans land affectif. Le trou noir. De plus, mon père était très avare, il ne me donnait pas d'argent de poche ! Alors que tous mes copains recevaient chaque semaine une petite somme, moi je n'avais rien ! Mes copains allaient tous manger ensemble. Ils se réunissaient dans une pizzéria ou allaient prendre un hamburger. Moi je n'avais rien, je ne pouvais pas payer, j'étais laissé pour compte, à l'écard, ou alors je devais profiter de la générosité de quelqu'un. "

Le ressenti de Dothan était donc une très grande colère, surtout vis-àvis de son père et aussi une immense rancoeur, doublée d'amertume. Une très profonde amertume qu'il ne pouvait pas exprimer.
Evidemment, il n'en parlait à personne, il avait honte et était trop fier pour raconter cela à quelqu'un et à qui ? Il n'avait pas à qui parler. Sa famille était réduite au minimum et indifférente.Il gardait tout au fond de lui, dans une terrible solitude.
Cette terrible rancoeur lui a littéralement dévoré les intestins, qu'il a fallu lui extirper. Il vivait avec une poche, ce qui a redoublé sa honte et son malaise.

"J'ai aussi une soeur aînée, a raconté Dothan pour répondre à mes questions. Mais elle a toujours été plus considérée que moi, plus gâtée. Elle recevait beaucoup plus que moi. Par

exemple, mes parents lui ont payé des études, alors que moi, on m'a dit que je devais arrêter l'école dès que possible parce que on ne pouvait pas me payer des livres pour continuer mes études ! "
Donc sa profonde tristesse s'est inscrite dans son corps dès qu'il a réalisé l'injustice dans laquelle il vivait.
Comme malgré l'opération du colon son conflit était toujours présent, il a eu de nombreuses infections au niveau de sa cicatrice et il était sous antibiotiques en permanence depuis de longues années. La médecine était impuissante à l'aider. Personne ne lui a posé de questions quand à son ressenti. "Moi je savais depuis longtemps que j'allais avoir un cancer" m'a-t-il dit. "J'étais sans cesse sous antibiotiques et je sentais que mon état empirait."

Finalement, on lui a découvert un cancer des poumons, dû à un choc conflictuel, probablement à un conflit de diagnostic, en tous cas à la peur de la mort. Lorsque je lui ai parlé de cela, il m'a affirmé qu'il n'avait pas peur de la mort, mais en tous cas, il est certain qu'il a ressenti un choc à un moment de son long périple médical. Il était évidemment sous chimiothérapie et sous radiothérapie dès la découverte de son cancer au poumon. Ce traitement massif n'a pas précipité sa guérison, bien au contraire. Il a été traité à la morphine pour ses douleurs.Très affaibli, seul et dans le plus profond désarroi, Dothan a quitté ce monde, en emportant avec lui son immense tristesse. Cette seule et unique conversation a été la seule trace qui reste de sa courte vie .

## 95/ GIGI ET JEROME : DANS LE MEME BATEAU

Gigi et Jérôme viennent consulter pour infertilité. Gigi est une forte femme , dans tous les sens du terme, alors que Jérôme semble beaucoup plus effaçé.
C'est Gigi qui prend la parole. A quante deux ans, elle désirerait avoir enfin un enfant. Marié depuis dix ans, ce couple ne voit rien venir.

Bien entendu, ils ont procédé à tous les examens médicaux et ils ont même essayé l'insémination artificielle, processus répété de nombreuses fois, mais qui n'a rien donné. Finalement le spécialiste a recommandé d'avoir recours de nouveau auxbonnes vieilles méthodes naturelles, mais rien ne se passe.
De toutes les façons dit Gigi, les examens ont montré que Jérôme, physiologiquement a moins de chances de procréer à cause de la mauvaises qualité de son sperme.
Je demande à Jérôme si lui aussi, comme Gigi désire beaucoup avoir un enfant. Il se trouble et finit par avouer que c'est surtout pour faire plaisir à sa femme car ce désir ne l'obsède pas."Si on en a, tant mieux, sinon tant pis", dit-il, philosophe. Il ne me semble pas très motivé.

Nous nous engageons dans l'observation du puzzle de leurs vies respectives.
Gigi n'a jamais eu recours à la contraception, même si elle a eu plusieurs aventures avant son mariage. "Je n'ai jamais été enceinte, dit-elle".
Je recherche avec elle s'il y aurait eu des drames dans sa famille , susceptibles de bloquer l'arrivée d'un enfant. "Oui dit-elle, il y a eu des gens morts en camp de concentration, mais je ne les ai pas connus, évidemment. Parmi eux, de nombreux enfants. D'ailleurs, ma grand-mère, survivante ne s'en est jamais remise. Elle nous en parlé de nombreuses fois. "

Du côté de Jérôme, son manque d'enthousiasme au sujet de la procréation est frappant. Je lui pose la même question.
"Oui, de mon côté la soeur de ma grand-mère est décédée enfant dans un accident et aussi un petit frère de ma mère.C'est un terrible souvenir dans la famille. "

Je lui pose des questions sur la famille en question. " J'ai deux soeurs et deux frères dit-il. Je lui demande s'ils ont des enfants et il me répond qu'ils ne se sont jamais mariés. Il est le seul, après beaucoup d'hésitations à avoir fait le pas, pressé par Gigi.
Ses deux soeurs sont restées à la maison pour soigner leurs vieux parents et ses deux frères aînés vivent en célibataires endurcis.
Il semble que le conflit de "foyer impossible" fasse ici force de loi. En effet, la mémoire inconsciente d'accident d'enfants n'a motivé personne à se marier et à avoir des enfants, susceptibles eux aussi de vivre un drame.

Bien entendu, ce lien n'a jamais été fait et quand j'en parle à Jérôme il semble stupéfait. "Oui dit-il, je n'ai jamais compris pourquoi mes frères ne se sont jamais mariés. Ca ne les intéressait pas, disaient-ils.

Problème supplémentaire, lorsque arrive le moment de l'ovulation de Gigi, et que l'intervention de Jérôme est programmée et souhaitable, il dit : "Je n'arrive pas à y aller, je me sens comme paralysé, ce sont des choses difficiles à faire sur commande."
Il faut donc lui expliquer qu'il est ici encore sous l'influence du conflit "Attention, procréation dangereuse !" comme ses frères et soeurs.

"C'est très intéressant ce que vous me racontez-là, dit-il, maintenant que je comprend mieux, peut-être que cela va m'aider."
Donc en réalité, Gigi et Jérôme sont dans la même problématique et ce n'est pas un hasard, si parmi tous les hommes et les femmes possibles, Gigi et Jérôme, chacun de leur côté, ont inconsciemment choisi un partenaire qui a le même conflit. De cette façon, il étaient certains de ne pas atteindre leur but!

### 96/ CYRIL : SANS FAMILLE

Cyril a trente cinq ans. Il vient consulter car il se sent très mal dans sa vie. Il est presque toujours en situation d'échec, d'impuissance et il se sent dans une situation d'infériorité. Sa vie professionnelle est inconsistante et sa vie familiale est pour l'instant en échec. Il se sent rejeté, mis de côté, quantité négligeable. Il n'est pas reconnu, ni apprécié à sa juste valeur.

Il est vrai que sa vie a commençé sous de mauvais auspices. En effet, il a été abandonné dès sa naissance et adopté par une famille de personnes déjà assez agées. Son père adoptif très vite décédé, il a grandi seul en compagnie d'une mère qui avait l'âge d'être sa grand-mère. Ce n'est que vers l'âge de quinze ans qu'il a découvert par hasard qu'il avait été adopté, lors de la disparition de sa mère adoptive.
Récemment il a fait des recherches pour retrouver ses parents biologiques et il a retrouvé leur trace. Son père déjà décédé, il a pû rencontrer sa véritable mère. Malheureusement, celle-ci n'a jamais voulu reconnaître les faits.

Elle nie être sa mère, tout en étant très contente de le rencontrer ou de lui parler au téléphone, de temps en temps. Elle sous-entend qu'il se trompe de personne et laisse planer un doute total quand à leur filiation.
En effet, Rosie n'avait que seize ans lors de la naissance de son enfant qui a été un "accident" dû à sa naïveté et à son innocence. Elle a été envoyée par ses parents dans un foyer éloigné de la maison jusqu'à la naissance du bébé afin de préserver le secret.
Dès sa naissance, l'enfant a été abandonné et placé dans une institution d'où ses parents adoptifs l'ont recueilli après quelques mois.

Nous travaillons avec Cyril sur le décodage de ses émotions, celles qui sous- tendent aujourd'hui son comportement d'échec.

Cyril n'a évidemment pas été ni désiré , ni accueilli par ses parents, bien au contraire. A aucun moment il n'a été reconnu, ni aimé. En conséquence, il est accompagné aujourd'hui par des ressentis négatifs que nous mettons ensemble en lumière: "*On ne veut pas de moi*" et aussi, *"je n'ai pas le droit de vivre"*.
En effet, aucun programme de vie n'a été envisagé pour lui par ses parents et le seul ressenti de sa mère était qu'il était un paquet bien encombrant dont elle voulait se débarrasser au plus vite. Le tout dans un climat de peur, d'angoisse et de honte. Sa grossesse a dû être un cauchemar.

Une fois devenu adulte, le seul espoir de Cyril était de retrouver ses parents biologiques et de "rattraper le temps perdu "en tous cas d'essayer de recoller les morceaux du puzzle de son existence. Mais là encore, c'est la déception totale :
Il n'a été et reste dans sa vie qu'"un accident" puisqu'aujourd'hui encore, celle qu'il pense être sa mère biologique, découverte après de nombreuses recherches, persiste toujours à ne pas le reconnaître et à ne pas l'aimer.
En effet, elle a fondé une famille et n'a aucune envie d'évoquer sa faute. C'est un secret bien gardé.
Pourtant, Rosie l'a présenté à ses "vrais enfants "et à tout le monde, mais sous une fausse identité: celle d'un vague cousin de son mari. C'est le rôle qu'il s'efforce de jouer, lors de rares rencontres familiales.
Evidemment, il est difficile de faire ressusciter ainsi du jour au lendemain un enfant qui a été rejeté dès sa naissance, cela ferait très mauvais effet.

"Personne ne peut imaginer ce que c'est que de ne pas avoir de parents , dit Cyril.Je n'ai aucun modèle, je ne ressemble à personne, j'ignore même à qui ressembler.Tous les gens que je connais ont des parents, une assise, une stabilité. Moi je suis seul au monde, sans modèle, je dois me créer moi-même."
Son histoire explique son désarroi et son instabilité. Il n'a pas de racines et tout le travail va consister à mettre à jour et trier ses émotions et à l'aider à trouver des ressources en lui-même afin de se construire une identité.

## 97/ CLAUDE : LA GRANDE JOIE DU CANCER

Claude est venu me consulter par principe, pour que je lui donne quelques conseils.
Il a cinquante huit ans. Il travaille depuis de longues années à la sueur de son front : Depuis tôt le matin, il transporte des cartons et range des conserves dans un supermarché et l'après midi, il travaille comme ouvrier dans un garage.
Des travaux pénibles qui l'épuisent.Avec la régularité d'un métronome, il passe d'une tâche à l'autre, ne s'accordant qu'une petite pause à midi pour déjeuner.
Il arrive le soir chez lui tard et exténué. Pas moyen de faire autrement ! Il n'a pas de diplômes et il a pris sur lui ces tâches ingrates car, comme il le dit lui même, il n'avait pas le choix. Il doit nourrir sa famille, un point c'est tout.

Mais après toutes ces années de dur labeur, Claude a soudain des problèmes de santé et après quelques examens, on détecte un cancer de la vessie.

Aussitôt, on l'envoie faire de la chimiothérapie.
Claude est obligé d'arrêter de travailler.Malgré ce que l'on pourrait imaginer, dans un cas semblable, Claude ne semble pas affecté par la gravité de sa maladie, bien au contraire ! Au lieu d'aller à son travail, il peut enfin "se reposer".
Une fois par semaine, il se rend à l'hôpital pour suivre son traitement.
Le reste du temps, il reste enfin chez lui. Il regarde la télévision, lit et se livre à des travaux de bricolage. Il peut enfin passer du temps avec sa famille.

Après ses séances de chimio, il est opéré. Son moral est bon, sinon excellent.
Après l'opération, Claude est rentré chez lui et peut continuer, comme il le dit lui-même, "sa vie de loisirs ".
En attendant, il me dit que malgré son cancer, ou plutôt grâce à lui, il va vraiment très bien.
Après l'opération, il recommence sa chimio pendant quelques temps "pour plus de sûreté", comme les médecins le lui ont conseillé.

Il me dit qu'il est fatigué par ses séances , mais à part cela, il est heureux, plus heureux qu'il ne l'a été depuis très longtemps.
Son moral est au beau fixe et en effet, sa maladie représente la "solution parfaite du cerveau".
Sans être arrivé encore à l'âge de la retraite, Claude peut enfin mener la vie qu'il rêvait de mener et surtout, il a pû arrêter de travailler.
"Une vie de rentier", il a été pris en charge par la caisse maladie.
"Pour moi, arrêter de travailler, c'était mon rêve" dit-il, un rêve qu'il a enfin pû réaliser grâce à cette maladie, arrivée à point nommé.
Il est joyeux, il rit et plaisante et il m'affirme que cette "vie de chateau" est faite pour lui.
Il espère bien poursuivre sa vie tranquille de "retraité" durant de longues années.
Comme quoi il y a de nombreuses façons de ressentir la maladie !

## 98/ ARMAND : LE SYNDROME DU SOUFFRE-DOULEUR

Armand a quarante ans. Après de nombreuses péripéties, il échoue enfin dans mon cabinet de consultations.
Armand a eu une existence très dure comme il le raconte lui-même. Il a été interné en psychiatrie, il a fait plusieurs tentatives de suicide, il n'a pas pu construire sa vie. Il n'est pas marié et son métier, homme de ménage dans les immeubles et laveur de carreaux est ingrat.
Aujourd'hui, il affirme qu'il va beaucoup mieux qu'autrefois, il a d'ailleurs réussi à se débarrasser des médicaments qu'il prenait durant un temps.

Physiquement, Armand présente bien. Il est séduisant, bien habillé et il a un haut niveau d'éducation. Mais on ressent par moments son anxiété.

Que s'est-il passé jusque là ? Je l'interroge sur sa famille, ses parents.

"Ma famille ? Une famille malade, dit-il ! Mes parents ? pas de parents ! Je suis né de père inconnu et ma mère m'a abandonné à la naissance ! Peu de temps après, elle a trouvé la mort dans un accident de voiture, elle conduisait en état d'ivresse!
J'ai été confié à une famille d'accueil qui m' a martyrisé.

Jamais un mot gentil, jamais un compliment! De la méchanceté, de la haine, des coups, de la violence, voilà comment j'ai été élevé! Je n'ai rien connu d'autre. Ces gens là étaient pourtant gentils avec leurs propres enfants, mais moi, j'étais leur souffre douleurs.
Le père de famille buvait. Quand cela lui prenait, il me battait à coups de ceinture, j'ai été martyrisé. J'ai tout subi, même de graves sévices sexuels, depuis mon plus jeune âge."

Aujourd'hui, Armand est toujours sous l'effet de cette grave maltraitance.
Si une partie de lui va bien, il possède plusieurs "sous-personnalités" qui vont très mal.
A sa demande, nous travaillons en priorité sur le fait qu'il n'arrive pas à gagner convenablement sa vie, comme homme de ménage.

"Dès que j'ai eu dix-sept ans, dit-il, je me suis sauvé et j'ai été aidé par la famille d'un ami qui m'a pris en charge. J'ai même pû faire des études, je suis diplômé en droit, mais je n'arrive pas à travailler dans mon métier. J'ignore pourquoi.
Du matin au soir, je retourne dans ma tête mes problèmes et la seule chose que je puisse faire, c'est le ménage, un métier indigne de moi, je suis très mal payé, mais pendant que je lave les sols et que je nettoie les carreaux, je me sens mieux et j'ai du temps pour réfléchir."

Je commence à lui expliquer que ce ménage est *une réparation.*
Grâce au fait de briquer du matin au soir, il tente maladroitement de nettoyer la profonde souillure qu'il ressent . C'est la seule tâche qui ait un sens pour lui, inconsciemment, puisqu'elle lui permet d'essayer physiquement de réparer l'horreur de ce qu'il a vécu.

Je lui explique que son conflit de maltraitance est omniprésent dans son cerveau et qu'il n'arrive à penser à rien d'autre. Il est littéralement obsédé, consciemment et inconsciemment par les sévices qu'il a subi.
Comment tenter de les évacuer, de les supprimer , de les nettoyer, de se purifier, symboliquement, sinon en faisant lé ménage, désespérément ? Ce n'est pas par hasard qu'il fait ce métier. Il est sous l'emprise d'un grave conflit qu'il n'arrive pas à éliminer. Ses angoisses sont à l'origine de ce comportement à priori absurde et incompréhensible.

Armand équarquille grand les yeux pendant que je lui parle, sous l'effet du choc provoqué par mes paroles, montrant qu'il a reçu le message cinq sur cinq. "Ca alors, dit-il ! Je n'avais jamais pensé à cela! C'est incroyable ! Je sens que c'est la vérité !Vous êtes la première à me dire cela! J'ai vu des dizaines de psychiatres et de thérapeutes ! Ca alors, mais vous, vous comprenez tout !" s'exclame-t-il enthousiaste.

Maintenant qu'il a compris, lui aussi, il peut faire le switch dans sa tête, car tout prend subitement un sens. Il quitte mon cabinet tout joyeux.Il sent qu'il a avancé.

A la séance suivante, Armand m'apprend qu'il a arrêté le ménage et qu'il a postulé pour un travail dans un cabinet juridique, poste qu'il espère bien obtenir, du fait de ses compétences et de sa grande intelligence.
Car Armand est très brillant. D'ailleurs il a obtenu cet emploi presque immédiatement, grâce à ses compétences.

Pourtant, Armand est très angoissé. Il m'explique que du fait de sa maltraitance, il éprouve parfois des difficultés dans ses relations humaines. En effet, si 80% de de sa personnalité est normale, il reste que 20% va très mal.

Nous évoquons le fait qu'il ait choisi d'étudier le droit et là encore, tout a un sens, il n'ya aucun hasard.

"J'ai toujours vulu faire un procès à ma famille adoptive pour les sévices qu'ils m'ont infligé, mais je ne sais pas pourquoi, tout a mal tourné.
Je n'avais pas de témoins, évidemment, dans cette famille, ils étaient tous solidaires. Quand à mes amis, je n'ai jamais rien raconté.
Je n'avais pas non plus les moyens de payer un avocat et quand finalement j'en ai trouvé un qui voulait se charger de ce travail, à moindre frais, il est tombé malade, alors que tout le dossier était prêt. La famille de mes bourreau m'a menaçé. Enfin, cela a duré des années, de tentatives de procès qui ont finalement avorté. Cela m'a rendu malade, j'ai fait des tentatives de suicide, en voyant que justice ne pouvait être rendue. A la fin, j'ai tout abandonné."

Mais la colère et le profond sentiment d'injustice sont toujours présents chez Armand.Il passe de la jovialité à la colère très facilement durant ses séances.

Si je prononce un mot qui ne lui convient pas, il est littéralement hors de lui, en crise. Il rentre, en une seconde, pour ce que d'autres considéreraient comme une broutille, dans une colère noire. Je deviens témoin de son changement brutal de personnalité.
L'être brillant et charmant se mue soudain en une sorte de monstre violent, criant et crachant son venin. Il me brutalise grâce à ses paroles, me forçant à promettre de *ne plus jamais* faire allusion à telle ou telle chose qui le dérange.

Il a d'ailleurs eu de nombreux démêlés dans le passé avec toutes sortes de gens qu'il a agressé et qui l'ont agressé en retour et auxquels il voulait "faire un procès", puisqu'il n'a pas réussi à faire condamner le vrai coupable du drame, cet homme qui l'a martyrisé. On pourrait définir sa personnalité de "caractérielle".

Nous travaillons sur sa colère et sur ce profond sentiment d' injustice qui l'habite.Mais c'est plus fort que lui. Il est comme il le dit lui-même, traumatisé, donc, en conséquence, il doit traumatiser son entourage.
Il vit une immense anxiété permanente.

Il a intériorisé la violence de son bourreau et elle est toujours présente en lui, prête à se déchaîner au moindre signe. En réalité, comme il a été un souffre-douleurs, il se transforme lui même aussi en bourreau, projetant sur son entourage la violence subie.
Sa vie se passe à rechercher inconsciemment des souffre-douleurs, en tous cas à tenter de transformer les gens de son entourage en souffre-douleurs. Et lorsqu'ils se rebiffent, il est étonné de recevoir encore et toujours de la haine, de la violence et de la colère, comme celles qu'il a subie dans son enfance, alors que c'est lui-même qui les provoque.

Aujourd'hui, il joue les deux rôles à la fois, ayant intégré les deux personnages dans la pièce de théâtre qu'il joue au quotidien. Il est tantôt le bourreau et tantôt la victime, basculant très facilement d'un rôle à l'autre.
Il a fallu de longues et nombreuses séances pour aider Armand à aller mieux. C'est petit à petit que son état s'améliore, à force de travail.

**99/ IGAL: UN DEUIL NON FAIT**

Igal est un jeune homme sympathique de 35 ans. Il arrive accompagné de son épouse qui semble très vive et agréable, c'est elle qui a pris rendez-vous après avoir assisté à l'une de mes conférences..
Les sympômes d'Igal : des peurs, des angoisses, une dépression qui le faisait beaucoup dormir , de fortes crises de panique et de plus, la sensation imminente qu'il va s'évanouir au moment de ses crises de panique.
Il a un voile noir devant les yeux et c'est le signe qui annonce qu'il va perdre connaissance. Sa femme me raconte qu'il se réveille même la nuit , au comble de la terreur en criant qu'il sent qu'il va s'évanouir !

Bien entendu, Igal a déjà consulté des psychiatres et il est sous médicaments.
"Dès que j'arrëte mes médicaments dit-il et j'ai tenté plusieurs fois de le faire, car j'aimerais m'en passer, je retombe invariablement dans les mêmes symptômes. Je ne comprend pas ce qui m'arrive."
Igal, gâce à ses médicaments vit presque normalement et dirige une petite entreprise.
Pourtant sa vie se passe sous le signe de ces troubles qui le perturbent énormément.
L'interrogatoire d'Igal m'apprend qu'il a été marié pendant plusieurs années avec une femme psychotique et qu'il a divorcé. Il s'est remarié avec la personne qui l'accompagne et qui semble particulièrement forte, intelligente et équilibrée. Sa mère, dont il était très proche, est décédée tragiquement d'un lymphome à l'âge de 52 ans, il y a 8 ans. Nous travaillons avec Igal sur sa ligne de vie et retraçons donc patiemment tous les évènements vécus, un à un, afin de les situer dans le temps.
Nous évoquons la maladie de sa mère et surtout sa fin terrible au milieu de très grandes souffrances.
"Qu'avez-vous ressenti à ce moment ?" " Un grand soulagement, dit Igal, car je ne supportais plus de la voir souffrir. Je n'ai même pas pleuré ! Tout allait bien je me sentais libéré pour elle. "
Et ensuite, vous avez fait "Chiva" ? ( Ce sont les sept jours de deuil traditionnels observés dans le judaisme. Les endeuillés restent dans la maison de la personne décédée, sans avoir le droit de sortir et tous les proches viennent les visiter , ce qui permet de parler, d'évoquer le défunt et de libérer ses émotions.)
"Non dit Igal, cela n'a duré qu'une journée, car deux jours après son décès, c'était Pourim (la fête du carnaval) et j'ai même dansé ! Je ne sentais strictement rien! D'ailleurs, même après, je ne sentais absolument plus rien."
Igal était en fait comme anesthésié par le choc.

Deux ans après le décès de sa mère, Igal s'est remarié avec Heidi et a eu une petite fille qu'il a prénommée du même prénom que sa mère décédée, sur les conseils d'un grand sage : Rivka -Rachel.
D'ailleurs, il me confie qu'il ne voulait vraiment pas du tout lui donner ce prénom, mais qu'il s'est senti obligé, afin de perpétuer la mémoire de sa mère.

Juste après la naissance, après avoir visité sa femme à l'hôpital, il me précise qu'il est rentré chez lui et qu'il a été pris de vomisements.
"D'ailleurs, dit-il, jusqu'à aujourd'hui, quand je vois le prénom de ma mère inscrit sur le cartable de ma fille, je me sens très mal, c'est une impression très désagréable."
"Nous ne l'appelons jamais par ce prénom, précise son épouse, nous l'avons surnommée Riki "

Sur la ligne de vie d'Igal, nous tentons de situer chronologiquement l'apparition des premiers symptômes de ses malaises et il s'écrie soudain :"Maintenant, je me rappelle ! C'était juste après la naissance de la petite !"

Nous procédons alors à une analyse détaillée de toutes les émotions qu'il a ressenties après le décès de sa mère et à la naissance de sa fille, qui a réveillé ce deuil non fait. Je lui explique que tout ce qu'il n'a pas exprimé à ce moment est resté enfoui en lui et a provoqué ces symptômes.
La naissance de sa fille, un grand choc pour lui, a joué le rôle de détonateur.

Lorsqu'il sent qu'il va s'évanouir, c'est pour rejoindre symboliquement sa mère, tant aimée dans la mort, de même que la dépression qui le plongeait du matin au soir dans un sommeil dont il avait le plus grand mal à sortir. Ses peurs et angoisses font référence à sa peur de la mort, consciente et inconsciente.
Igal me quitte satisfait de cette séance qui, dit-il, lui a apporté un certain soulagement. Il me dit qu'il a compris beaucoup de choses.

Deux jours après, Igal et sa femme arrivent, ils veulent me parler d'urgence. "C'est très important", dit-il.
"Figurez-vous que la nuit dernière, j'ai rêvé de l'enterrement de ma mère , c'est comme si j'avais tout revécu une seconde fois !"
"Et alors ?"
"Eh bien après ce rêve, j'ai pleuré toute la nuit!".
"C'est très bien ! Enfin, vous avez libéré les émotions bloquées ! Que ressentez-vous ?"
"Maintenant, dit Igal, je me sens bien mieux, je crois que je vais enfin pouvoir arrêter bientôt mes médicaments !".
J'ai eu de ses nouvelles et effectivement, il va mieux.
Il a suffi d'une seule séance pour libérer littéralement cet homme prisonnier de ses étranges symptômes.

## 100/ NATHAN : DES VERRUES

Nathan est mon petit fils. Peu après la naissance de son petit frère, alors qu'il avait presque quatre ans, son dos, sa poitrine et ses bras se sont couverts de verrues. Cela le grattait et le dérangeait. De plus, c'était l'été et quand il se baignait , il s'attirait des réflexions négatives.
Je sais bien qu'il s'agit d'un conflit de dévalorisation. Après la naissance de son frère, cet enfant chéri est passé à la seconde place. J'étais en train de réfléchir au moyen de l'aider.
Ses parents étaient dépassés par l'évènement et personne ne savait quoi faire.
Voyant que se verrues ne disparaissaient toujours pas, je me suis rendue à tout hasard à la pharmacie et j'ai acheté pour lui un mélange homéopathique censé les faire disparaître, que j'ai donné à sa mère.
Quand j'ai rencontré Nathan, je lui ai demandé de me montrer ses verrues, en lui disant que j'étais une sorte de médecin. Il a enlevé sa chemise et ses verrues faisaient de la peine à voir. Il en était vraiment couvert. De plus, elles étaient rouges et semblaient presque infectées.
Aussitôt, toujours pensant à la dévalorisation, je me suis mise à rire,
et au lieu d'arborer l'air catastrophé de tous ceux qui les voyaient., je l'ai félicité : "*Oh, quelles belles verrues ! C'est magnifique, vraiment aucun petit garçon que je connais n'a de*

*si belles verrues ! Tu as quelque chose qu'aucun autre enfant n'a! Quelle chance ! C'est formidable ! Je suis très contente de toi!* " et ainsi de suite.
Nathan semblait très surpris. Il me regardait d'un air vraiment étonné. Depuis ses parents, en passant par le généraliste et le pédiatre, vraiment personne ne s'était extasié sur ses verrues ! Il ne comprenait pas pourquoi cela me semblait si merveilleux d'avoir des verrues. Ensuite, je me suis mise à embrasser son torse et son dos en riant, partout où il avait des verrues.
Au bout d'une semaine, sa mère me téléphone et me dit : "Tu sais, toutes les verrues de Nathan ont noirci, on dirait qu'elles sont en train de sécher ! "
J'étais un peu étonnée : "Tu lui as donné le mélange homéopathique ?"
Et là, elle me répond très gênée : " Oh tu sais, j'ai complètement oublié, je suis si occupée avec le bébé !".
Quelques jours après, les verrues désséchées sont toutes tombées ! Il n'en n'a plus jamais eu.
Je pense qu'il existe des mots et des gestes qui guérissent, tout simplement !

### 101 / RACHEL : LE SQUELETTE

Rachel, une soixantaine d'années, est une femme joviale et sympathique. Elle vient consulter à cause de son surpoids. Elle pèse environ 120 kg pour une taille d'un mère soixante-cinq et elle m'affirme qu'elle est fatiguée de transporter tous ces kilos en trop. Lors de la première consultation, elle me parle de ses habitudes alimentaires, évoque ses goûters plantureux, dont elle ne peut pas se passer et lors desquels elle consomme chaque jour du café et des gâteaux en nombre, elle me raconte aussi qu'elle cuisine de la nourriture en quantité pour sa famille et conclue en souriant : "Moi j'aime que les marmites soient pleines".
Lors de la seconde consultation, elle commence par me dire en arrivant : " *Si je maigris, j'ai peur d'avoir l'air d'un squelette".*
Je reste figée de surprise. En effet, Rachel est vraiment bien dodue et je pense qu'il lui faudra vraiment beaucoup de travail pour maigrir, alors de là à avoir l'air d'un squelette!
Ces mots m'alertent immédiatement et je lui demande si sa famille a eu à souffrir pendant la guerre. Et là, la réponse fuse instantanément : "Oui, ma mère a été déportée au camp de cncentration d'Auschwitz, elle en est ressortie par miracle, mais à l'état de squelette "!!!
Rachel est donc tout simplement en "réparation". Elle s'alimente pour deux, et tente de compenser désespérément les carences alimentaires vécues par sa mère .Mon explication lui a fait un choc. Elle n'avait , selon ses dires, jamais pensé à cela. "Maintenant, je comprend tout" dit-elle. Mais le problème est de savoir si cette découverte va l'aider à s'alimenter plus normalement.
Lors d'une rencontre ultérieure, Rachel se demande si sa découverte va lui permettre de maigrir, car elle sent qu'il est très important pour elle de continuer à "nourrir sa famille". Elle se trouve devant un choix difficile et il semble que par fidélité familiale, elle va préférer continuer à manger abondamment pour combler ce manque transgénérationnel qui l'obsède, même si elle a compris son sens.

### 102/ MONSIEUR FERNAND : LEUCEMIE

Monsieur Fernand, malgré son âge, il a dépassé les soixante dix- ans,
et ses cheveux blancs, se décrit lui-même comme un grand séducteur et aussi comme un "flambeur". D'une force exceptionnelle, il a toujours vécu une vie très brillante. Pour ce grand patron, chef de très grande entreprise française, chaque jour a été une fête : ses loisirs sont occupés par son bateau et sa grande propriété du Val de Loire. Il n'a cessé de gagner de l'argent et de l'investir. Malheureusement, certains de ses investissements se sont soudain révélées malheureux et Monsieur Fernand, a perdu énormément d'argent.

Au point que sa propriété a été saisie. Il s'est retrouvé dans une situation catastrophique et ses revers de fortune lui ont fait un choc, un gros choc, même, il l'admet avec moi. Quelques temps après, on lui a diagnostiqué une leucémie. Heureusement, monsieur Fernand n'est pas du tout du style à se laisser abattre. Il est très fort et leucémie ou pas, il a continué, malgré ses soucis, à mener grand train. Il est soigné par la médecine conventionnelle et m'affirme qu'il va beaucoup mieux. Même les médecins sont étonnés par ses possibilités de récupération.
Evidemment, lui et sa famille ont fait le rapport entre sa faillite et la leucémie, mais comment cela fonctionne-t-il? Il en ignore les détails.

Je lui explique que d'après les découvertes de la nouvelle médecine, il a dû commencer par faire un cancer des os, passé complètement inaperçu, à cause de la profonde dévalorisation qu'il a ressentie après sa faillite et la confiscation de certain de ses biens et que la leucémie est la phase de guérison de ce cancer des os. Il est très intéressé par cette explication. En continuant la discussion, il admet avec moi que sa dévalorisation est double car en vieillissant, il se sent beaucoup moins séducteur et qu'il lui est difficile de renoncer à plaire. Le don juan irrésistible est devenu, bien malgré lui, un grand-père ! Il est bien difficile de changer de rôle dans la vie!
Bon, de toutes façons, Monsieur Fernand n'a aucune intention de renoncer à sa vie de grand seigneur et malgré d'autres problèmes de santé qui se greffent aussi sur sa leucémie, il se prépare à effectuer une grande croisière. Il n'a aucune intention de se laisser déprimer par ses maladies ! Cela montre bien que tout est dans la tête !

### 103/ SHIRLEY : LE SYNDROME DE LA MERE POULE

Shirley, une femme sympathique , d'une conquantaine d'années, a un embonpoint très important. Quand je l'interroge sur le motif de sa visite, elle dit qu'elle a du mal à définir vraiment le problème qui la pousse à consulter. Elle se sent mal dans sa peau, mais n'évoque pas son obésité.

Elle parle de sa vie difficile : Sa mère, une femme dure et très masculine a passé sa vie à travailler à l'extérieur, abandonnant littéralement ses enfants à sa propre mère, la grand-mère de Shirley. C'est cette grand-mère, Sonia, qui a donc assumé le rôle de mère pour les enfants.

Quand à Shirley, qui était l'aînée, elle a, elle aussi, joué la mère de substitution pour ses frères et soeurs "abandonnés". Elle s'est toujours occupée d'eux,
et à présent que Sonia, la grand-mère a disparu, c'est toujours elle la "mère symbolique" des ses frères et soeurs. Dès qu'ils sont malades, elle panique et se sent responsable, pourtant, ils ont comme elle, une cinquantaine d'années.

Aujourd'hui, Shirley, veille aussi sur ses propres enfants comme une mère poule. C'est bien simple, elle ne les laisse jamais tout seuls, pourtant, l'aîné a déjà quinze ans et le plus jeune dix-ans ! Elle est présente en permanence et ne sortirait même pas faire une course, lorsqu'ils sont à la maison, tant elle est angoissée d'abandonner ses enfants !
Mais ce n'est pas tout, la fille aînée de Shirley, Tony, s'est mariée et a eu des enfants. Or, comme elle l'explique si bien : "Ma fille Tony ressemble exactement à ma mère: ses enfants ne l'intéressent pas du tout.Elle confie ses petits à une nourrice qui s'occupe d'eux, plus ou moins bien, pendant qu' elle passe toute la journée au travail. Le père aussi est absent du matin au soir.Quand j'arrive parfois par surprise chez eux, les petits ne sont pas toujours en très bon état.Ils sont mal soignés à mon avis."

Cela cause un grand malaise à Shirley. Elle se sent responsable de tout le monde : de ses frères et soeur, de ses enfants et de ses petits -enfants.
Elle a développé ce que j'appellerais: "le syndrôme de la mère poule. "
Elle est en réparation. Etant donné qu'elle-même a été abandonnée, elle se sent l'obligation de recueillir et de soigner tout le monde, d'aider tous azimuts et de donner aux membres de sa famille ce qu'elle -même n'a pas reçu.
D'où son profond malaise.

**104/ AURELIEN : BAISSE DE LA VUE**

Aurélien, un jeune homme de quarante ans grand et mince a une très forte baisse de la vue du côté de l'oeil droit et des douleurs intermittentes. L'ophtalmologiste consulté déjà plusieurs fois à ce sujet affirme pourtant que tout semble normal.
Traditionnellement, en décodage, on considère que le côté droit est le côté du conjoint. Effectivement, Aurélien est marié. Je l'interroge à ce sujet.
Qu'y-a-t-il de particulier chez votre épouse que vous ne désirez pas voir ?

Aussitôt ; la réponse fuse comme une flèche : Son embonpoint ! Vous comprenez, moi j'ai épousé il y a quinze ans une jeune fille très mince et très jolie. Nous avons eu des enfants et ma femme s'est transformée peu à peu en une énorme matrone. Elle doit peser aujourd'hui dans les cent-vingt kilos au moins ! Elle a plus que doublé son poids ! Elle a des angoisses qui la rendent boulimique. Elle prend d'ailleurs des médicaments, mais cela ne l'aide pas. Vous comprenez bien que ce n'est vraiment pas joli à voir! Elle ne m'attire plus du tout, au contraire. Quand je sors avec elle, c'est humiliant pour moi.

De plus, quand *je la vois* se bourrer de glaces, de chocolats, de chips et de sucreries du matin au soir, au lieu d'entreprendre un régime, je suis très en colère contre elle, moi, *je vois rouge* ! *Je vois* qu'elle ne fait rien pour améliorer la situation.
Au contraire, les rares fois fois où elle a réussi à maigrir un peu, elle a regrossi immédiatement encore plus !

Je lui explique que la baisse de sa vue correspond à ce conflit : "*Je préfère ne pas voir ce qui se passe du côté de ma femme, je préfère ne pas la voir telle qu'elle est : énorme car elle me fait honte. Donc, c'est en quelque sorte une façon de fermer l'oeil de son côté."*
Aurélien reçoit parfaitement le message, il est d'accord avec moi.

Nous continuons à travailler sur ses conflits afin de comprendre ce qui se passe dans sa vie. Je l'interroge sur son travail et il m'explique qu'il fait deux métiers à la fois et de ce fait, il me dit : "à cause de cela, *je suis mal vu* !"

Je souligne le fait qu'Aurélien parle encore une fois de sa vue.
"*Je suis mal vu*" et je ne peux rien faire pour améliorer ce fait, or," *quand je ne peux pas agir sur les autres, j'agis sur moi* " , c'est un principe bien connu en décodage. Donc *je traduis avec mon corps le fait que je suis mal vu, en faisant baisser ma vue, ce qui m'évite aussi de voir que je suis mal vu. "* Tout cela est très logique.
Aurélien semble très touché par cette interprétation.
Nous continuons à évoquer ses principaux conflits . "Je dois vous avouer , dit-il que *j'ai du mal à voir l'avenir*, car du point de vue financier, malgré mes deux métiers, nous survivons tout juste. Je me débat dans des difficultés financières insurmontables. D'ailleurs souvent je *ne ferme pas l'oeil* de la nuit.( le droit ou le gauche ?) *Je ne vois pas du tout* comment je vais

faire pour payer les études de mes enfants et tout le reste." Là encore, Aurélien ne "voit pas ", donc baisse de la vue.
Aurélien sort de cette consultation rasséréné, il a compris beaucoup de conflits sous-jacents qui le perturbent. Il y a encore un travail à faire avec lui afin de lui *faire voir sa vie sous un meilleur jour*.

## 105/ HARIET : LA DOULEUR DU MARIAGE

Hariet est une petite jeune femme d'une trentaine d'années. Elle est d'origine américaine, comme son fort accent me le laisse deviner. Elle doit passer plutôt inaperçue avec ses cheveux courts, ses lunettes et son apparence discrète.
Son air découragé et sa physionomie me laissent deviner que l'histoire qu'elle va me raconter est triste. D'une voix plaintive, elle m'expose le motif de sa visite : "Je n'aime pas que mon mari me touche."
On devine une répulsion en elle. Elle m'avoue que cela lui fait peur et presque horreur. Elle semble très déprimée.

Pourquoi s'est-elle mariée ? Elle me raconte qu'elle était très jeune et complètement innocente lorsqu'elle a été demandée en mariage par un jeune homme très gentil et elle ignorait complètement cet aspect du mariage. Lorsqu'elle l'a appris, après ses fiançailles, elle a reçu un véritable choc.
"Si j'avais sû cela, dit-elle, je ne me serais jamais mariée !"
Aujourd'hui, elle a des enfants et se sent "prise au piège". Elle ne veut pas faire de la peine à son mari et à ses enfants et n'envisage pas de divorcer.

Nous explorons ensemble son histoire et elle exprime le fait qu'elle ne supporte pas le fait d'être touchée en général. Elle me précise d'ailleurs de suite que sa mère est une femme plutôt froide qui, elle non plus, n'aime pas qu'on l'approche.
Il est important d'explorer immédiatement l'histoire de sa famille, originaire de Pologne. Ses grands-parents sont des survivants de l'holocauste, auquel ils ont échappé miraculeusement. Une grande partie de sa famille a été assassinée.
C'est le fond sur lequel Hariet a grandi.
Nous nous focalisons plus précisément sur sa grand-mère maternelle, puisqu'elle qualifie sa mère de "froide".
"Pendant la guerre, ma grand-mère avait environ treize ans, elle a été séparée de sa famille et a été cachée pendant longtemps chez une famille de paysans.Pendant toute la guerre, elle a vécu dans la peur".
Que s'est-il passé là-bas ? Hariet l'ignore. "Ma grand-mère n'a jamais voulu parler, dit-elle et elle ne parlera pas".
En tous cas, le problème tire son origine presque certainement de cette source. Que s'est -il passé pendant la guerre pour cette toute jeune fille isolée et sans défense ? A-t-elle été touchée contre son gré ? A-t-elle vécu cette répulsion dont fait état Hariet ? Sans doute.
C'est ce que je lui explique. Comme elle a hérité de ses yeux bleux, elle a hérité de l'histoire émotionnelle de sa grand-mère, qu'elle reproduit sans en avoir conscience.
Sa peur, son angoisse, sa répulsion, sa froideur ont certainement une origine transgénérationnelle. Cela ne console pas Hariet. Que faire ?

Dans un premier temps, je lui prépare des fleurs de Bach afin de calmer sa peur, sa panique, son impatience que "tout cela soit fini au plus vite" car pour elle le contact avec son mari tourne au supplice.Je lui ajoute aussi d'autres fleurs susceptibles de l'aider : une contre le découragement, une autre contre la plainte, et sans doute un antidépresseur.

Il faudra sans doute plusieurs séances et quelques flacons de fleurs pour qu'Hariet aille mieux et retrouve, sinon la joie de vivre, du moins une certaine sérénité.

## 106 / NICOLE : SYNDROME D'ANNIVERSAIRE

Etienne et Nicole, un couple d'environ trente-cinq ans s'installe devant moi. Etienne récite sa leçon d'une voix pompeuse et monocorde, pendant que Nicole l'écoute religieusement.
"Vous comprenez madame, mon épouse a une vie parfaitement normale, mais voyez-vous, environ deux à trois fois par an, toujours à peu près à la même époque, elle se met au lit, durant environ une semaine, et là, elle est comme paralysée. Elle ne peut plus rien faire. Elle ne se lève pratiquement pas et pendant ce temps là, c'est moi qui doit tout assumer. Ce qui est étrange, c'est que mon épouse, une fois que la semaine est passée, se lève et tout recommence comme d'habitude.
Elle retourne à son travail et tout va très bien. Elle dirige une école et vraiment, dans son travail, elle est très efficace. C'est pourquoi je m'interroge. Que s'ignifient donc ces "crises" ? Etant donné que dans le passé elle a été dépressive à certains moments, elle est d'ailleurs suivie en psychiatrie et prend des médicaments en permanence. Jusqu'à maintenant, je dois avouer que malgré le nombre de psychiatres consultés depuis des années et malgré le nombre de médicaments qu'elle a essayé, ses fameuses "crises" ne se sont pas améliorées.
D'ailleurs, les médecins disent tous qu'ils ignorent l'origine de ses problèmes. Si cela continue, le dernier psychiatre consulté va lui rajouter encore un médicament supplémentaire, un "correcteur d'humeur", à ce qu'il a dit. "
"Oui, mon mari a raison , enchaîne Nicole, c'est bien comme cela que cela se passe. A votre avis, dois-je encore rajouter un autre médicament? Cela fait tellement d'années que je cherche la solution à mon problème que je suis vraiment découragée.Pourtant, vous n'imaginez pas le nombre de spécialistes que j'ai consulté."
"Oui, dit Etienne, nous envisageons même de nous rendre en dernier recours chez un hypnotiseur, peut-être que lui pourra nous aider !"

L'histoire de Nicole semble claire comme de l'eau de roche.
Suite à mes questions, elle commence à résumer l'histoire de sa vie et je lui fait préciser les évènements qui auraient pû se produire à l'époque précise de ses fameuses" crises ".
Eh bien nous retrouvons, comme par hasard, que les dates où Nicole s'alite correspondent aux dates de drames vécus dans sa famille. C'est donc complètement inconsciemment, que Nicole, depuis de longues années, est paralysée par le souvenir inconscient de ces drames. Elle fait le deuil, à sa façon, en refusant de bouger de son lit à ces moments précis de l'année. Bien entendu, elle n'a jamais fait le rapport entre ces drames et ses accès de "paralysie". C'est ce que l'on nomme en thérapie, un "syndrome d'anniversaire".
Lorsque nous faisons ce lien , pourtant très évident, Nicole et Etienne sont stupéfaits. "Nous n'avions jamais pensé à cela , disent-ils et aucun psychiatre ne nous en a parlé. "
Ils repartent en me remerciant, rassurés, car comme ils le disent, "vous nous avez ouvert une fenêtre".
Aux dernières nouvelles, Nicole va mieux et ses accès d'immobilité ont disparu.

## 107/ JEAN-CLAUDE : VIE BLOQUEE

Marianne et Robert, la soixantaine, viennent consulter pour leur fils de trente-cinq ans, Jean-Claude, qui n'assiste pas à notre entretien dans un premier temps.
Jean-Claude, comme l'expliquent ses parents, a une vie bloquée.

“Depuis sa naissance, les problèmes ont succédé aux problèmes. Il n’allait jamais bien”, résume sa mère. Depuis tout petit, il avait des douleurs très violentes et inexpliquées, au ventre et au dos en particulier, il se roulait par terre et malgré les scanners et les IRM, les médecins n’ont rien trouvé. Ca a duré très longtemps. Ensuite, il a eu des cauchemars, durant des années, et puis, il a eu des douleurs à la tête, aux yeux, un manque de concentration, des angoisses, et j’en passe. Il me faudrait des heures pour tout vous raconter ! Cela n’arrêtait pas, quand un symptôme s’arrêtait, un autre prenait le relais !
Personne n’a jamais compris de quoi il s’agissait. D’ailleurs j’ai passé ma vie dans les hôpitaux ! Vous n’imaginez pas le nombre de médecins et de spécialistes que j’ai consulté. Ensuite, ça a été les psychiatres. Il a eu toutes sortes de diagnostics.
Depuis son adolescence, il est sous médicaments, il en a ingéré des tonnes, mais il va mal et ses médicaments n’améliorent pas son état. D’ailleurs, souvent, il ne voulait pas les prendre, il disait que cela ne l’aidait pas. En bref, nous sommes désespérés.”

Je commence à les interroger sur l’origine du prénom de leur fils. Et aussitôt, Marianne pousse en grand cri.
“Alors ça, dit-elle, vous avez tapé dans le mille! Figurez-vous que lorsque j’étais enceinte de mon fils, mon père est décédé brutalement d’une erreur médicale, à la suite d’une opération bénigne. Il n’avait que 55 ans! Moi, j’étais enceinte de six mois. Vous imaginez le choc ! J’étais très attachée à mon père, je me suis littéralement effondrée. Alors évidemment, quand mon fils est né, trois mois après, je lui ai donné le prénom de mon père : Jean-Claude, mais je sais que j’ai eu tort ! Je n’aurais jamais dû lui donner ce prénom ! C’est comme si ça lui avait porté malheur! “.

Je travaille avec Marianne sur les ressentis éprouvés au moment de la mort de son père. Evidemment, le choc a été énorme. Pour elle, c’était un véritable cataclysme qui ébranlait sa vie de fond en comble. C’était un deuil injustifié et injustifiable, auquel elle ne s’attendait pas, car son père était jeune et en pleine santé.
Après le choc, elle a ressenti une tristesse intense, une dépression, de l’angoisse, etc. Tout cela a été vécu dans une relative solitude.
Et le petit Jean-CLaude était, si l’on peut dire, “aux premières loges”.
Il a vécu ce cataclysme dans le ventre de sa mère. Et après sa naissance, cela n’allait pas mieux. Imaginez le désespoir de cette femme qui donne naissance à un bébé que son père bien -aimé ne verra jamais !
La joie de la naissance s’est sans doute mitigée de nombreux ressentis négatifs. Combien d’années jean-Claude a-t-il vécu dans cette atmosphère de deuil et de déprime , jusqu’à ce que les effets du choc commencent à s’atténuer?

Or, comme je l’explique à Marianne, l’enfant est toujours le symptôme des parents. Il exprime les ressentis conflictuels de ses parents. Or Marianne était dans un désespoir qui pouvait se résumer ainsi : “Comment continuer à vivre, et à donner la vie, après la mort de mon père ?”
Donc, l’enfant qui exprimait ces ressentis a commençé à aller mal physiquement et moralement. Il exprimait ouvertement grâce à son corps les sentiments que sa mère tentait, tant bien que mal, de dissimuler. Il se roulait par terre de la douleur de sa mère.

“C’est incroyable ! dit Marianne, vous savez, vous êtes la première à me poser ces questions et à me parler de ce choc que j’ai ressenti à la mort de mon père ! Et pourtant, j’ai couru de médecin en psychiatre et personne ne m’a jamais parlé de cela ! D’ailleurs, j’avais un doute et je pressentais tout ça. Souvent je me suis demandé s’il y avait un rapport. Ca alors,

maintenant, tout s'éclaire! En plus, mon fils ne voulait jamais prendre ses médicaments , il disait qu'il n'était pas malade !
Il est probable que si Marianne avait eu la possibilité de s'exprimer et de se soigner à l'époque du drame, son fils n'en n'aurait pas été le dépositaire inconscient.

Mais on lui a confié la "gestion" de ce deuil , d'autant plus qu'il était relié au père de Marianne puisqu'il porte le même prénom. Il était donc chargé de représenter le père décédé et la douleur indicible de sa fille. Tout cela est bien lourd et difficile à porter pour un enfant !

## 108/ LE SYNDROME D'ADOLPHE

Adolphe vient consulter, sous la pression de sa famille, pour un problème de vie bloquée. A trente-cinq ans, il vit, ou plutôt survit dans des conditions difficiles. Travail: Il trouve de temps en temps des travaux de manutentionnaire . Appartement : Il vit dans ce qu'il nomme lui-même: un trou noir. Un petit studio humide, un sous-sol où ne pénètre pratiquement aucune lumière. Meubles: néant: A part un lit et un ordinateur, il n'a même pas de table et mange sur ses genoux ! Il entasse ses vêtements dans un carton ou par terre.
Mariage et enfants : néant.
Famille: A ma grande surprise, Adolphe est issu d'une famille aisée. Son père est chirurgien , sa mère enseignante à la faculté. D'ailleurs, Adolphe s'exprime avec aisance et intelligence. Il semble avoir un bon niveau socio-culturel.
Je m'étonne qu'il soit manutentionnaire, un travail réservé en général aux plus démunis de la société et aux immigrants. Adolphe m'explique qu'il n'a pas fait beaucoup d'études. Il n'a aucun diplôme. A la suite du divorce de ses parents, il avait du mal à se concentrer , il a quitté l'école à dix-sept ans et a pris le premier travail qui s'est présenté. C'est ainsi qu'il a commençé sa carrière de manutentionnaire.
Je lui dit que même sans grand niveau d'éudes, il existe beaucoup de professions possibles , sans aller jusqu'à trainer et soulever de lourds colis.
Je lui énumère plusieurs emplois qu'il aurait été susceptible d'occuper, même sans diplômes : Vendeur dans un magasin, caissier dans un supermarché, employé de bureau, travail dans le tourisme, etc.
Mais Adolphe reste sur ses positions. Il m'explique que pour lui, c'est le meilleur travail possible: Manutentionnaire, cela permet de faire bouger son corps et d'ailleurs, il est très sportif. Etre assis sur une chaise, dans un bureau, ne l'intéresse pas.

Débrouiller la piste transgénérationnelle semble urgent dans son cas.
Adolphe, comme il le raconte, est né juste après la mort de son grand-père : Il a été nommé du même prénom: Adolphe. " C'était le prénom de mon grand-père, mais c'est aussi le prénom du plus grand assassin de l'humanité "dit-il.

D'ailleurs le grand-père d'Adolphe était un rescapé de la Choa. Il a passé quatre années terribles en camp de concentration entre quatorze et dix sept ans. Que faisait-il comme travail au camp ? Adolphe l'ignorait. Il a dû demander à son père qui lui a raconté : Il effectuait un travail de *manutention* particulièrement pénible et épuisant : il s'agissait d'installer des voies ferrées et donc de soulever et d'installer des rails de train !
Evidemment, cela n'évoque rien pour Adolphe.
Je lui explique qu'inconsciement, il répète en quelque sorte la vie de son grand-père auquel il est lié par le fait qu'il porte son prénom. Il mime sans le savoir cette période terrible : en

effet, il vit dans un véritable "trou noir", il refuse tout confort, il effectue un travail très dur de manutentionnaire, alors qu'il a des capacités bien supérieures !
Il porte des vêtements de travail en permanence et ne fait jamais aucun effort pour être habillé correctement. Il reste perpétuellement dans ce tunnel mental dans lequel a vécu son grand-père dans l'adolescence !
De plus, Adolphe traverse de longues périodes de déprime durant lesquelles il reste allongé sur son lit, sans rien faire. Ce sont des voisins compatissants qui lui apportent à manger.
Je lui explique qu'il a ce que S. Sellam nomme un "syndrome du gisant". Il représente symboliquement son grand-père et "mime le mort" et la vie du mort.
Adolphe, qui est intelligent, comprend parfaitement mes explications : "C'est drôle ce que vous me dites, dit-il, je n'avais jamais considéré ma vie sous cet angle !"
Sa vie bloquée confirme ces faits.
Grâce à des séances intensives de thérapies, nous parlons souvent pendant deux heures d'affilée, et aussi grâce à la prise de fleurs de Bach, Adolphe fait des progrès considérables. Sa prise de conscience est phénoménale. Sa motivation de "sortir de son trou " aussi. Sa thérapie se poursuit et commence à donner des résultats. Des changements s'opèrent petit à petit dans sa vie.

## 109/ ARABELLA : LA PASSION DU PAIN

Arabella me téléphone et me demande si je peux l'aider à régler un problème de surpoids qui lui gâche la vie. C'est devenu infernal, dit-elle, vous ne pouvez pas imaginer à quel point : Je fais des régimes depuis l'âge de 12 ans,
et je fais le yoyo. J'ai vu des dizaines de spécialistes et j'ai dépensé beaucoup d'argent : j'ai consulté je ne sais combien de médecins et de diététiciennes et j'en suis toujours au même point, se plaint Arabella. Je dois vous dire aussi que j'ai une véritable obsession pour le pain : j'adore cela ! Je ne peux pas m'empêcher d'en manger des quantités !
J'invite Arabella à venir me consulter en lui expliquant que ma démarche est différente et que nous avons des chances de débloquer son problème.

Arrive dans mon cabinet une très jolie femme , habillée de blanc et assez rondelette. Elle a la cinquantaine. Franchement, Arabella ne peut pas être vraiment qualifiée d'obèse; elle fait une taille 44 au maximum. " Vous comprenez, dit-elle, moi je ne me sens bien que dans la taille 38 ! Je ne peux pas supporter tous ces bourrelets qui m'empêchent de m'habiller !

Je l'interroge sur sa vie et nous évoquons son enfance, sa mère qui est "très mince" et sa lutte contre les kilos. Elle me raconte comment elle s'alimente : "Comme j'adore le pain, je mange souvent des sandwitches. Je n'ai pas envie de faire la cuisine et j'ai une véritable passion pour le pain, alors, c'est parfait. Sauf que je grossis ! "dit-elle.
Evidemment, je lui précise que ce n'est pas la meilleure façon de perdre du poids, mais elle le sait déjà, bien évidemment.
"Jai commençé mes régimes depuis l'âge de 12 ans," me répète Arabella. "Pourquoi ? Etiez-vous déjà forte à cet âge ?"
"Pas spécialement, dit Arabella, mais je me suis mis soudain dans la tête que je devais maigrir "! "Et depuis, je n'ai jamais arrêté de faire ces régimes, je maigris et je regrossis, sans aucun contrôle."
Nous explorons un peu sa vie familiale. Elle est mariée et a trois enfants . Rien de particuler à signaler de ce côté.
Je lui demande si quelqu'un dans sa famille, originaire d'Afrique du nord, a dû subir des famines, ou des manques. Elle l'ignore, cela ne lui rappelle rien.

Comme nous évoquons sa famille, elle me précise que sa mère a perdu sa mère lors d'un accouchement alors qu'elle n'avait que 12 ans ! D'ailleurs, Arabella porte le prénom de sa grand-mère disparue prématurément dans des conditions dramatiques. Elle a été chargée par le clan de perpétuer sa mémoire !

Du côté de son père, c'est pareil ! Son père a été orphelin de mère à âge de dix ans ! Nous faisons ensemble un petit arbre généalogique afin de fixer tous les faits sur le papier. "Après la mort de mes grand-mères, mes grands-pères se sont remariés. L'un avec la soeur de sa femme et l'autre avec une femme très dure. Nous évoquons toutes ces vies brisées et ces destins particulièrement difficiles d'enfants orphelins qui ont dû subir des circonstances terribles.
Tout cela est vraiment triste.

Elle me précise: "*Vous comprenez, la vie de ma mère a été très difficile, car la nouvelle femme du grand-père ne leur donnait pas à manger ! Ma mère, depuis l'âge de 12 ans a dû travailler pour s'acheter du pain et du beurre* !"

Là, je pousse un cri : "Que dites-vous ?" Elle me répète la même phrase et je lui demande si elle entend ce qu'elle vient de dire. C'est une phrase qui fait partie de son histoire et qu'elle répète mécaniquement sans comprendre son contenu.
Je suis obligée de lui expliquer que sa mère a vécu dans un terrible manque , qu'elle n'avait rien à manger et que loin de se comporter comme les enfants qui en général sont portés plutôt sur les sucreries ou les pâtisseries, cette pauvre enfant manquait du minimum vital : le pain !!! Je lui explique qu'elle a hérité du conflit de sa mère qui a vécu dans la privation et qui ne recevait même pas de pain ! Elle était donc en danger de mort ! Pour elle il s'agissait de survivre et de trouver du pain !

Et là, Arabella éclate en sanglots. Elle pleure toutes les larmes de son corps. Elle comprend enfin et exprime cette profonde douleur restée cachée jusque là dans les méandres de la mémoire familiale !
Quand elle est un peu calmée, elle me dit qu'elle n'avait jamais fait le rapprochement entre cette histoire et son obsession du pain !

Je lui précise d'ailleurs que sa mère avait 12 ans à cette époque et qu'elle même a commençé à avoir des problèmes alimentaires au même âge.

Arabella a vécu cette séance avec une grande intensité. Elle a enfin compris l'origine de cette obsession maladive du pain. Mais cela ne suffit pas.

Après quelques jours de vacances elle revient effondrée et me dit qu'elle a pris huit kilos en deux semaines ! Elle me précise qu'elle a fait quelques écarts, mais bon, cela ne peut expliquer cette prise de poids spectaculaire. Effectivement, elle porte une large tunique pour tenter de dissimuler sa taille épaissie.
Il se passe là quelque chose qu'il nous faut comprendre. J'explique à Arabella qu'elle a peut-être ce fameux conflit de la "carpe hors de l'eau", un conflit où l'on se sent en danger et où l'on bloque les canaux collecteurs des reins car il faut garder l'eau à tout prix. Nous commençons à explorer sa mémoire de danger. Qu'est-ce donc qui la met en danger ? Ou est le prédateur ?

Elle évoque alors sa relation avec son mari. Elle m'explique que depuis son mariage, elle souffre énormément de ses écarts de langage. Pour un oui ou pour un non, il peut soudain se mettre à l'insulter et à la rabaisser plus bas que terre. Au point que ses enfants en sont traumatisés car il se permet aussi de les insulter à tout propos.
J'explique donc à Arabella qu'elle vit dans une situation de danger permanent. A chaque seconde, la crise peut éclater, il peut se mettre à crier et à sortir de sa bouche des mots malfaisants. Elle est d'accord avec moi et je la sens profondément ébranlée. Donc, elle vit dans une tension permanente, bloquée et elle s'est construit une carapace de protection contre les piques de son mari et ses explosions brutales.
De plus elle m'explique qu'elle sent une grande douleur au sein droit, le côté "du conjoint" et qu'elle craint d'être malade. Je lui explique donc le rapport entre toutes ses souffrances avec son mari et ce symptôme.
Il y a deux solutions : soit elle divorce, ce qu'elle envisageait aussi depuis le début de la consultation où elle avait évoqué cette posssibilité tout en ne la désirant pas, soit son mari décide de faire un travail de transformation.
Cette séance est très violente, la prise de conscience brutale, on peut l'imaginer et Arabella en sort complètement bouleversée.
Quinze jours après, elle m'appelle: "Je vais beaucoup mieux me dit-elle. J'ai eu une longue discussion avec mon mari, nous avons pris des décisions ensemble, nous avons mis les choses au point, j'ai recommençé à me prendre en main et j'ai déjà reperdu sept kilos ! J'ai recommençé à manger normalement, je n'ai plus faim en permanence, je ne pense plus au pain, qui m'obsédait, j'ai recommençé la marche à pieds, bref, je me sens complètement transformée !"

Lorsque je la revois, une semaine après, c'est une femme nouvelle qui vient me remercier : Elle a retrouvée sa ligne. Très amincie, elle rayonne littéralement.
C'était donc la conjonction de plusieurs conflits qui était en cause, comme souvent : la mémoire de sa mère qu'elle avait intégrée inconsciemment et aussi la peur panique refoulée en permanence de son mari, considéré comme un véritable prédateur et dont elle devait se protéger.
La libération a eu lieu grâce à la prise de concience de ces deux conflits qui la bloquaient. Cela prouve qu'en quelques séances bien menées, on peut véritablement venir en aide à quelqu'un. Les séances avec cette patiente duraient deux heures, car il était clairqu'elle avait beaucoup de choses à exprimer.

## 110/ BRIGITTE : IL NE FAUT PAS QUE LE SANG COULE

Brigitte a fait deux fausses couches consécutives en une année à 3 et 4 mois de grossesse. Pour elle, c'est un drame car elle désire énormément un enfant.
Après des examens médicaux, on a découvert qu'elle a un problème de coagulation : son sang est trop épais et c'est sans doute la cause du problème.

C'est le Syndrome des antiphospholipides (SAPL) aussi nommé "Lupus anticoagulant", bien que sans rapport avec le lupus, car de nombreuses personnes qui ont le lupus en sont aussi atteintes. Aujourd'hui, c'est un examen indispensable à faire après une fausse couche.

Nous passons en revue avec Brigitte les raisons possibles d'un tel symptôme. Evidemment, nous recherchons une mémoire d'hémorragie et après un interrogatoire serré, nous arrivons au coeur du problème.
Cela fait plusieurs années que Brigitte tente d'être enceinte. Chaque mois, elle s'examine avec appréhension : elle craint énormément de découvrir qu'elle a ses règles et donc qu'elle n'est pas enceinte.
Pour elle, c'est véritablement une obsession et son conflit peut s'exprimer ainsi : **"Il ne faut pas que le sang coule** " s'il coule, c'est la fin de tous mes espoirs !
Si le sang coule, on pourrait dire qu'elle est complètement sous le choc et que son sang se fige littéralement dans ses veines !
Donc ce même resssenti, qui dure depuis des années a été parfaitement enregistré par son cerveau qui a compris le message. Il a donc tout fait pour que le sang ne coule pas.
Le problème est que lorsqu'elle a enfin été enceinte, le foetus a été mal nourri par un sang trop épais.
On sait aussi en décodage que le sang représente la joie et Brigitte est triste. Sa première fausse couche, suivie d'un curetage a été vécue comme un drame et la seconde un an après , aussi suivie d'un curetage à l'hôpital l' a choquée.
Nous avons donc travaillé sur le lâcher -prise , sur sa tristesse, sur le fait de laisser s'écouler la vie tranquillement, sur ses angoisses de ne pas arriver à mener à bien une nouvelle grossesse, sur sa peur , car toute la vie de Brigitte s'est figée elle aussi autour de ce désir d'enfant si grand. C'est une histoire à suivre...

### 111/ TINA : DEUX SYNDROMES DU GISANT

Tina vient consulter seule pour tenter de résoudre le problème de son fils de dix ans, Simon, qui est hyperactif. Tout d'abord, elle a été très surprise de savoir que je ne désirais pas voir l'enfant, seulement en photo éventuellement et pour lui faire plaisir.
"Vous comprenez, il a déjà vu des dizaines de pédiatres, psychologues, psychiatres, neurologues et j'en passe, tout cela sans résultat. Je vis un cauchemar, dit-elle, car il ne tient pas en place, il ne peut même pas rester assis normalement cinq minutes d'affilée sur sa chaise à table, il faut qu'il gigote sans cesse, on le retrouve renversé, la tête en bas, il n'a pas une seconde d'arrêt ! Je suis convoquée en permanence par ses professeurs à l'école, il a d'ailleurs déjà changé deux fois d'école ! Cela fait des années qu'on me demande de lui donner de la rétaline ! Jusqu'ici, j'ai toujours résisté. Dernièrement, sur l'injonction du directeur de l'école qui ne me laissait plus le choix, j'ai emmené finalement Simon consulter un neurologue qui lui a prescrit de la rétaline. Je suis même allée à la pharmacie, je l'ai acheté, mais je ne peux me résoudre à droguer mon fils. C'est alors que j'ai vu votre article dans un journal, je suis allée voir votre blog internet et je me suis dit : c'est ma dernière chance ! Je vous en supplie, aidez-moi ! Je ne sais plus quoi faire "

Je lui pose quelques questions afin de situer son histoire familiale.

Tina a quatre enfants : un fils ainé de dix-huit ans, Mikael et deux filles, Simon étant numéro trois dans la fratrie.
Son mari, Ray, un chercheur en médecine réputé est presque toujours en voyage. Elle élève pratiquement ses enfants seule.
Je me dirige de prime abord vers un" syndrôme du gisant" décrit par Salomon Sellam et je lui demande si il y a eu un drame dans la famille, question désormais banale pour moi, lorsque je rencontre un problème d'hyperactivité. Comme je m'y attendais, cela ne rate pas.
"Oui, du côté de mon mari, mais il y a très longtemps !" "Cela n'a pas d'importance de savoir s'il y a longtemps, car dans l'inconscient familial, le drame est toujours présent !" lui dis-je.

“Vous comprenez, c’était il y a trente ans ! Mon mari, qui venait de terminer ses études de médecine a perdu son père en six mois, d’un cancer du poumon. Mon beau-père, que je n’ai pas connu d’ailleurs, n’avait que cinquante quatre ans. Mon mari était effondré. D’après ce que je sais, il a culpabilisé à mort, si j’ose dire et il a même envisagé de mettre fin à ses jours. En effet, en tant qu’étudiant en médecine, il se reprochait de n’avoir pas pris assez au sérieux les malaises de son père, qui est décédé brutalement. Pour lui et sa famille, cela a été un drame terrible. Il n’a pas arrêté de commémorer chaque année l’anniversaire de son décès, comme au premier jour, il lui a dédié des livres et il ne faut pas évoquer ce sujet, qu’il n’a jamais dépassé, devant lui. Il est resté traumatisé très gravement. D’ailleurs, il y a plusieurs photos de son père dans le salon. Défense d’y toucher !“
Je lui explique que ce drame est passé dans l’inconscient de son fils qui est lui aussi traumatisé par le problème et qui l’empêche de se concentrer et le rend hyperactif. Elle ouvre de grands yeux étonnés et me dit qu’elle n’aurait jamais pû faire ce rapprochement toute seule, mais qu’effectivement, toute la famille est hantée par cette histoire.
Elle ressent un soulagement immédiat. “Vous comprenez, les médecins m’ont dit que mon fils était anormal, qu’il lui manquait des substances dans le cerveau, cela m’a affolé. Je ne savais plus quoi penser !.”
Je développe un peu le sujet pour elle, lui expliquant la filiation, de cerveau à cerveau et le fait que l’esprit de son fils, inconsciemment est préoccupé par tout cela, ce qui l’empêche de se concentrer et le rend hyperactif, afin de “faire revivre le mort”. Elle semble fascinée et passionnée par tout cela. “Enfin je comprend! dit-elle, aucun médecin et j’en ai vu, ne m’a jamais dit cela !”

Afin d’élargir le sujet, je lui demande si ses autres enfants ne sont pas perturbés. Elle me parle de son fils aîné : “Mikaêl, lui, c’est tout-à fait un autre style. C’est le contraire ! Il est lent, il faut le secouer pour le faire bouger et impossible de le faire sortir du lit le matin !“
Mon flair me dit que l’on est là en présence d’un second syndrôme du gisant inversé. Je lui demande s’il dort beaucoup et la réponse fuse instantanément

”S’il dort beaucoup ? Mais il ne fait que celà ! Dès qu’il arrivé à la maison, elle mime avec le corps le fait de s’écrouler dans le lit. Il est tout le temps couché, il a l’air fatigué, sans énergie. Il n’a même pas de forces pour étudier. Je vais vous dire la vérité : A dix-huit -ans, on dirait un vieux ! D’ailleurs, il perd même ses cheveux, à son âge, je n’y comprend rien ! C’est du jamais vu !“

Je lui demande si il a fait des prises de sang et elle me dit que de ce côté -là tout va bien, on n’a rien trouvé chez lui d’anormal .
Je lui explique qu’à l’inverse de Simon qui est hyperactif pour tenter de “faire revivre le mort “, Mikaêl, quant à lui “mime le mort” en étant tout le temps allongé et sans énergie. Il a endossé inconsciemment le rôle du défunt, il est vieux et perd même ses cheveux, comme un vieux. Les cheveux représentent la force vitale d’une personne. Mikaël est rentré dans la peau du personnage, jusqu’au bout.
Alors là, Tina en reste sans voix. “Je n’en reviens pas ! dit-elle! Alors là, vous avez mis le doigt dessus, vous m’avez éclairée! Cela fait des années que je cherche à comprendre ce qui se passe dans ma famille ! Incroyable! “
Son enthousiasme fait plaisir à voir. Comme quoi il est assez facile d’aider les gens en grâce à quelques connaissances assez simples finalement.

**112/ LAZARE : CANCER DE L'ESTOMAC ET DU FOIE**

Lazare est un homme d'une cinquantaine d'années qui vient consulter pour un cancer de l'estomac , doublé à présent d'un cancer du foie. Il est très faible et amaigri et son teint a viré du jaune au marron.
Je lui explique de prime abord que le cancer de l'estomac a pour cause un problème de "**contrariété dans le territoire**" et je lui demande ce qui lui est arrivé dans les deux années précédent la découverte de sa maladie.
Eh bien , c'est toujours du cent pour cent, on tombe immédiatement sur le conflit qui a déclenché son cancer.
" Figurez-vous que cela fait vingt ans que je travaillais dans une grosse entreprise comme chef de chantier. Je travaillais douze heures par jour, en plein air, par tous les temps, dans la chaleur extrême, comme dans la pluie et j'avais de grandes responsabilités, mais tout cela pour un salaire assez bas."

"J'étais exploité, je le savais, mais j'espérais qu'avec le temps, j'aurais de l'avancement. De plus, je craignais de quitter ce poste sûr, ne sachant pas ce que j'allais trouver ailleurs. Il fallait bien payer les traites de la maison et faire vivre ma famille. Justement, au bout de vingt ans d'ancienneté, un poste important s'est libéré et normalement, dans la hiérarchie, c'est moi qui devait y accéder.
Mais figurez-vous qu'alors que j'étais pratiquement certain qu'on allait m'offrir ce poste, avec à la clé une augmentation bien méritée, après tout ce temps et tout ce dévouement, le poste a été attribué à un homme plus jeune que moi, relativement récent dans l'entreprise ! Imaginez le choc ! "
"Mais ce n'est pas tout ! J'étais tellement contrarié par cette histoire que j'ai alors demandé à bénéficier d'une voiture d'entreprise qui me revenait de droit depuis longtemps et là, on m'a signifié que dans ce cas, mon salaire, déjà ridicule par rapport au travail que je fournissais, allait être, non pas augmenté, mais diminué !
Alors là, c'était la goutte qui a fait déborder le vase!
J'étais interloqué ! J'étais dégoûté, écoeuré ! Imaginez, après vingt ans d'ancienneté, après vingt ans de bons et loyaux services ! Je me suis dévoué corps et âme à cette entreprise ! Je vous assure que je leur ai donné mon âme. J'étais toujours au travail, je ne manquais jamais, je ne voyais pratiquement pas mes enfants, ma famille ! Et voilà ce que j'ai reçu en retour ! Voilà comment on m'a remercié ! "

"Peu après, j'ai commençé à me sentir mal et même très mal. Je n'arrivais plus à avaler, j'avais mal à l'estomac, je n'arrivais plus à manger, j'ai dû m'arrêter de travailler et en faisant des examens médicaux, on a découvert que j'étais gravement malade : cancer de l'estomac. Cela m'a fait un choc.
On m'a opéré presque tout de suite, ensuite j'ai subi de la radiothérapie, une rééducation, enfin je vous passe les détails, cela a été un calvaire.
Il y a quelques mois, on a découvert que j'ai aussi le cancer au foie.
Pour guérir, j'ai fait toutes sortes de régimes comme une cure de raisins de trois mois, conseillée par un diététicien, puis une cure de crudités.Je ne sais plus où j'en suis. Que faire ?"

Ce cas est complexe et j'arrive un peu tard. Mais cela ne fait rien car il y a toujours des moyens d'aider et de conseiller le malade.

Je commence à lui expliquer le rapport direct entre le choc qu'il a subi et sa maladie. Il m'e dit qu'il avait bien entendu senti qu'il y avait un lien sans comprendre exactement comment cela fonctionnait vraiment.

Je lui explique que son cerveau a découvert la solution parfaite pour quitter l'entreprise malgré lui, ce qu'il n'aurait jamais fait de son plein gré, car c'est un homme sérieux, gentil, dévoué et soumis jusqu'à l'extrême.
Cela le fait sourire. "Vous avez raison, dit-il, comme cela, j'ai été obligée de partir ! "
Je lui dis qu'il a pris le choc de la nomination de quelqu'un d'autre à sa place, en pleine poitrine et c'est pour cela qu'il a déclenché cette maladie. Là aussi, cela le fait sourire, signe que j'ai visé vraiment dans le mille.

Je suis obligée de lui faire savoir que les diètes qu'il a fait , en croyant trouver là une guérison l'on plutôt affaibli , car suite à ces régimes il a perdu de nombreux kilos et il n'a plus de forces. Il est dommage de suivre des cures diététiques plus ou moins loufoques alors qu'au contraire, le corps affaibli a besoin de nourriture substantielle. Mais il me raconte qu'il a entendu que des personnes ont guéri en suivant ces diètes et c'est la raison pour laquelle il l'a fait.
Je lui explique que les personnes qui ont guéri ont solutionné leur conflit et ont fait en même temps des diètes, mais que l'une et l'autre chose n'ont aucun rapport entre elles.
Dans son cas de cancer de l'estomac, le fait de s'alimenter lui est déjà difficile car il a du mal à trouver les aliments digestes qui lui conviennent et comme il me l'explique,lui-même, il a souvent des douleurs après avoir ingéré de la nourriture.
Alors se lancer dans des cures complètement déséquilibrées ne peut être que nocif.
D'ailleurs, j'ai rencontré de nombreux malades du cancer qui, ne sachant à quel saint se vouer, ont fait comme lui.
En cas de maladie banale, il ne viendrait à l'idée de personne de se lancer dans des diètes aberrantes, mais en cas de cancer, les gens se précipitent, malheureusement, sur des comportements alimentaires déséquilibrés.

Ensuite, je lui explique qu'il est fréquent qu'un cancer du foie suive de très près un cancer des intestins ou de l'estomac. En effet, comme nous l'apprend le docteur Claude Sabbah dans son séminaire, dans ces sortes de cancer, le malade a peur de mourir de faim, étant donné que ses organes de digestion habituels ne fonctionnent plus et donc c'est le foie qui prend le relais, afin, comme il le dit, d'usiner lui même la nourriture. Il prend donc en charge une partie des fonctions habituellement dévolues à l'estomac ou aux intestins.

Ce processus déclenche la mise en oeuvre de" cellules turbo", comme l'explique le docteur Claude Sabbah et donc il est normal, si l'on peut dire, que le foie subisse des modifications importantes. Les cellules "turbo" avaient d'ailleurs déjà été installées dans l'estomac du patient aussi, afin de tenter de "digérer le morceau " profondément indigeste qui avait été balancé au patient sans ménagement lors de la nomination injuste de son collègue.
C'est cette installation dans l'organe de cellules turbo que la médecine nomme cancer. Il s'agit en fait d'un processus naturel, logique et intelligent que le cerveau déclenche lorsque l'organe est en difficulté et ne peut plus assumer ses fonctions normales et habituelles. On a découvert que les cellules cancéreuses de l'estomac digèrent trois cent fois plus vite que les cellules normales !
En toute logique, il n'y aurait donc pas lieu d'opérer, de couper, de sectionner, ni d'irradier l'organe malade, mais d'attendre avec patience que le cerveau, après avoir déclenché ce processus, l'annule, après qu'il ait décrété que son travail est terminé. Tout cela à condition

que le malade arrive à résoudre son conflit, bien entendu, car c'est ce conflit qui conditionne le maintient du processus extraordinaire d'urgence.

A ce stade de la maladie, mon travail de thérapeute consiste essentiellement à calmer le patient, à tenter de le faire sortir de sa peur, de sa panique de son angoisse et de la profonde dépression dans laquelle il se trouve. Il faut le convaincre de s'alimenter normalement, en mangeant beaucoup d'hydrates de carbones afin de reprendre tout le poids qu'il a perdu.
Je lui prépare des fleurs de Bach afin de réharmoniser ses émotions et de soulager sa dépression. Un soutien psychologique régulier est susceptible de l'aider à surmonter sa maladie et il faut le faire sortir de ce profond conflit d'injustice et de rancoeur dans lequel il est figé. Il est actuellement suivi par la médecine traditionnelle et mon rôle consiste essentiellement à soigner son âme blessée.

## 113/ ASTRID: DIABETE DE TYPE 1

Astrid est une patiente de trente-cinq ans. Pendant sa première grossesse, elle a eu un diabète gestationnel qui a disparu après l'accouchement. Malheureusement, après quelques mois, on lui a découvert un diabète de type 1, insulino- dépendant. Cela s'ignifie que son pancréas ne fonctionne plus du tout et qu'elle est obligée de se faire chaque jour des piqures d'insuline pour survivre.
J 'interroge Astrid sur ses antécédents. Elle me dit de suite cette phrase surprenante: " Je n'ai jamais connu mes parents mariés". J'ouvre de grands yeux étonnés et elle rajoute "En tous cas, je ne m'en souviens pas !".
"Comment cela ?" dis-je . "Eh bien c'est simple, ils ont divorcé quand j'avais deux ans et mon père est parti refaire sa vie avec une autre femme ".
Astrid a donc toujours vécu entre deux foyers. Cela est d'autant plus intéressant lorsque l'on sait que l'un des conflits du diabète est "Deux maisons" Dia-Baït. Baït signifiant maison en hébreu, comme l'explique d'ailleurs Christian Flèche.
De prime abord, nous sommes entrés dans sa problématique.
Nous cherchons ensemble comment elle a déclenché son diabète et je lui explique, pour la mettre sur la voie, qu'un second conflit du diabète est :
" **Résistance et répugnance, le tout dans un climat de peur.**" Et alors là, elle part au quart de tour.Elle me raconte que quelques mois avant la découverte du diabète, coincée entre la volonté de son père et de son mari , elle a été obligée par celui-ci de téléphoner à son père et de lâcher une véritable bombe atomique en lui annonçant qu'elle refusait d'assister à une grande réunion familiale organisée spécialement pour elle. "*Je n'en ai pas dormi de la nuit, la pire nuit de ma vie, je cherchais des issues introuvables, j'aurais préféré me jeter d'un building de 200 étages, ou m'enterrer que de faire ça, j'étais dans une panique insoutenable, je ne pouvais pas m'enfuir, j'étais dans un abîme d'angoisse, j'en étais malade." Mon mari et mon père sont tous les deux des bulldozers et moi j'étais coinçée entre les deux, obligée de faire quelque chose qui me répugnait car jusque -là je ne m'étais jamais confrontée avec mon père. C'était une déclaration de guerre* " Alors là, on ne peut pas faire mieux dans le conflit déclenchant ! "Quelques mois après, par hasard, on a découvert que mon pancréas avait cessé de fonctionner, "dit-elle.
Je travaille avec elle sur la notion d'amour, symbolysée par le sucre et sur le fait que le sucre reste à l'extérieur de ses cellules à cause du pancréas qui n'en fabrique plus. Je lui demande d'évoquer son enfance et elle me raconte alors qu'elle a vécu presque exlusivement avec une jeune bonne espagnole, car ses parents divorçés et sa mère travaillant toute la journée,

celle-ci elle ne pouvait presque pas lui consacrer de temps. Elle convient donc qu'elle a été privée d'amour, ne voyant sa mère que le week-end. Chez elle, il y avait de l'argent, mais pas de présence. Elle conclut d'ailleurs :" je me sens incapable d'amour". Ce qu'elle n'a pas reçu, elle ne peut le rendre.

### 114 / SUZANNE : HERNIE DISCALE

Suzanne , 48 ans arrive en consultation dans un état lamentable. Cette jeune femme blonde et mince est à moitié effondrée sur le bureau, elle a les larmes aux yeux. "Je souffre beaucoup dit-elle, c'est le dos, une hernie discale, j'ai déjà essayé toutes sortes de traitements, mais rien n'y fait.. Finalement, je me suis résignée à faire des infiltrations dans la colonne vertébrale, mais cela m'angoisse. "
J'interroge Suzanne sur son mode de vie. "J'ai créé une entreprise "dit Suzanne." Quel genre d'entreprise" ? "Eh bien c'est une entreprise de repassage."." Très bien dis-je, vous avez donc des employés ? ". "Ah, mais pas du tout dit Suzanne, je travaille toute seule, à la maison". Comment cela ? "Eh bien je repasse des monceaux de linge du matin au soir pour un tarif horaire. " " Pourquoi n'avez vous pas pris quelqu'un pour vous aider ?" "J'ai bien essayé, dit Suzanne, mais le travail n'était pas bien fait et comme j'exige un repassage parfait, je préfère le faire toute seule"
"Comment travaillez-vous, assise ?" "Pas du tout, je reste debout car assise, je travaille moins vite et comme je ne veux pas voler mes clients, je préfère repasser debout, pour être sûre de donner le maximum. De toutes les façons, moi, je ne sais pas m'assoir, ou plutôt, je ne 'autorise pas à m'assoir." Je dis à Suzanne que cela doit être sans aucun doute très stressant de faire ce travail du matin au soir et que c'est probablement la raison de ses troubles au niveau du dos. "C'est sûr dit Suzanne, moi, je me met la pression toute seule, je suis devenue une véritable machine". " Je lui suggère qu'elle en a sans doute "plein le dos" de ce travail harassant et que cela n'est pas étonnant que ce soit cette partie du corps qui la fait souffrir. De plus, elle en a sans doute "trop sur le dos". Suzanne est d'accord avec moi. " Pour tenir le coup, dit-elle, il faut deux salaires et je suis obligée de travailler, alors j'ai trouvé cette solution de travailler tout en restant à la maison."
J'explique à Suzanne qu'elle a mis la barre trop haut. Elle s'est littéralement enfermée dans un carcan qui la stresse et la fait souffrir inconsciemment. Evidemment, comme elle ne se laisse pas le choix et qu'elle est allée trop loin, elle a commençé à somatiser. Pour la forcer à prendre du repos, ce qu'elle refuse obstinément, le cerveau a décidé pour elle l'hernie discale, grâce à laquelle elle a enfin pû s'allonger et se reposer. Elle s'est mise dans un tel engrenage, devenant comme elle le dit si bien "une machine", qu'elle est coinçée à tous les niveaux, ce qui est parfaitement exprimé par ses vertèbres coincées qui expriment un véritable hurlement du corps.
Cela est d'autant plus intéressant de comprendre la raison de ces troubles lorsque l'on connait le décodage de l'hernie discale : " **J'exerce une pression sur moi-même en dépassant mes limites, je me sens seul, non soutenu et je croule sous le poids des responsabilités. "**
Le cas de Suzanne est la parfaite illustration de ce conflit. Tout le travail avec elle consistera à lui faire prendre conscience qu'elle a dépassé ses limites, ce qu'elle refuse obstinément de voir, qu'elle a mis la barre trop haut et qu'elle doit retrouver une souplesse perdue en devenant littéralement une machine.

### 115 / CECILE : OPPRESSION DU THORAX :

Le mari de Cécile me téléphone affolé : "Nous avons entendu vos conférences sur Youtube, sur la déprogrammation des maladies et je pense que vous pouvez peut-être aider ma femme, elle ne va pas bien du tout ". Il me passe alors sa femme qui confirme ses dires, d'un ton épuisé : " Je ne sais pas ce qui m'arrive, mais j'ai une très grave oppression du thorax et je

ne peux plus bouger, je ne peux plus rien faire. Moi qui était une superwoman, une femme d'action, je suis actuellement immobilisée, dans une dépression totale. Je suis affolée et ma famille aussi, vous comprenez que tout le monde ici compte sur moi, mes vieux parents, mon mari, mes enfants, mes frères et soeur, c'était moi qui aidait et soutenait moralement tout le monde et aujourd'hui, mon état leur fait peur ".
Je lui demande ce qu'elle ressent exactement et elle me dit qu'elle n'arrive plus à respirer, qu'elle sent tout son thorax comme enfonçé et qu'elle ressent de très fortes douleurs. De plus, elle évoque des douleurs à la jambe qu'elle sent comme endolorie.
"De quelle jambe s'agit-il ?" "La jambe doite "dit Cécile. Que se passe-t-il du côté de votre mari ?" (puisque symboliquement le côté droit est celui du conjoint). "Tout va très bien avec mon mari, c'est le beau fixe, à part qu'il s'inquiète pour moi.,dit Cécile. "Avez-vous un gendre ? " "Oui dit Cécile et c'est un amour". (je pose cette question puisque parfois le gendre est assimilé au mari, puisque c'est le mari de la fille). Je lui demande encore de chercher si elle n'a pas eu de problèmes récemment avec l'un ou l'autre, mais elle est formelle : "Rien du tout" dit-elle.
Evidemment, je lui demande si elle a vu des médecins.
" C'est simple, dit-elle, depuis deux mois, je suis allée à l'hôpital et on m'a fait absolument tous les examens possibles et imaginables. Verdict : je n'ai rien du tout, médicalement parlant. Pourtant ces douleurs sont terribles, je suis pliée en deux et je n'en dors plus la nuit.Je suis retournée plusieurs fois à l'hôpital, mais personne là-bas ne peut m'aider. Comme autrefois j'ai fait une dépression, on m'a suggéré de reprendre des anti-dépresseurs, mais je ne veux pas, car cela ne me réussissait pas. Je me sentais comme un zombi. J'ai demandé des avis partout, j'ai vu des psychiatres, je suis retournée plusieurs fois aux urgences, mais en vain, car personne ne peut m'aider, vous êtes mon dernier recours."
Je lui demande de me raconter un peu sa vie et elle évoque pour moi immédiatement plusieurs drames: sa grand-mère disparue trop tôt, il y a vingt ans et surtout, elle me dit qu'elle a perdu son frère, tué par balles lors de l'attaque d'une banque. "J'adorais mon frère, dit Cécile, il s'est trouvé au mauvais endroit, au mauvais moment. Il a voulu donner l'alarme et il a été abattu foidement. C'était il y a quatre ans, il avait trente ans".

Je sens que Cécile est au bord des larmes en évoquant la mort brutale et injuste de son frère.Le détective que je suis tente d'associer les morceaux du puzzle. Cela ne semble pas évident. Evidemment, ce drame pèse lourd dans la balance émotionnelle de Cécile, mais c'était il y a quatre ans. Je lui redemande encore de quand datent ses symptômes et elle me répète : "deux mois". Entre quatre ans et deux mois, je ne vois pas le rapport.

Soudain je pose la question fatidique : " Dans quelle partie du corps votre frère a-t-il reçu les balles qui l'on tué ?" Et A cette seconde, j'entend un ange qui passe, une minute de silence et Cécile hurle brusquement : "Dans le thorax ! Exactement là où j'ai mal ! Oui, c'est ça, c'est au même endroit ! En plus, il est tombé sur le jambe droite, celle qui me fait mal !".
"Comment savez-vous cela dis-je ?" " Eh bien c'est le rapport de la police ! J'ai tout vu ! J'ai reçu le disque , ils ont reconstitué le drame ! Cela m'a fait un choc énorme! *Je hurlais en silence*, en voyant cette horreur, c'était épouvantable, il me semblait que j'allais mourir avec lui !"
"Quand avez vous vu ce disque ? " 'Il y a deux mois ! C'est juste après que mes symptômes ont commençé ! Ca y est , j'ai tout compris, c'est grâce à vous !" crie Cécile. "Ca alors ! j'avais tous les éléments, mais je n'arrivais pas à faire le lien ! J'ai vu tout le monde, les médecins, les psychiatres, mais personne n'a rien compris ! C'est vrai qu'en voyant cette scène horrible reconstituée, j'ai complètement craqué ".

“Oui, dis-je,vous avez somatisé et vous avez pris sur vous les symptômes du drame, vous avez reçu un coup énorme dans le thorax,comme votre frère, et vous avez ressenti la douleur de la jambe sur laquelle il est tombé. Vous avez ressenti un stress intense. Par amour et par fidélité familiale inconsciente, vous avez commençé à mimer la scène du drame, puisqu’il était difficile d’en reparler après quatre ans.” “Quand on ne parle pas avec la bouche, on parle avec le corps.”
“Comment cela va partir ? “demande Cécile. “Eh bien maintenant que vous avez compris, la douleur peut partir, cela va se faire tout seul.
Cécile est sous le choc. Je lui demande si elle veut qu’on se reparle et elle me dit d’un ton soudain assuré :”Je pense que ce n’est pas la peine, puisque ça y est , maintenant j’ai tout compris !”. Elle me remercie de tout son coeur et m’affirme que je lui ai sauvé la vie. “Si je ne vous avais pas parlé, je crois que j’allais mourir !”. La prise de conscience s’est faite en une seconde et tout son stress s’est relaché. Après quelques jours, Cécile m’a fait savoir qu’elle va mieux, la douleur s’est estompée et elle a retrouvé ses forces.
Il suffit parfois de poser la bonne question, pour faire le lien véritable , le lien miraculeux, celui qui va soulager les symptômes.

### 116/ MAURICE : PERTE DES REPERES

Sandrine , la femme de Maurice m’a appelé avant la consultation pour m’expliquer qu’elle ne reconnait plus son mari, en dépression. Maurice est arrivé, en marchant tout doucement, avec son épouse. C’est un homme sympathique de 75 ans. Il est souriant, affable.”
“Alors, que se passe-t-il ?”dis-je
“Eh bien depuis deux ans, j’ai fait une dépression dit-il”. “Racontez-moi un peu”
“Avant, tout allait bien dit maurice, j’habitais une belle maison, dans la région parisienne et je travaillais comme avocat, j’avais une bonne clientèle, mais il y a quelques années, j’ai vendu mon affaire. “
“Cela a été difficile pour vous ? “ “Un peu, mais pas trop, dit Maurice en souriant. J’avais trop de travail, j’ai été soulagé de vendre, c’était devenu trop lourd pour moi, je voulais prendre ma retraite.”
“ J”ai d’abord vendu ma maison, dit Maurice, avant mon cabinet d’avocat. “
“Pourquoi l’avez vous vendue ?” Eh bien je voulais immigrer en Israël, et c’était une démarche logique, pour me réinstaller ici.”
“Et qu’avez-vous ressenti alors” ‘Ca a été très dur, avant la vente et le jour même, je voulais tout annuler.Mais je ne pouvais pas,puisque tout était décidé , alors je suis allé signer, la mort dans l’âme. “
“Qu’avez vous fait ensuite , vous êtes parti ? “ “Pas du tout ! J’ai loué un petit appartement non loin de chez moi, je veux dire, de là où j’habitais avant, pour avoir un pied-à terre et je me suis réinstallé tant bien que mal en attendant.”
“ Comment vous sentiez-vous ?”
“ Pas bien, je n’étais plus chez moi, je ne me retrouvais pas dans cet environnement étranger, j ‘avais du mal à m’y faire. Depuis, je ne sais pas ce qui m’arrive.Je ne sais plus en j’en suis. Le médecin m’a dit que jétais en dépression et m’a mis sous antidépresseur”.
Maurice est certainement en dépression, mais en fait, il a une vértable perte des repères. Depuis qu’il a vendu sa maison et son affaire, qui étaient les deux repères principaux de sa vie, rien ne va plus. Il s’est entièrement transformé. De l’homme fort et sûr de lui, de l’avocat brillant, que tout le monde connaissait, du pilier de la famille qu’il était, il s’est soudain transformé en vieillard dépressif et complètement perdu.

"Comment était votre maison ?"dis-je. Aussitôt, Maurice sourit, son visage s'éclaire d'un coup. "J'y étais bien, dit-il, j'avais tout arrangé à mon goût, il y avait aussi un jardin". En parlant de sa maison, il retrouve un peu de sa vivacité d'autrefois.
Je l'interroge sur sa vie et il me raconte qu'il est venu en France à l'âge de 20 ans pour y faire ses études. Maurice est né en Algérie. Je lui fait remarquer qu'il a donc déjà vécu un déracinement. Il balaye mon argument en disant qu'il ne l'a pas ressenti comme un déracinement, qu'il était très heureux d'arriver en France, qu'il n'a pas senti la rupture , qui existait pourtant bel et bien." Et vos parents ? Pour eux cela a été difficile ? "
"Bien entendu, dit Maurice, surtout pour ma mère ! Elle adorait sa maison d'Algérie et quand elle est arrivée en France , elle était au désespoir d'avoir été obligée de la quitter !"
Maurice n'a pas prêté attention à ses propres paroles et je lui fais donc remarquer que finalement, il a exactement le même conflit que sa mère ! Depuis qu'il a quitté sa maison, il ne se sent pas bien. Il acquiece en souriant et me dit :" C'est drôle, mais je n'avais jamais fait le rapport".
Il est troublé et réfléchit durant quelques minutes à cette remarque pertinente. Je lui dis que les enfants sont le symptôme de leurs parents et que les conflits se transmettent souvent de génération en génération. Je le sens intéressé au plus haut point. "Alors c'est cela, dit-il , il y a un rapport entre les deux, entre ma mère et moi et finalement, je ressens la même chose qu'elle." Il prend le temps pour intégrer cette découverte troublante et nous continuons la séance.
"Alors dis-je , maintenant vous vous réinstallez ici ? "Pas encore vraiment, dit Maurice. C'est vrai que nous avons acheté un appartement près de nos enfants qui vivent ici, nous l'avons équipé mais pour l'instant, nous faisons des aller-retours, car il y a encore des choses que nous devons régler en France".
"Et ici, dans votre nouvel appartement vous vous sentez bien ? " dis-je.
"Pas trop, dit Maurice, pourtant il est beau, il est confortable, j'ai retrouvé tous mes meubles, mais ce n'est pas pareil, pour l'instant, je tâtonne. "
"Vous ne vous sentez pas chez vous ?" " Non" dit Maurice.

En fait, Maurice est désorienté, au sens propre du terme, puisque dans sa jeunesse, il a déjà quitté l'orient et que ses projets, soutenus par son entourage, d'immigration l'ont désorienté une seconde fois, mais beaucoup plus gravement cette fois. En effet, à soixante quinze ans, Maurice n'a plus d'autre projet que de "profiter de sa retraite", ce qui laisse dans sa vie un vide existentiel complet.
Maurice est actuellement désorienté au niveau du temps, puisque lors de la prise de rendez-vous ultérieure, je sens qu'il a du mal à se situer au niveau des dates. Il est désorienté au niveau des chiffres en général et de l'argent en particulier. Au moment de payer sa consultation, il hésite et éprouve une légère difficulté à choisir ses billets. Il me dit d'ailleurs qu'il ne veut plus s'occuper des problèmes d'argent et qu'il laisse maintenant cela à son épouse.
Maurice est aussi désorienté au niveau de l'espace, puisqu'il marche mal à présent, qu'il est hésitant, qu'il marche à tout petits pas. "Je trottine comme un petit vieux" dit -il en souriant. Je lui explique que le ralentissement de la démarche des personnes âgées concerne finalement le manque de projets et qu'on n'est finalement pas si pressé d'aller de l'avant vers le futur, quand on a vieilli. " Car ce futur, c'est la mort, "dit Maurice, qui a bien compris ce que j'insinuais." Eh oui, dis, alors on ralentit, on y va à tous petits pas, sans se presser. Alors que les enfants courent vers leur vie en bondissant, car ils ont toute leur existence devant eux qui les attend. "

J'explique à Maurice qu'il a quitté son cocon, sa coquille protectrice, en vendant sa maison et aussi son affaire et que maintenant, il se sent étrange . Il est comme un coquillage ou un escargot sans coquille.
"Fragile" conclue Maurice.
Finalement en perdant ses repères, il a reçu un grand choc qui l'a précipité dans un temps différent et l'a décontenancé. Il est sans but et sans véritable domicile.Il erre dans sa vie. Il s'est détaché des repères habituels, le temps, l'argent, retournant dans une certaine pérode de l'enfance, sans responsabilités. Pourtant, heureusement, son acuité intellectuelle est intacte et il est parfaitement capable de suivre cette thérapie qui lui permet de retrouver certains repères en comprenant mieux la signification de ce qui lui arrive. C'est un soutien qui lui fait du bien.
Finalement Maurice est certainement en dépression par rapport à la vie d'adulte fort et sûr de lui qu'il a menée jusque récemment. Il a intégré à présent une autre époque, un autre espace et le problème est à présent de l'aider à gérer au mieux à retrouver ses marques dans cette nouvelle existence, malgré tous les changements qui l'ont bouleversé.

## 117/ MYRIAM : TRIPLE FRACTURE DE LA CHEVILLE

Myriam est dans un fauteuil roulant après une très grave fracture de la cheville. Elle a subi une opération et on a dû la "réparer" comme elle l'explique avec des plaques et des vis . Elle voudrait comprendre ce qui lui est arrivé. "J'étais montée sur une chaise pour chercher quelque chose dans l'armoire et j'ai voulu avancer avec la chaise quand soudain je suis tombée et je me suis pris le pied dans les barreaux de la chaise. Conclusion : *triple* fracture de la cheville, opération et environ deux mois et demi au moins d'immobilisation ! Que vivait-elle au moment du drame ? " Jétais complètement débordée ! D'un côté, je devais m'occuper sans cesse de mon vieux père invalide, hospitalisé chez lui à la maison. Il fallait gérer les aides à domicile, appeler l'ambulance pour l'amener à l'hôpital pour des soins ou des examens, lui rendre visite tous les jours. En plus, je travaillais beaucoup , un travail épuisant : je suis infirmière. Je devais aussi commencer à aider ma fille à préparer son mariage qui devait avoir lieu deux mois plus tard : il fallait tout organiser".
"Qu'avez-vous ressenti alors ? dis-je "" Eh bien j'étais épuisée, débordée, stressée au maximum. Dans chacun des domaines, je devais faire mon devoir, j'étais irremplaçable, personne ne pouvait faire ce travail à ma place : ni avec mon père, ni à l'hôpital, ni pour le mariage. Je n'osais en parler à personne, je n'ai pas l'habitude de me plaindre, mais j'étais à bout de souffle, je devais tenir le coup !Impossible de lever le pied ! "dit Myriam.
Eh bien , finalement, dis-je, Il est vrai que la maladie est la solution parfaite du cerveau ! Vous avez enfin trouvé la solution idéale pour "*lever le pied*", au milieu de ce stress intense que vous viviez !" Myriam pâlit puis rougit en comprenant ce que je viens de lui dire. "C'est vrai, dit-elle, surtout que je suis restée à l'hôpital avec le pied en l'air durant longtemps avant l'opération pour que la cheville dégonfle". Myriam a compris le sens de son accident qui semblait à priori tellement absurde.
"Et comment la situation s'est -elle réglée puisque vous étiez indispensable ?"
"C'est simple dit Myriam, c'est ma soeur qui a commencé à s'occuper de mon père, dans mon travail, j'ai été remplaçée et pour le mariage, c'est ma fille , son fiançé et sa famille qui ont tout organisé ! " Comme quoi il est préférable de lever le pied avant le drame! De plus remarquons que Myriam a subi une triple fracture de la cheville, une fracture pour chacun des domaines où elle se sentait complètement prisonnière sans pouvoir se plaindre , ni en parler, si s'échapper. Quand on ne peut pas parler avec la bouche, on commence à parler avec le corps !

## 118/ SANDY : LA GOUTTE QUI FAIT DEBORDER LE VASE

Sandy arrive en consultation avec un problème qu'elle n'a pas pu résoudre. Depuis deux mois environ elle se plaint d'uriner trop souvent : environ toutes les deux heures ou même moins, toutes les heures. Elle se réveille aussi la nuit, ce qui la perturbe beaucoup. Comme elle est diabétique, au début elle a pensé qu'il s'agissait du sucre qui produisait ce symptôme, mais le médecin lui a affirmé que son taux de sucre n'étant pas à ce point élevé, son problème n'avait aucun rapport avec le sucre. Il l'a envoyée faire des examens d'urine, de la vessie, des reins et des voies urinaires, mais là non plus, on n'a rien trouvé.
Finalement, elle est venue me consulter après la lecture d'un de mes articles.
Son symptôme m'oriente immédiatement vers un problème de marquage de territoire. En effet, après avoir observé le comportement des animaux, les chercheurs ont remarqué que par exemple les chiens et les chats, entre autres, utilisent leur urine pour marquer leur territoire. Il existe des cas où l'être humain fait de même. C'est pourquoi je commence à interroger Sandy en lui demandant si récemment, quelqu'un est rentré dans son territoire et que cela lui a causé une gêne. A priori, je ne vois pas, dit-elle. Elle vit avec son mari et son fils. Comme je continue à l'interroger, elle se souvient soudain que depuis deux mois, son neveu en visite, occupe une chambre de l'appartement. "Mais cela ne me gêne pas tellement, dit-elle, il est étudiant, il est très peu présent."
Comme je lui pose encore des questions, elle avoue que oui, elle est tout de même perturbée. "Je ne me sens plus vraiment chez moi, je dois faire attention à ma tenue, il peut arriver à tout moment, quand il est là, je n'ose pas rentrer dans cette chambre prendre mes afffaires dans l'armoire" précise-t-elle.
Je lui demande combien elle se sent perturbée par cette présence sur 100 et elle me répond : "environ 25 %". Evidemment, puisque son neveu a envahi son territoire, elle ressent donc peut-être le besoin de le marquer grâce au fait d'uriner sans cesse. Mais ces 25% me laissent songeuse, car elle ne semble pas trop dérangée par sa présence. Je lui demande si elle pense à autre chose, en rapport avec son territoire, mais elle me répond qu'elle ne voit pas.
Soudain son portable sonne. Sa conversation dure deux minutes. Quand elle raccroche, elle a un air sombre. "Vous comprenez dit-elle, c'est mon mari, il m'annonce qu'il a encore prêté la voiture à mon neveu. Cela n'arrête pas, pour un oui ou pour un non, il prête la voiture à mon neveu, il veut lui faire plaisir ! Mais c'est ma voiture! Je l'ai choisie, je la partage avec mon mari, c'est normal, mais là, c'est la goutte qui fait déborder le vase ! Il me met en permanence devant le fait accompli ! Il ne me demande jamais si j'ai un programme, ou si j'en ai besoin, il la passe d'autorité à mon neveu ! Vous comprenez, j'habite en banlieue et je me déplace beaucoup dans la journée. Sans voiture, moi, je suis bloquée ! Je n'ose rien dire car mon mari est très autoritaire, mais je suis très contrariée ."

Comme l'a si bien dit Sandy, c'est la goutte qui fait déborder le vase ! Cette voiture qu'elle a choisie est considérée comme son territoire en priorité. Depuis deux mois, elle en est dépossédée et inconsciemment, elle fait des tentatives désespérées pour bien le montrer et le marquer en urinant sans cesse, puisqu'elle ne peut pas en parler ouvertement, ni s'opposer à son mari.
Heureusement que le téléphone a sonné au bon moment !
Nous avons pu avoir ensuite une conversation très édifiante et elle a parfaitement compris le sens de son symptôme.

oooooooooooooooooooooooooooooooooooo

Toutes ces histoires de thérapie sont véridiques. A part les prénoms qui ont été changés et certains petits détails modifiés, afin de préserver l'anonymat de ces patients, toutes ces

séances ont eu lieu vers le but d'aider, de soutenir de guider des êtres humains souffrants, fragilisés, décontenancés, avides de comprendre le sens de leur existence, le sens de leurs souffrances.
Elles ont été choisies parmi des centaines d'autres séances, pour l'enseignement que l'on peut en tirer. Je suis sûre qu'elle permettront aux lecteurs de mieux appréhender certains problèmes de vie qui les préoccupent.

Jérusalem 2007-2014

BIBLIOGRAPHIE SUCCINTE


L'OEUVRE DE FREUD : PSYCHANALYSE
LES FRACTURES DE L'AME : Fabrice Dutot /Louise Lambrichs (Réponses) Robert Laffont
L'IMAGE INCONSCIENTE DU CORPS Françoise Dolto/ Seuil/psychanalyse
PRATIQUER LA PSYCHOTHERAPIE : Alain Deloume/Edmond Marc / Dunod
LE STRESS C'EST LA VIE Dr SOly Bensabat / France Loisirs
PSYCHOBIOLOGIE DE LA GUERISON Ernest Lawrence Rossi / Le souffle d'or
LA CAUSE DES ENFANTS Françoise Dolto /Robert Laffont
MA VOIX T'ACCOMPAGNERA Milton Erikson raconte/ Sydney Rosen / HG
LES ECRITS ORIGINAUX DU Dr BACH/Le courrier du livre
MANUEL COMPLET DES QUINTESSENCES FLORALES du DR EDWARD BACH/ Mechthild Scheffer
GUIDE DES FLEURS DU Dr BACH/paul Ferris/marabout
DECODAGE BIOLOGIQUE DES MALADIES Christian Flèche / le souffle d'or
MON CORPS POUR ME GUERIR Christian Flèche/Le souffle d'or
LES PROTOCOLES DU RETOUR A LA SANTE Christian Flèche et Philippe Lévy/ le souffle d'or
L'INSTANT DE LA GUERISON / Christian Flèche/ J. Lagardet/le souffle d'or
CROYANCES ET THERAPIES Christian Flèche/ Franck Olivier/ le souffle d'or
LE SPICILEGE / Christian Flèche
LES TROUBLES DU COMPORTEMENT/ Christian Flèche
TOUTE LA KINESIOLOGIE Frédéric Pochka/ Le souffle d'or
ORIGINES ET PREVENTION DES MALADIES Dr Salomon Sellam / Quintessence
LE SYNDROME DU GISANT Dr Salomon Sellam / Bérangel
BOULIMIE-ANOREXIE Dr Salomon Sellam/ Bérangel
LES ALLERGIES Dr Salomon Sellam / Bérangel
LE SENS CACHE DES DESORDRES AMOUREUX/ Salomon Sellam/ Bérangel
CONSTELLATIONS FAMILIALES/ GUERIR LE TRANSGENERATIONNEL Constace Potschka -LANG/ Le soufle d'or
L'ESPRIT GUERISSEUR DU CORPS Jocelyne Fangain/ Trajectoire
LES MALADIES MEMOIRE DE L'EVOLUTION Dr Robert Guinée/ Amyris
LA DEPRESSION Jean Bergeret/ Payot
DECODAGE BIOLOGIQUE ET DESTIN FAMILIAL Patrick Obissier/ Le souffle d'or
ECOUTER ET COMPRENDRE LA MALADIE Dr Pierre -Jean Thomas -Lamotte/ pierre Téqui
MEDECINE DU MAL, MEDECINE DES MOTS, Richard Sûnder/ Quintessence
LA SYMBOLIQUE DES PRENOMS Paola Del Castillo/ Quintessence
PLEIN LE DOS DE CETTE FAMILLE : Claudine Corti/ Quintessence
CETTE FAMILLE QUI VIT EN NOUS Chantal Rialland/ marabout

DANS MA FAMILLE, JE DEMANDE LES GRANDS-PARENTS Madeleine Natanson
LE CANCER APPRIVOISE Léon Renard/Quintessence
LES RACINES FAMILIALES DE LA" MAL A DIT" Gérard Athias/Pictorus
LA LOGIQUE DU SYMPTOME Laurent Daillie/Bérangel
LE LANGAGE DE LA GUERISON Jean-Jacques Crèveceoeur/ Jouvence
PRENEZ SOIN DE VOUS, N'ATTENDEZ PAS QUE LES AUTRES LE FASSENT Jean-Jacques Crèvecoeur/Jouvence
DE MEMOIRE DE FOETUS/Edmée Gauber/Le souffle d'or
GUERISON SPIRITUELLE ET IMMORTALITE / Patrick Drouot /Pocket
NOUS SOMMES TOUS IMMORTELS Patrick Drouot /Pocket
LA GUERISON DU COEUR / Guy Corneau/ Bien être/ J'ai lu
L'INTELLIGENCE EMOTIONNELLE/ Daniel Goleman/ Bien Etre / J'ai lu
J'AI MAL A MES ANCETRES /PatriceVan Eersel/ Catherine Maillard/Albin Michel
LEGS , FONDEMENTS D'UNE MEDECINE NOUVELLE " Dr Hamer
LA MEDECINE NOUVELLE/ Dr Hamer/ Amici di Dirk-espagne
LE GRAND DICTIONNNAIRE DES MALAISES ET DES MALADIES / Jacques Martel/ Editions quintessences
TABLEAU SCIENTIFIQUE DE LA MEDECINE NOUVELLE "/ Dr Hamer
LA PUISSANCE DE LA PENSEE POSITIVE Norman Vincent Peale / Marabout
SE GUERIR PAR LA VISUALISATION Patrick Fanning / Marabout
LA VOLONTE DE GUERIR Norman Cousins/ points actuel/ Seuil
LES ANIMAUX SAVENT VIVRE ET SURVIVRE Vitus Drôscher/Robert Laffont
L'AMOUR, LA MEDECINE ET LES MIRACLES Dr Bernie Siegel / j'ai lu
LA PUISSANCE DE LA PENSEE POSITIVE Norman Viencent Peale/ Marabout
HYPNOSE Olivier Lockert / IFHE
DECOUVRIR L'HYPNOTHERAPIE Vera Pieffer/ Marabout
LES ECRITS ORIGINAUX DU Dr BACH / Le courrier du livre
L'EVEIL DE LA PUISSSANCE INTERIEURE Anthony Robbins/ EdiInter/ Le jour éditeur
POUVOIR ILLIMITE Anthony Robbins / j'ai lu
MEDECINS DU CIEL, MEDECINS DE LA TERRE Maguy Lebrun/Robbet Lafont
JE NE PEUX PAS M'ARRETER DE LAVER, VERIFIER, COMPTER Alain Sauteraud /Odile Jacob
ESSAI SUR LA MEDECINE HEBRAIQUE / PR Henri Baruk / Colbo
PAPA ,MAMAN, ECOUTEZ MOI VRAIMENT Jacques Salomé/ france Loisirs
PRATIQUER LA PSYCHOTHERAPIE/ Alain Delourme/ Edmond Marc/ Dunod

Table des Matières